Top3 Differentials in Gastrointestinal Imaging

A Case Review

Top3 消化系统影像学鉴别诊断病例精粹

主　编　[美] Rocky C. Saenz

主　审　宦　怡　张　明

主　译　秦　越　王　玮

副主译　王亚蓉　李　馨　李　玮

　　　　张月浪　杜　滂

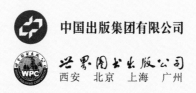

中国出版集团有限公司

世界图书出版公司

西安　北京　上海　广州

图书在版编目 (CIP) 数据

Top3 消化系统影像学鉴别诊断：病例精粹 /（美）罗基·C. 萨恩兹（Rocky
C. Saenz）主编；秦越，王玮主译 . —西安：世界图书出版西安有限公司，2024.4
书名原文：Top 3 Differentials in Gastrointestinal Imaging：A Case Review
ISBN 978-7-5232-1047-5

Ⅰ . ① T… Ⅱ . ①罗… ②秦… ③王… Ⅲ . ①消化系统疾病—影像诊断
Ⅳ . ① R570.4

中国国家版本馆 CIP 数据核字（2024）第 052278 号

封面图片引自原著病例 24（P$_{48}$）、病例 45（P$_{92}$）、病例 88（P$_{180}$）

书 名	**Top3 消化系统影像学鉴别诊断：病例精粹**	
	Top3 XIAOHUA XITONG YINGXIANGXUE JIANBIE ZHENDUAN BINGLI JINGCUI	
主 编	［美］Rocky C. Saenz	
主 译	秦 越 王 玮	
责任编辑	岳姝婷	
装帧设计	西安非凡至臻广告文化传播有限公司	
出版发行	**世界图书出版西安有限公司**	
地 址	西安市雁塔区曲江新区汇新路 355 号	
邮 编	710061	
电 话	029-87214941　029-87233647（市场营销部）	
	029-87234767（总编室）	
网 址	http://www.wpcxa.com	
邮 箱	xast@wpcxa.com	
经 销	新华书店	
印 刷	陕西金和印务有限公司	
开 本	889mm×1194mm　1/16	
印 张	21	
字 数	450 千字	
版次印次	2024 年 4 月第 1 版　2024 年 4 月第 1 次印刷	
版权登记	25-2024-001	
国际书号	ISBN 978-7-5232-1047-5	
定 价	298.00 元	

医学投稿　xastyx@163.com ‖ 029-87279745　029-87285296
（如有印装错误，请寄回本公司更换）

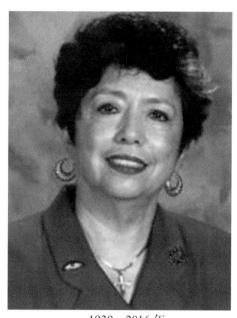

1939—2016 年

　　我想把这本书献给我的母亲——Angelita Hernandez Saenz。您是一位伟大的母亲，为儿孙奉献了无私的爱和不计其数的帮助。您是家里第一个受过大学教育并获得高等学位的人，是我的榜样。正是因为您在我生命中的引导，才使我得以实现我所有的目标，无论是在专业上还是个人生活上。孙辈未来的成功，与您无私的奉献和教诲是分不开的。我相信，在您的职业生涯中，成千上万的学生都觉得非常幸运能接受如您这样一位伟大女性的教导。

　　我永远爱您！

您的儿子
Rocky C. Saenz

致 谢 /Acknowledgments

首先，我要感谢 William O'Brien 博士邀请我加入他的"Top 3"放射学系列。O'Brien 博士的"Top 3 鉴别诊断"理念是学习放射学的绝佳方法。希望读者喜欢这本与"Top 3 系列"风格相同的胃肠版。其次，我要感谢法明顿希尔斯博蒙特医院（前身为博茨福德医院）的放射科协助我完成这项工作，包括我的放射科同事 Reehan Ali，Elias Antypas，Kathy Borovicka，Sarika Joshi，Kristin Kamienecki，Timothy McKnight，Andrew Mizzi 和 Michael Schwartz，以及住院医师 Gregory Puthoff，Chelsea Jeranko，Daniel Knapp，Jules Cameron-Morrison，Julia Hobson，Sara Boyd，Jake Figner，Vernon F. Williams，Alex Martin，Zophia Martinez，Michael Legacy 及 Rajeev Aravapalli，感谢他们在收集病例中的辛勤工作和奉献精神。我还要感谢 Sharon Kreuer 和 Stacy Ries 在本职工作之余牺牲陪伴家人的时间为本书做出的贡献。再次感谢大家，如果没有你们的参与，我就无法完成这本著作。

最后也是最重要的，我要向我的家人表示感谢。感谢我的兄弟 Roland Saenz 为我提供的精神支持。感谢我的妻子 Blanca 和儿子 Rocky，Russell，Ronin 和 Rex，感谢他们的理解和耐心，允许我长期面对电脑以完成本书的撰写。没有他们的爱和支持，我不可能完成这项学术著作或其他任何工作。

Rocky C. Saenz，DO，FAOCR

主　编 /Editor

Rocky C. Saenz, DO, FAOCR

Vice Chairman, Department of Radiology

Program Director of Diagnostic Radiology Residency

Director of MRI and Musculoskeletal Imaging

Beaumont Hospital, Farmington Hills Campus

Farmington Hills, Michigan

Clinical Assistant Professor

Michigan State University College of Osteopathic Medicine

Lansing, Michigan

丛书主编 /Series Editor

William T. O'Brien, Sr., DO, FAOCR

Director, Pediatric Neuroradiology Fellowship

Cincinnati Children's Hospital Medical Center

Associate Professor of Radiology

University of Cincinnati College of Medicine

Cincinnati, Ohio

原著作者 /Contributors

Reehan M. Ali, DO
Clinical Assistant Professor
Michigan State University College of
    Osteopathic Medicine
Lansing, Michigan
Director of CT and Thoracic Imaging
Beaumont Hospital
Farmington Hills Campus
Farmington Hills, Michigan

Elias Antypas, MD, PhD
Clinical Assistant Professor
Michigan State University College of
    Osteopathic Medicine
Lansing, Michigan
Director of Interventional Radiology
Beaumont Hospital
Farmington Hills Campus
Farmington Hills, Michigan

Rajeev Aravapalli, DO
Radiology Resident
Beaumont Hospital
Farmington Hills Campus
Farmington Hills, Michigan

Kathy M. Borovicka, MD
Clinical Assistant Professor
Michigan State University College of
    Osteopathic Medicine
Lansing, Michigan
Staff Radiologist
Beaumont Hospital
Farmington Hills Campus
Farmington Hills, Michigan

Sara K. Boyd, DO
Radiology Resident
Beaumont Hospital
Farmington Hills Campus
Farmington Hills, Michigan

Julia D. Cameron-Morrison, DO
Radiology Resident
Beaumont Hospital
Farmington Hills Campus
Farmington Hills, Michigan

Cam Chau, MD
Department of Diagnostic Imaging
UC Davis Medical Center
Sacramento, California

Paul B. DiDomenico, MD
Clinical Instructor of Radiology
Department of Radiology and Biomedical
    Engineering
Yale University School of Medicine
VA Connecticut Health Care System
New Haven, Connecticut

Jake Figner, DO
Radiology Resident
Beaumont Hospital
Farmington Hills Campus
Farmington Hills, Michigan

Julia J. Hobson, DO
Radiology Resident
Beaumont Hospital
Farmington Hills Campus
Farmington Hills, Michigan

Chelsea M. Jeranko, DO
Radiology Resident
Beaumont Hospital
Farmington Hills Campus
Farmington Hills, Michigan

Robert A. Jesinger, MD, MSE
Colonel
United States Air Force
Academic Chair

Diagnostic Radiology Residency Program
David Grant USAF Medical Center
Travis Air Force Base
Associate Clinical Professor of Radiology
UC Davis School of Medicine
Sacramento, California

Sarika N. Joshi, MD
Clinical Assistant Professor
Michigan State University College of
    Osteopathic Medicine
Lansing, Michigan
Director of Gastrointestinal Imaging
Beaumont Hospital
Farmington Hills Campus
Farmington Hills, Michigan

Kristin Kamienecki, DO
Clinical Assistant Professor
Michigan State University College of
    Osteopathic Medicine
Lansing, Michigan
Director of Ultrasound
Beaumont Hospital
Farmington Hills Campus
Farmington Hills, Michigan

Daniel E. Knapp, DO
Radiology Resident
Beaumont Hospital
Farmington Hills Campus
Farmington Hills, Michigan

Sharon Kreuer, DO
Clinical Assistant Professor of Radiology
University of Pittsburgh Medical Center
Community Division
Monroeville, Pennsylvania

Grant E. Lattin, Jr., MD
Lieutenant Colonel
United States Air Force
Program Director
Diagnostic Radiology Residency and
    Body Imaging Fellowship

National Capital Consortium
Walter Reed National Military Medical Center
Associate Professor
Uniformed Service University of the Health
    Sciences
Bethesda, Maryland

Michael Legacy, DO
Radiology Resident
Beaumont Hospital
Farmington Hills Campus
Farmington Hills, Michigan

Brian J. Lewis, DO
Major
United States Air Force
Department of Radiology
10th Medical Group
United States Air Force Academy
Colorado Springs, Colorado

Shaun Loh, MD, MBA
Department of Diagnostic Imaging
UC Davis Medical Center
Sacramento, California

Alex R. Martin, DO
Radiology Resident
Beaumont Hospital
Farmington Hills Campus
Farmington Hills, Michigan

Zophia Martinez, DO
Radiology Resident
Beaumont Hospital
Farmington Hills Campus
Farmington Hills, Michigan

Timothy McKnight, DO
Clinical Assistant Professor
Michigan State University College of
    Osteopathic Medicine
Lansing, Michigan
Assistant Program Director of Radiology
    Residency

Beaumont Hospital
Director of Nuclear Medicine and Radiation
  Safety
Farmington Hills Campus
Farmington Hills, Michigan

Andrew Mizzi, DO
Clinical Assistant Professor
Michigan State University College of
  Osteopathic Medicine
Lansing, Michigan
Director of Mammography
Beaumont Hospital
Farmington Hills Campus
Farmington Hills, Michigan

William T. O'Brien, Sr., DO, FAOCR
Director, Pediatric Neuroradiology Fellowship
Cincinnati Children's Hospital Medical Center
Associate Professor of Radiology
University of Cincinnati College of Medicine
Cincinnati, Ohio

Eleanor L. Ormsby, MD, MPH
Department of Diagnostic Imaging
UC Davis Medical Center
Sacramento, California

Gregory D. Puthoff, DO
Radiology Resident
Beaumont Hospital
Farmington Hills Campus
Farmington Hills, Michigan

Stacy J. Ries, DO
Clinical Faculty
Michigan State University
Lansing, Michigan
Clinical Faculty

Oakland University
Rochester
X-Ray Associates of Port Huron
Port Huron, Michigan

Rocky C. Saenz, DO, FAOCR
Vice Chairman, Department of Radiology
Program Director of Diagnostic Radiology
  Residency
Director of MRI and Musculoskeletal Imaging
Beaumont Hospital, Farmington Hills Campus
Farmington Hills, Michigan
Clinical Assistant Professor
Michigan State University College of
  Osteopathic Medicine
Lansing, Michigan

Michael L. Schwartz, MD
Clinical Assistant Professor
Michigan State University College of
  Osteopathic Medicine
Lansing, Michigan
Chairman
Beaumont Hospital
Farmington Hills Campus
Farmington Hills, Michigan

Rebecca Stein-Wexler, MD
Professor of Pediatric Radiology
Director, Radiology Residency Program
UC Davis Medical Center and Children's
  Hospital
Sacramento, California

Vernon F. Williams, Jr., DO
Radiology Resident
Beaumont Hospital
Farmington Hills Campus
Farmington Hills, Michigan

译者名单 /Translators

主　审

　　宦　怡（空军军医大学第一附属医院）

　　张　明（西安交通大学医学部）

主　译

　　秦　越（延安大学附属西安大兴医院）

　　王　玮（空军军医大学第二附属医院）

副主译

　　王亚蓉（西安交通大学第一附属医院）

　　李　馨（延安大学附属西安大兴医院）

　　李　玮（空军军医大学第二附属医院）

　　张月浪（西安交通大学第一附属医院）

　　杜　滂（西安秦皇医院）

译　　者　（按姓氏笔画排序）

　　马晓文（西安交通大学医学院附属红会医院）

　　牛　微（延安大学附属西安大兴医院）

　　孙泓泓（西安交通大学第二附属医院）

　　许荆棘（空军军医大学第一附属医院）

　　朱　佳（西安秦皇医院）

　　朱寅虎（延安大学附属西安大兴医院）

　　刘丽瑶（延安大学附属西安大兴医院）

　　刘　艳（西安宝石花长庆医院）

　　陈　欣（西安交通大学第二附属医院）

　　何梅杰（延安大学附属西安大兴医院）

　　李永斌（西北大学附属第一医院）

　　李笑石（延安大学附属西安大兴医院）

　　李　强（空军军医大学第二附属医院）

　　肖　刚（延安大学附属西安大兴医院）

　　张霄涵（空军军医大学第二附属医院）

vii

金大永（延安大学附属西安大兴医院）

罗春海（西安医学院第二附属医院）

侯淳凯（延安大学附属西安大兴医院）

殷　茜（空军军医大学第二附属医院）

魏　璇（首都医科大学附属北京友谊医院）

序 /Series Foreword

最初的"Top 3"概念来自我们在军队实习期间养成的根深蒂固的思考模式。从第 1 天开始，我们就一直在强调无论日常阅片，还是教学和临床病例分析，都应从疾病鉴别诊断方面着手。大部分的住院医师培训从本质上讲都是在学习每个病例鉴别诊断中的关键临床表现和影像学表现，以便做出准确诊断。如果影像报告中出现多个鉴别诊断，那它对临床所提供的价值就非常有限，为避免此类情况的发生，我们认为基于特定临床病史或影像学表现的"Top 3"鉴别诊断是重要的参考因素。我发现放射学的概念和方法非常有效，因此一直沿用至今。

在我的放射学职业生涯中，尤其是作为住院医师项目主任时期观察到了一种现象，并不是所有人都以相同的方式学习或处理信息。一部分人是按教科书中的病理学分类（即发育异常—感染过程—肿瘤等）来进行学习的，很容易发现第 1 章的发育异常、第 2 章的感染过程和第 3 章的一些肿瘤具有相同的鉴别诊断。另外一部分，比如我，是以特征性的影像学表现为主要手段发现病变，就像我们的放射实践学。如果您属于后者，那么"Top 3"方法可能最适合您。该系列丛书的目的是提供一个以鉴别诊断为重点的病例分析来替代传统亚专业教科书的教学方法。毕竟，当核心和认证考试成为遥远的回忆时（希望是愉快的），这才是放射学的意义所在。

Top 3 Differentials in Gastrointestinal Imaging 由密歇根州立大学联盟的放射学家和住院医师项目主任 Rocky C. Saenz 博士主编。我与 Saenz 博士相识近 10 年，并有许多学术项目上的密切合作，包括他在密歇根州底特律和美国骨科放射学会年会上开创的年度董事会审查课程。他丰富的临床经验和学术敏锐度，以及他的演讲和教学风格，使他成为 Top 3 这本著作的理想主编。

本书共分为 5 个部分：肝胆，胰腺和脾，胃肠道，肠系膜和血管，腹壁和软组织。150 例精心挑选的病例涵盖了所有影像学成像方法，并且进行了胃肠道成像方面高质量和全面的审校。与其他的 Top 3 系列图书一样，本书的重点是基于病例的鉴别诊断，必要的病例中还补充了 X 线检查方面的内容。

我真诚地希望您对本书的病例感兴趣，并能从中获益。

William T. O'Brien, Sr., DO, FAOCR

前 言/Preface

　　本书适用于住院医师（影像科、外科医生及消化系统研究人员）和执业医师。它将为您提供学习消化系统影像学所需的知识。我们遵循"Top 3 鉴别诊断"模式，分为肝胆，胰腺和脾，胃肠道，肠系膜和血管，腹壁和软组织 5 个部分，以病例的形式呈现，并简要阐述基本病理。

　　我们的目的是为住院医师和主治医师提供一本影像快速参考书。本书着重于常见病理的诊断，涵盖多种影像成像模式（X 线、超声、MRI、钡餐透视和 CT），非常适合学习及实践。

Rocky C. Saenz，DO，FAOCR

目 录/Contents

郑重声明

本书提供了相关主题准确及权威的信息。由于医学是不断更新并拓展的领域，因此相关实践操作、治疗方法及药物都有可能会改变，建议读者审查相关主题的最新信息，包括产品的制造商、建议剂量、配方、方法和疗程、不良反应及相关措施。作者、编辑、出版者或经销商不对书中的错误或疏漏以及应用其中信息产生的任何后果负责，关于出版物的内容不作任何明确或暗示的保证。作者、编辑、出版者和经销商不承担由本出版物所造成的任何人身或财产损害责任。

第1部分

肝　胆

1

病例 1

Rocky C. Saenz

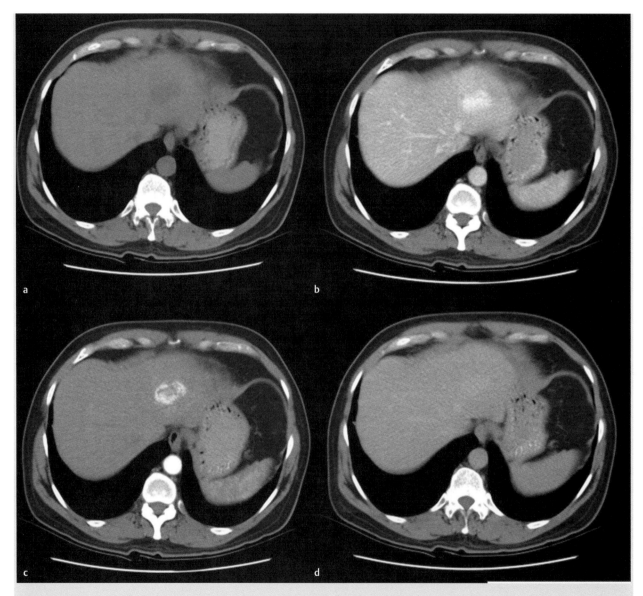

图 1.1　CT 平扫轴位图像（a）显示肝左叶有一低密度占位性病变，动脉期（b）病变边缘呈结节样强化，中间可见低密度区。静脉期（c）肿块与周围肝实质相比为高密度，延迟期（d）病变与周围肝实质密度相等

■ 推荐阅读

Federle MP, Jeffrey RB, Woodward PJ, et al. Diagnostic Imaging: Abdomen. 2nd ed. Philadelphia, PA: Lippincott Williams & Wilkins, 2009.

Kamel IR, Lawler LP, Fishman EK. Comprehensive analysis of hypervascular liver lesions using 16-MDCT and advanced image processing. AJR Am J Roentgenol, 2004, 183(2):443–452.

Saenz RC. MRI of benign liver lesions and metastatic disease characterization with gadoxetate disodium. J Am Osteopath Coll Radiol, 2012, 1(4):2–9.

■ 临床表现

26 岁，女性，间断性上腹部不适（图 1.1）。

■ 主要影像学表现

病灶边缘结节样强化的肝脏肿块。

■ Top3 鉴别诊断

• **肝血管瘤**：肝血管瘤是肝脏最常见的良性肿瘤，其在普通人群中发病率高达 20%。典型影像学征象为动脉期病变边缘渐进性结节样强化，延迟期病变与周围肝实质密度相等。在功能磁共振（MRI）上，血管瘤 T2 加权序列（T2WI）为高信号（灯泡征），T1 为低信号，增强方式同计算机体层成像（CT）。在超声检查中，大多数血管瘤表现为边界清晰的高回声病变。

• **局灶性结节增生（ focal nodular hyperplasia，FNH ）**：FNH 是一种少见的肝脏疾病，发病率为 5%。病变由肝细胞组成，典型的征象是病变中央有低密度瘢痕区。在 MRI 中，T2 序列上 FNH 呈低至等信号，其中心有高信号的疤痕区。由于 FNH 由肝细胞组成，因此在使用钆塞酸二钠作为对比剂行增强扫描时会呈现细胞内延迟显像，该征象有助于鉴别 FNH 与其他肝脏占位性病变。

• **肝腺瘤**：肝腺瘤是肝脏的良性病变，常见于女性（90%）。病变绝大多数为单发，偶见多发，尤其是在糖原贮积病患者中。该病与口服避孕药的使用有关。肝腺瘤有不同的增强模式。典型的腺瘤是富血供病变，内部信号不均匀，可有出血，脂肪和钙化少见。

■ 其他鉴别诊断

• **肝细胞肝癌（ hepatocelluar carcinoma，HCC ）**：HCC 是最常见的内脏恶性肿瘤。最多见的病因是肝硬化，典型病变平扫呈低密度影，由于肿瘤肝动脉供血，病变在动脉期表现为明显强化。门静脉或肝静脉受侵常见。HCC 在 MRI 上通常表现为 T2 高信号，因此 MRI 对于疾病诊断有很大帮助。临床上，HCC 与甲胎蛋白升高相关（该病预后不良，平均生存时间为 6 个月）。

• **转移瘤**：转移常表现为多发，但也可单发。典型肝脏转移瘤原发灶常来源于肺癌、乳腺癌、黑色素瘤、结肠癌及胰腺癌。在增强扫描中，转移瘤有不同的强化方式。

■ 诊　断

肝血管瘤。

■ 关键点

• 血管瘤表现为动脉期病变边缘结节样渐进性强化，至延迟期与肝脏等密度。

• 除非确诊为其他疾病，否则肝脏占位性病变伴有门静脉或肝静脉受侵时均考虑为肝癌。

• 肝腺瘤与口服避孕药相关。

病例 2

Zophia Martinez

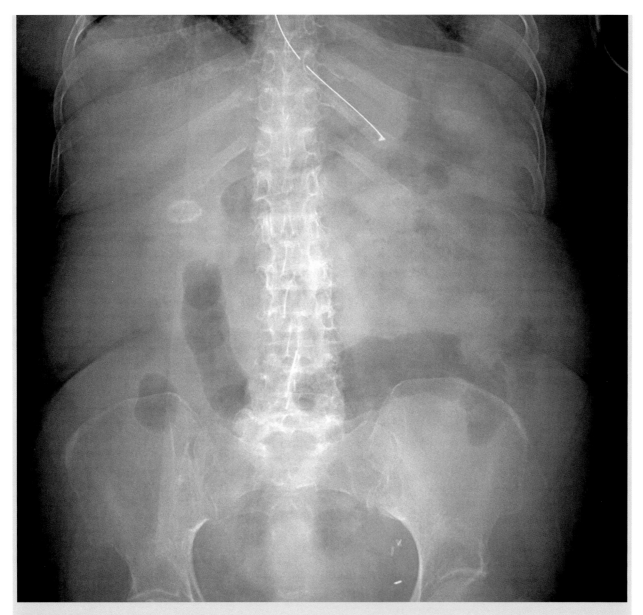

图 2.1 腹部正位片示右上腹部有一个类圆形的外周致密钙化影，胃与肠管影重叠

■ 推荐阅读

Bortoff GA, Chen MYM, Ott DJ, et al. Gallbladder stones: imaging and intervention. Radiographics, 2000, 20(3):751–766.

Dyer RB, Chen MY, Zagoria RJ. Abnormal calcifications in the urinary tract. Radiographics, 1998, 18(6):1405–1424.

Stoupis C, Taylor HM, Paley MR, et al. The Rocky liver: radiologic-pathologic correlation of calcified hepatic masses. Radiographics, 1998, 18(3):675–685, quiz 726.

■ 临床表现

57 岁，女性，偶尔餐后腹部疼痛（图 2.1）。

■ 主要影像学表现

右上腹部钙化密度影。

■ Top3 鉴别诊断

• **胆囊钙化**：胆囊结石是右上腹部钙化影出现的常见原因，然而只有少数含钙结石可在 X 线片上显影。"梅赛德斯 – 奔驰（Mercedes-Benz）"征是胆石症的另一种影像学征象，主要是由于氮气聚集在退化结石内所致。另外，胆囊壁广泛钙化，即瓷样胆囊（钙化性胆囊）也需要考虑。最近的研究表明，瓷样胆囊与胆囊癌的发生并不像以往人们认为的那么密切。

• **肾脏钙化**：肾脏钙化有多种病因，其中最常见的是肾结石。大多数肾结石主要由钙组成，密度均匀。肾髓质和皮质的钙质沉积表现为簇状、弥漫性、斑点状或条片状。此外，大约 10% 的肾细胞癌（renal cell carcinomas，RCC）可伴钙化，此类钙化通常形态不规则。

• **肝脏钙化**：肝脏钙化的病因很多，最常见的是肉芽肿性钙化，它可以由多种感染性病变引起，最常见的是组织胞浆菌病。这些钙化常表现为多个点状致密性钙化。除肝脏外，脾和（或）肺也出现点状钙化高度提示肉芽肿性疾病。某些恶性肿瘤也可以出现钙化，尤其是结肠、乳腺、胃或卵巢的黏液腺癌转移，这些钙化往往是微小而无定形的，并不是致密性钙化。

■ 其他鉴别诊断

• **肾上腺钙化**：肾上腺钙化最常见的原因是既往肾上腺出血，而且新生儿比成人更常见，表现为无定形的椎旁钙化。成人钙化常在出血后 1 年及以上形成，新生儿钙化常常在出血后 1~2 周内即可出现。

■ 诊　断

胆囊结石。

■ 关键点

• 胆囊结石是右上腹部钙化影最常见的原因。
• 肾结石是肾脏钙化最常见的原因。

• 涉及肝脏、脾和（或）肺的亚厘米级钙化灶，高度提示陈旧性肉芽肿性疾病。

病例 3

Rocky C. Saenz

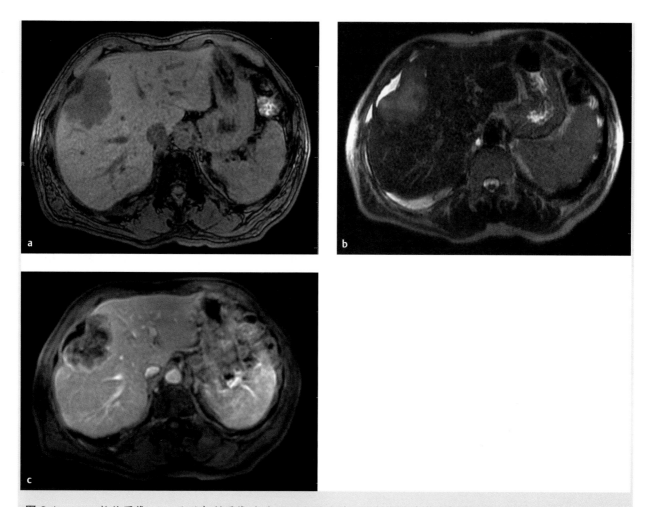

图 3.1 MRI 轴位图像。T1 脂肪抑制图像（a）显示肝脏右叶可见低信号病变伴包膜回缩。T2 图像上病变（b）表现为中等信号。脂肪抑制 T1 增强轴位图像（c）显示病变呈不均匀强化。右上腹部可见少量游离液体

■ 推荐阅读

Federle MP, Jeffrey RB, Woodward PJ, et al. Diagnostic Imaging: Abdomen. 2nd ed. Philadelphia, PA: Lippincott Williams & Wilkins, 2009.

Saenz RC. MRI of benign liver lesions and metastatic disease characterization with gadoxetate disodium. J Am Osteopath Coll Radiol, 2012, 1(4):2–9.

Tang A, Bashir MR, Corwin MT, et al. LI-RADS Evidence Working Group. Evidence supporting LI-RADS major features for CT- and MR imaging-based diagnosis of hepatocellular carcinoma: a systematic review. Radiology, 2018, 286(1):29–48.

■ 临床表现

66 岁，女性，有肺结节及腋窝肿块（图 3.1）。

■ 主要影像学表现

肝脏占位性病变伴包膜回缩。

■ Top3 鉴别诊断

• **转移瘤**：转移瘤是肝脏最常见的肿瘤和恶性占位性病变。最常见的转移病变来源是黑色素瘤、肺癌、乳腺癌、胰腺癌及结肠癌。肝转移在轴位动态增强上常表现为动脉期早期强化。影像表现取决于原发肿瘤的类型，但病变往往界限不清、强化程度不一，常为多发。注意，肝脏是转移性疾病最常见的器官。

• **肝细胞肝癌**（hepatocellular carcinoma，HCC）：HCC 是最常见的肝脏原发性恶性肿瘤。关键的影像学特征是其特有的动态增强模式（动脉早期强化，延迟期廓清）和肿瘤包膜。观察包膜的最佳时相是门静脉期和延迟期。MRI 对 HCC 包膜的识别具有很高的准确性。临床上血清甲胎蛋白水平的升高有助于本病的诊断，应给予重视。

• **胆管细胞癌**：胆管细胞癌是一种罕见的胆管恶性肿瘤，典型影像学表现是伴有肝内胆管节段性扩张和浸润性生长的肿块。肝内胆管细胞癌是第二好发的肝脏原发性恶性肿瘤。在动态增强 CT 中，大多数病例动脉期无明显强化，延迟期达到强化峰值（延迟超过 10 min），这种强化方式是一个关键的鉴别点。病变多位于肝左叶，预后差，可切除率不到 20%。

■ 其他鉴别诊断

• **肝淋巴瘤**：肝淋巴瘤可为原发性或继发性。半数以上的淋巴瘤患者累及肝脏。大多数肝淋巴瘤多发，呈分叶状。与霍奇金淋巴瘤相比，非霍奇金淋巴瘤（non-Hodgkin's lymphoma，NHL）更常累及肝脏。

■ 诊 断

乳腺癌肝转移。

■ 关键点

• 有包膜回缩的肝脏占位性病变一般为恶性，除非有证据证实其不是恶性。

• HCC 在动脉期强化最明显，而胆管细胞癌的强化峰值在延迟期。

• 胆管细胞癌是唯一好发于肝左叶的肝脏占位性病变。

病例 4

Sara K. Boyd

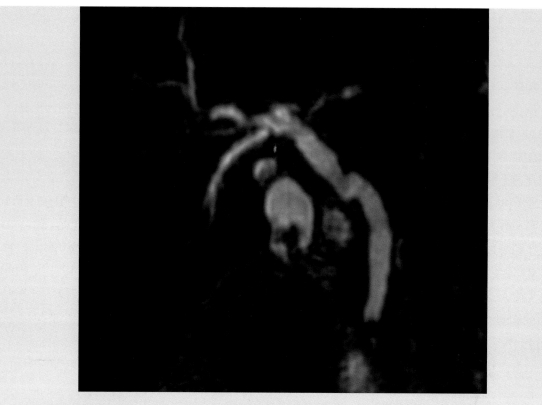

图 4.1 磁共振胰胆管成像（MRCP）T2 加权冠状位图像显示胆总管扩张，胆总管胰头段腔内可见圆形低信号病灶（图片由 Rocky C. Saenz. 提供）

■ 推荐阅读

Nikolaidis P, Hammond NA, Day K, et al. Imaging features of benign and malignant ampullary and periampullary lesions. Radiographics, 2014, 34(3):624–641.

O'Connor OJ, O'Neill S, Maher MM. Imaging of biliary tract disease. AJR Am J Roentgenol, 2011, 197(4):W551–558.

Yeh BM, Liu PS, Soto JA, Corvera CA, et al. MR imaging and CT of the biliary tract. Radiographics, 2009, 29(6):1669–1688.

■ **临床表现**

54 岁，男性，急性右上腹部疼痛伴总胆红素升高（图 4.1）。

■ **主要影像学表现**

胆总管扩张。

■ **Top3 鉴别诊断**

• **胆总管结石**：梗阻性胆结石是胆总管扩张的常见原因，发生于约 10% 的胆石症患者。磁共振胰胆管成像（magnetic resonance cholangiopancreatography，MRCP）对胆总管结石检测非常敏感，结石表现为一个或多个低信号充盈缺损影，边缘锐利，周围见高信号胆汁环绕并伴有胆管扩张。胆总管主干或部分胆管可单独受累，也可出现整个胆管系统扩张。慢性结石性胆总管炎可导致胆道狭窄，MRCP 上表现为结石上方或下方胆管光滑、对称、节段狭窄。患者有发生胆管炎和胆汁淤积的风险。

• **胆道狭窄**：胆道狭窄分为良性狭窄和恶性狭窄。良性狭窄（病因包括医源性、胰腺炎和炎症）的典型 MRCP 表现是边缘光滑，管腔对称性变细，伴或不伴节段性胆管扩张。相比之下，恶性狭窄（由肿瘤引起）长度较长，呈不对称性，可有腔内不规则突起。

• **肿瘤**：胆管癌、胰腺癌、胆囊恶性肿瘤和转移瘤等肿瘤都会侵犯胆道系统，导致胆总管局灶性狭窄和狭窄后扩张。恶性狭窄累及胆总管会导致在梗阻扩张的胆管和直径小、压力低的胆管之间出现管腔内突起和偏心性不对称。恶性肿块、淋巴结肿大或相邻血管扩张产生的外源性压迫也可导致狭窄后胆管扩张。

■ **其他鉴别诊断**

• **胆总管囊肿**：Ⅰ 型胆总管囊肿表现为胆总管扩张，可单独存在或伴肝总管扩张。胆总管远端呈局部扩张或梭形膨大。在 MRCP 和 MRI 上表现为胆汁信号。

• **乳头状狭窄**：乳头状狭窄指的是奥迪（Oddi）括约肌处胆汁流动受阻而不伴有壶腹部肿块或炎症，MRCP 上表现为胆总管扩张。最常见的原因是 Oddi 括约肌功能障碍，临床表现为黄疸和胰腺炎。小于 12 mm 的乳头提示为良性病变。内镜逆行胰胆管造影（endoscopic retrograde cholangiopancreatography，ERCP）有助于确定病因。

■ **诊　断**

胆总管结石。

■ **关键点**

• 胆总管结石表现为胆总管扩张伴腔内充盈缺损。

• 胆道狭窄的典型特征是病变范围较短、光滑且逐渐变细，而恶性胆管狭窄范围则较长且具有不规则的管腔内突起和不对称的特点。

• 肿瘤可表现为狭窄后胆总管扩张，因为肿瘤直接侵犯，或肿瘤、淋巴结肿大，扩张的侧支血管的外源性压迫，导致胆管变窄。

病例 5

Rocky C. Saenz

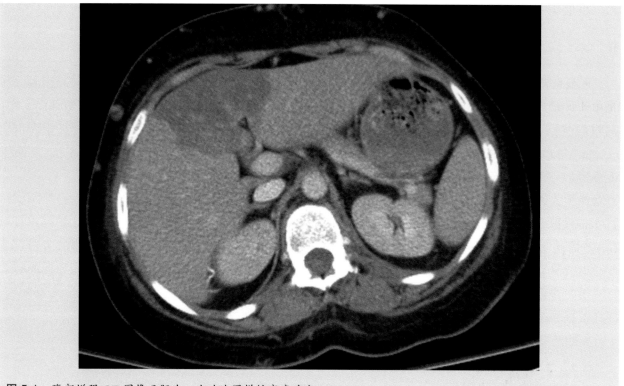

图 5.1 腹部增强 CT 图像示肝左、右叶地图样低密度病变

■ **推荐阅读**

Coast, et al. Fat-containing liver lesions on imaging: detection and differential diagnosis. Am J Roentgen, 2018, 210:1–10.

Federle MP, Jeffrey RB, Woodward PJ, et al. Diagnostic Imaging: Abdomen. 2nd ed. Philadelphia, PA: Lippincott,

Williams & Wilkins, 2009.

Saenz RC. MRI of benign liver lesions and metastatic disease characterization with gadoxetate disodium. J Am Osteopath Coll Radiol, 2012, 1(4):2–9.

■ 临床表现

27 岁，女性，全身疼痛（图 5.1）。

■ 主要影像学表现

肝脏地图样病变。

■ Top3 鉴别诊断

• **脂肪变性**：肝脏脂肪变性也称为脂肪肝，是由于肝细胞中甘油三酯积累所致。病因可分为酒精性和非酒精性肝病［非酒精性脂肪性肝炎（nonalcoholic steatohepatitis，NASH）］。脂肪变性有多种表现形式，包括弥漫性、散在分布、局灶性、多灶性和地图样，局灶性不常见。典型的影像特征是病变内有正常血管走行。平扫图像上 CT 值低于 40 HU 或门静脉期 CT 值低于脾实质（20 HU），即可诊断。

• **转移瘤**：转移瘤是肝脏最常见的病变。CT 上最常表现为肝实质内低密度病灶。影像表现取决于原发肿瘤的类型，但病变往往界限不清，强化程度不一，常为多发。肝脏转移瘤的发病率是肝脏原发性恶性肿瘤的 10 倍以上。肝脏是转移性疾病最常累及的器官。

• **肝梗死**：由于肝脏具有双重血液供应，肝梗死并不常见，其病因包括术后结扎、血管炎、钝挫伤、高凝血状态及罕见感染。肝动脉闭塞比门静脉血栓形成更多见。最可靠的征象是在增强检查各个期相中楔形病灶均无强化。肝动脉闭塞的情况需行血管造影来明确。本病的治疗包括血运重建和移植。

■ 其他鉴别诊断

• **肝淋巴瘤**：肝淋巴瘤被称为"伟大的模仿者"。虽然大多数具有分叶状和多发性，但也可表现为地图样改变。非霍奇金淋巴瘤（non-Hodgkin's lymphoma，NHL）比霍奇金淋巴瘤更常累及肝脏。

• **挫裂伤**：CT 上挫裂伤常常表现为线样改变，增强后病变为低密度。晚期挫裂伤面积较大，呈地图样，并伴有腹腔积血。需要进行双期相及延迟期成像以排除血管外渗。可用美国外科创伤协会（American Association for Surgical Trauma，AAST）量表对损伤进行分级。不稳定性血管外渗患者需要手术治疗。

■ 诊　断

局灶性脂肪浸润。

■ 关键点

• 诊断局灶性脂肪浸润的关键是观察病灶内有无正常血管走行。

• AAST 量表评分较高的 V ～ Ⅵ级肝挫裂伤需采用外科手术治疗。

• 术后患者需考虑有无肝梗死的可能。

病例 6

Rajeev Aravapalli

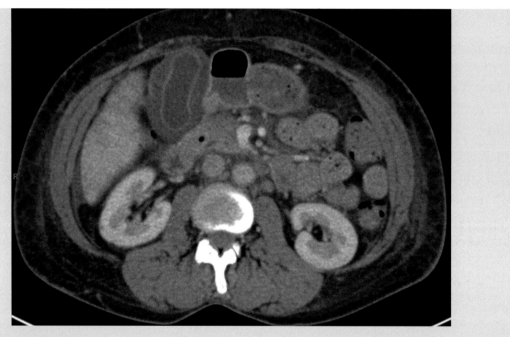

图 6.1 腹部增强 CT 图像显示胆囊壁增厚；肝脏边缘可见积液，胆囊窝或肝肾隐窝中积液无分层征象（图片由 Rocky C. Saenz. 提供）

■ **推荐阅读**

Federle MP, Jeffrey RB, Woodward PJ, et al. Diagnostic Imaging: Abdomen. 2nd ed. Philadelphia, PA: Lippincott Williams & Wilkins, 2009.

Runner GJ, Corwin MT, Siewert B, et al. Gallbladder wall thickening. AJR Am J Roentgenol, 2014, 202(1):W1–W12.

van Breda Vriesman AC, Engelbrecht MR, Smithuis RH, et al. Diffuse gallbladder wall thickening: differential diagnosis. AJR Am J Roentgenol, 2007, 188(2):495–501.

■ 临床表现

41 岁，女性，右上腹部疼痛（图 6.1）。

■ 主要影像学表现

胆囊壁增厚。

■ Top3 鉴别诊断

• **急性胆囊炎**：急性胆囊炎是胆囊最常见的炎症。CT 上若发现胆囊壁增厚和周围脂肪间隙模糊，应怀疑为胆囊炎。但此征象并不具有特异性，需行超声检查进一步证实。急性胆囊炎的其他征象还包括梗阻性胆结石、胆囊扩张积水、胆囊周围积液及超声墨菲征阳性（最可靠）。

• **慢性胆囊炎**：由胆囊结石引起的一过性梗阻所导致的长期炎症和纤维化。这种纤维化可引起胆囊萎缩，常常伴发胆囊结石。影像表现为胆囊壁增厚，胆囊腔内结石影，无胆囊周围积液，以及胆囊壁充血。

• **胆囊癌**：90% 以上为腺癌，5 年生存率低于 5%。胆囊癌影像表现为胆囊区肿块，胆囊腔内息肉样肿块，局灶性或弥漫性胆囊壁增厚。本病好发年龄为 65 岁以上。CT 和 MRI 可用于明确病变范围、有无淋巴结肿大及评估是否转移。

■ 其他鉴别诊断

• **腺肌瘤病**：是一种特发性良性疾病，由于表面上皮细胞过度增殖，扩张的胆囊罗 - 阿窦（Rokitansky-Aschoff sinuses）向内深入肌层形成。典型征象是胆囊底部局限性病灶、非特异性的胆囊壁增厚（局限性、节段性或弥漫性）、胆汁淤积和结石。CT 的检测特异度低于超声，但它可显示胆囊壁增厚或壁内憩室上皮的强化，周围有相对未强化的胆囊壁肌层。

• **系统性疾病**：心、肾和肝功能衰竭可导致胆囊壁增厚，但并不发生炎症，这可能与门静脉压升高、血管内渗透压降低、低白蛋白血症和败血症有关。胆囊壁可明显增厚（大于 10 mm）。

■ 诊　断

急性胆囊炎。

■ 关键点

• 胆囊壁增厚大于 3 mm 为异常。
• CT 检查怀疑急性胆囊炎时，应行超声检查明确诊断。
• 胆囊癌最常见的转移部位是肝脏和腹膜。

病例 7

Rocky C. Saenz

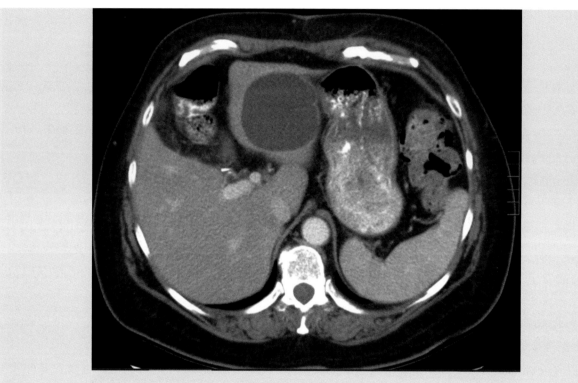

图 7.1 上腹部轴位增强 CT 图像显示肝左叶低密度病变

■ 推荐阅读

Federle MP, Jeffrey RB, Woodward PJ, et al. Diagnostic Imaging: Abdomen. 2nd ed. Philadelphia, PA: Lippincott Williams & Wilkins, 2009.

Mortelé KJ, Ros PR. Cystic focal liver lesions in the adult: differential CT and MR imaging features. Radiographics, 2001, 21(4):895–910.

Saenz RC. MRI of benign liver lesions and metastatic disease characterization with gadoxetate disodium. J Am Osteopath Coll Radiol, 2012, 1(4):2–9.

■ 临床表现

25 岁，女性，全身疼痛（图 7.1）。

■ 主要影像学表现

孤立性的无强化肝脏病变。

■ Top3 鉴别诊断

• **肝囊肿：**肝囊肿是由胆管发育缺陷引起的先天性病变，单纯囊肿边界清楚，壁非常薄或难以显示，增强后无强化。肝囊肿属于良性病变，多见于女性。当囊肿数量较多时，可能与常染色体显性遗传多囊肾病（autosomal dominant polycystic kidney disease，ADPKD）或结节性硬化症有关。

• **肝脓肿：**肝脓肿不常见，可分为化脓性（80%）、阿米巴性（10%）和真菌性（10%）。化脓性肝脓肿最常见，见于憩室炎和败血症。阿米巴性脓肿容易破裂。影像学征象包括厚壁的低密度肿块，内有分隔，病变边缘强化，多达 20% 的病例出现气体。化脓性肝脓肿常为多房。如果不及时治疗，死亡率较高。

• **胆道错构瘤：**胆道错构瘤是一种罕见的良性先天性胆道畸形。发病无性别差异，没有临床症状，不需要治疗。影像表现为多发（也可单发），液体密度，直径小于 1.5 cm，无强化；若其内含实性成分，则可显示强化或薄壁样强化，这些也称为 von Meyenburg 复合体。

■ 其他鉴别诊断

• **胆管囊腺瘤：**本病罕见，起源于胆管，属于癌前病变。常见于慢性腹痛的中年女性。影像表现为肝内多房、边界清楚的囊性肿块，囊壁可强化，可恶变为囊腺癌。

• **转移瘤：**转移瘤是肝脏最常见的病变。CT 上最常表现为肝实质内低密度病灶。影像表现取决于原发肿瘤的类型，但病变往往界限不清，强化程度不一，常为多发。肝脏转移瘤发病率是肝脏原发性恶性肿瘤的 10 倍以上。肝脏是转移性疾病最常累及的器官。

■ 诊　断

肝囊肿。

■ 关键点

• 诊断肝囊肿的关键是明确有无强化。

• 在所有 MRI 序列中，肝囊肿均呈液体信号。

• 败血症患者的肝内多房病灶应考虑到肝脓肿。

病例 8

Rajeev Aravapalli

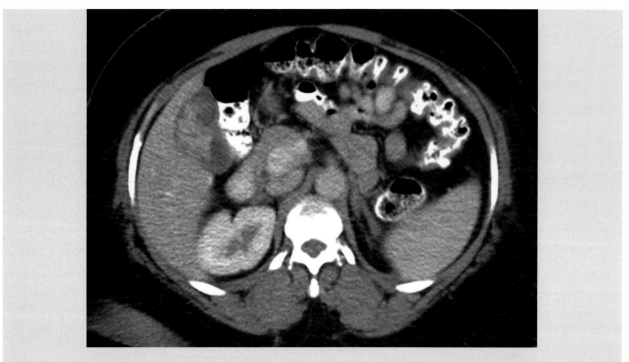

图 8.1 腹部增强 CT 并口服对比剂，胆囊内可见一个非孤立性强化灶（图片由 Rocky C.Saenz 提供）

■ 推荐阅读

Federle MP, Jeffrey RB, Woodward PJ, et al. Diagnostic Imaging: Abdomen. 2nd ed. Philadelphia, PA: Lippincott Williams & Wilkins, 2009.

Furlan A, Ferris JV, Hosseinzadeh K, et al. Gallbladder carcinoma update: multimodality imaging evaluation, staging, and treatment options. AJR Am J Roentgenol, 2008, 191(5):1440–1447.

McKnight T, Patel A. Gallbladder masses: multimodality approach to differential diagnosis. J Am Osteopath Coll Radiol, 2012, 1(4):22–31.

■ 临床表现

70 岁，女性，右上腹疼痛（图 8.1）。

■ 主要影像学表现

胆囊肿块。

■ Top3 鉴别诊断

• **胆石症**：40 岁左右的女性多见，多发生于进食油腻食物后。胆囊结石常表现为右上腹不适，为最常见的胆囊肿块。超声是检查胆囊结石的最佳方法。钙化性胆囊结石在 CT 表现为高密度，纯胆固醇性结石在 CT 表现为低密度，而等密度结石在 CT 检查中容易漏诊。如果无临床症状，胆石症可采取保守治疗；如果有症状，则需手术切除胆囊。

• **胆囊息肉**：自胆囊壁突出的固定肿物，表现为局灶性胆囊壁增厚，形态为息肉状或无蒂，大多数小于 10 mm 的息肉是良性的（>90%）。CT 对恶性肿瘤风险增加的较大息肉分期非常有价值，大于 10 mm 的息肉需要切除。胆囊息肉分为腺瘤、腺癌、胆固醇息肉和炎性息肉。

• **胆囊癌**：有几种不同的影像学表现，最常见的是完全占据胆囊的肿块，表现为局灶性或弥漫性胆囊壁增厚。此外，也可以表现为腔内息肉样肿块，典型表现是静脉期低密度，可同时存在钙化性胆囊结石或瓷样胆囊。

■ 其他鉴别诊断

• **胆囊腺肌症**：表现为胆囊壁弥漫性或局灶性增厚，胆囊壁内不强化的囊性间隙即壁内憩室，称 为 罗 – 阿 窦（Rokitansky-Aschoff sinuses），胆固醇结晶可沉积于罗 – 阿窦内，本病多为偶然发现的良性病变，增强 CT 在评估胆囊腺肌症方面作用有限。

• **胆泥淤积**：通常是长期禁食或高营养导致胆汁淤积的结果。大多数胆汁淤积物在胆囊中呈分层样改变，胆泥淤积表现为腔内息肉样肿块，可近似肿瘤（> 25 HU）但不强化。然而，有时碘对比剂的代谢排泄可能会干扰诊断。

■ 诊　断

胆囊腺癌。

■ 关键点

• 胆结石的中心可能含有氮气，即表现为所谓的"梅赛德斯 – 奔驰（Mercedes-Benz）"标志。

• 体积大小是胆囊息肉恶变最重要的预测指标。

• 瓷胆囊患者患胆囊癌的风险增加。

病例 9

Rocky C. Saenz

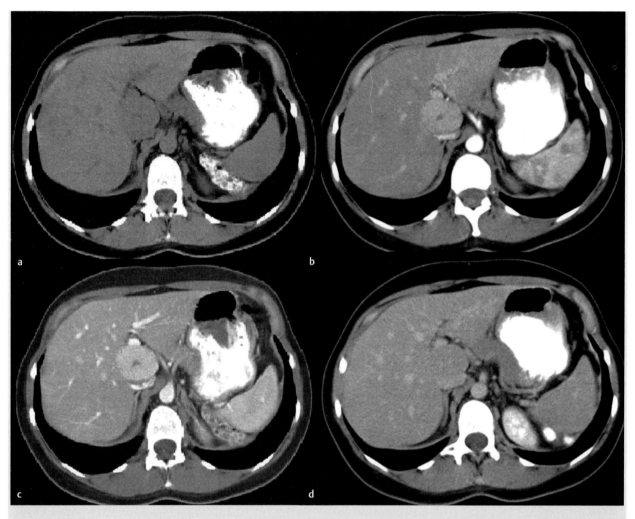

图9.1 CT平扫（a）示肝尾状叶稍低密度肿块，中心区域为更低密度区，肿块在动脉期表现为均匀强化，并可见中央低密度瘢痕（b）。在静脉期（c），肿块较周围肝实质呈高密度，中央仍为低密度瘢痕。延迟期（d），中央瘢痕填充，整个病灶呈等密度，密度接近周围肝实质

■ 推荐阅读

Federle MP, Jeffrey RB, Woodward PJ, et al. Diagnostic Imaging: Abdomen. 2nd ed. Philadelphia, PA: Lippincott Williams & Wilkins, 2009.

Kamel IR, Lawler LP, Fishman EK. Comprehensive analysis of hypervascular liver lesions using 16-MDCT and advanced image processing. AJR Am J Roentgenol, 2004, 183(2):443–452.

Saenz RC. MRI of benign liver lesions and metastatic disease characterization with gadoxetate disodium. J Am Osteopath Coll Radiol, 2012, 1(4):2–9.

■ 临床表现

34 岁，女性，腹部隐痛（图 9.1）。

■ 主要影像学表现

肝脏肿块伴中心瘢痕。

■ Top3 鉴别诊断

• **血管瘤**：血管瘤是最常见的肝脏良性病变，典型的影像学表现为动脉期病灶边缘不连续的结节样强化，延迟期中心填充。较小的血管瘤在动脉期可表现为快速填充，较大的病变可有中心区纤维化或囊性变。MRI 上，血管瘤 T2WI 呈高信号（灯泡征），T1WI 呈低信号，增强方式同 CT。在超声检查中，大多数血管瘤为边界清楚的高回声病变。

• **局灶性结节性增生（focal nodular hyperplasia, FNH）**：FNH 是一种少见的肝脏病变，好发于年轻女性（75%）。病变由肝细胞和特征性的中央低密度瘢痕组成，动脉期病灶强化伴中央瘢痕低密度，延迟期中心瘢痕填充，在 T2WI 上呈高信号。由于 FNH 由肝细胞组成，因此在显像上可以显示硫胶体的高摄取（其他肝脏病变表现为无摄取），目前这种检查方式在一定程度上被 MRI 所取代。延迟成像的肝细胞特异性 MRI 对比剂在鉴别 FNH 与其他肝脏病变方面的特异度低于 95%。

• **肝细胞肝癌（hepatocellular carcinoma, HCC）**：HCC 是最常见的原发性肝脏恶性肿瘤，在慢性肝病患者中发病率增高。表现为单发、多发或肝脏弥漫性的低密度病变，由于病变为肝动脉供血，在动脉期强化明显，门静脉或肝静脉受侵常见。肝硬化伴再生结节的诊断较困难。由于 HCC 通常表现为 T2 高信号，因此 MRI 检查有助于 HCC 的诊断，在临床上，HCC 患者多有甲胎蛋白升高。

■ 其他鉴别诊断

• **肝腺瘤**：肝腺瘤是良性病变，主要见于女性（90%）。大多单发，偶可多发，尤其是糖原贮积病患者，肝腺瘤破裂的频率和风险随着口服避孕药的使用而增加。本病为典型的富血供肿瘤，若伴发出血可致密度不均匀。

• **富血供转移瘤**：通常为多发，偶可表现为单发肿块。典型的富血供转移瘤的原发肿瘤多为黑色素瘤、肾细胞癌（renal cell carcinoma, RCC）、绒毛膜癌、甲状腺癌、类癌、胰岛细胞瘤及肉瘤。

■ 诊　断

局灶性结节性增生（FNH）。

■ 关键点

• FNH 具有不同程度的强化，延迟期中心疤痕填充是其特征。

• 发生在肝硬化背景中的富血供病灶在未确诊之前都可视为 HCC。

• 肝腺瘤与口服避孕药有关，易出血。

病例 10

Chelsea M. Jeranko

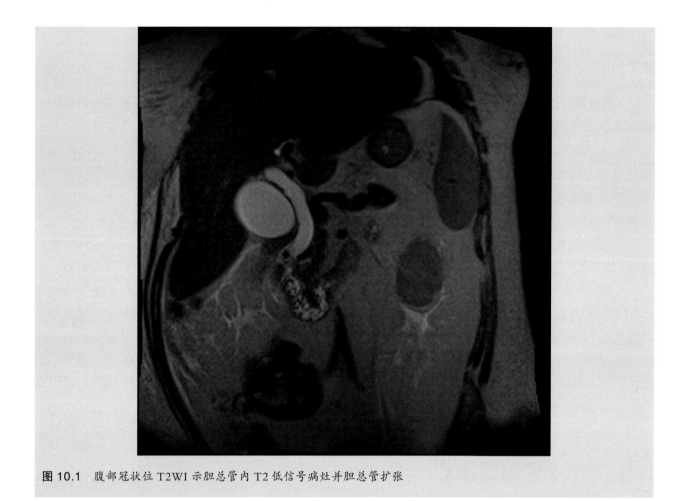

图 10.1 腹部冠状位 T2WI 示胆总管内 T2 低信号病灶并胆总管扩张

■ 推荐阅读

Catalano OA, Sahani DV, Forcione DG, et al. Biliary infections: spectrum of imaging findings and management. Radiographics, 2009, 29(7):2059–2080.

Leyendecker JR, Brown JJ, Merkle EM. Practical Guide to Abdominal and Pelvic MRI, 2nd ed. Philadelphia, PA: Lippincott Williams & Wilkins, 2011.

Yeh BM, Liu PS, Soto JA, et al. MR imaging and CT of the biliary tract. Radiographics, 2009, 29(6):1669–1688.

■ 临床表现

54 岁，女性，右上腹部疼痛（图 10.1）。

■ 主要影像学表现

胆总管内圆形病灶。

■ Top3 鉴别诊断

• **胆总管结石**：胆总管结石是磁共振胰胆管成像（magnetic resonance cholangiopancreatography，MRCP）最常见的检查适应证之一，具有较高的灵敏度和特异度。绝大多数胆总管结石来源于胆囊，胆固醇和色素沉着结石在 T2WI 上均表现为低信号，但 T1 表现各异。多达 1/3 的胆道结石并不伴发胆管扩张，但可能会发生间断性胆道梗阻症状，所以应仔细观察未扩张的胆道内是否有充盈缺损。

• **反流性胆管炎**：反流性胆管炎的典型临床表现为查科三联征（Charcot's triad），即发热、黄疸和右上腹疼痛，发生在胆道梗阻的情况下，最常见的原因是胆总管结石或肝内胆管结石，继发感染时可导致胆汁淤积，通常从十二指肠上行。影像学表现为胆管不规则扩张、胆管壁强化及胆道梗阻，T2WI 偶可见低信号胆道结石。

• **复发性化脓性胆管炎**：本病好发于东南亚地区，与胆管寄生虫感染密切相关。该疾病的特点是反复发作的细菌性胆管炎伴胆道结石（色素结石）。胆管扩张伴肝内胆道狭窄和胆管内结石是其特征，常导致受累的肝段萎缩。

■ 其他鉴别诊断

• **胆管癌**：根据解剖位置对胆管癌进行分类，肝门部胆管癌（Klatskin 癌）是最常见、最典型的累及左右肝管汇合区的肿瘤。肝外胆管癌累及肝总管或胆总管，肿瘤的特征性表现为延迟期的渐进性强化。MRCP 可见胆管截断及近端胆管扩张。

■ 诊　断

胆总管结石。

■ 关键点

• 结石在 T2WI 表现为胆管内低信号灶。
• 反流性胆管炎发生胆道梗阻的情况下，最常见的原因是胆石症。

• 东南亚患者若发现有胆管扩张或结石，应怀疑复发性化脓性胆管炎。

病例 11

Michael Legacy

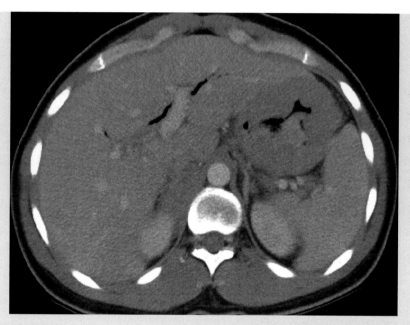

图 11.1 腹部 CT 增强并口服对比剂，可见肝内气体密度影，此外还可见与胃炎相关的胃壁增厚征象（图片由 Rocky C. Saenz. 提供）

■ 推荐阅读

Catalano OA, Sahani DV, Forcione DG, et al. Biliary infections: spectrum of imaging findings and management. Radiographics, 2009, 29(7):2059–2080.

Federle MP, Jeffrey RB, Woodward PJ, et al. Diagnostic Imaging: Abdomen. 2nd ed. Philadelphia, PA: Lippincott Williams & Wilkins, 2009.

Patel NB, Oto A, Thomas S. Multidetector CT of emergent biliary pathologic conditions. Radiographics, 2013, 33(7):1867–1888.

Shah PA, Cunningham SC, Morgan TA, et al. Hepatic gas: widening spectrum of causes detected at CT and US in the interventional era. Radiographics, 2011, 31(5):1403–1413.

■ 临床表现

26 岁，男性，腹痛（图 11.1）。

■ 主要影像学表现

胆道积气。

■ Top3 鉴别诊断

• **奥迪（Oddi）括约肌功能障碍**：胆总管结石和奥迪括约肌扩张是奥迪括约肌功能障碍最常见的原因。胆结石通过奥迪括约肌可导致括约肌功能不全，从而使肠内气体进入胆管。奥迪括约肌扩张主要见于老年人，胆道积气通常较少。

• **医源性或术后**：患者通常有肠道或胆道干预史，如内镜逆行胰胆管造影（endoscopic retrograde cholangiopancreatography，ERCP）胆肠

吻合或括约肌切开术，胆道括约肌切开术和胆道支架未闭是引起胆道积气的常见手术原因。在 ERCP 手术中切开奥迪括约肌取出胆管结石或放置支架，容易使肠道气体通过支架或术后括约肌进入胆管。

• **感染或炎症**：气肿性胆囊炎，常见于糖尿病患者和老年人，可导致空气回流进入胆管，在检查的同时可发现周围的炎性改变。

■ 其他鉴别诊断

• **瘘管**：胆石性肠梗阻可能导致胆结石通过发炎的胆管或胆囊壁侵蚀进入小肠，形成胆囊

十二指肠瘘，通常有广泛的炎症改变。

■ 诊　　断

括约肌切开术后所致肝内胆管积气。

■ 关键点

• 胆道积气可反流至胆管，类似气肿性胆囊炎。

• 门静脉内积气沿肝脏边缘分布。
• 胆道支架闭塞，使肠内气体无法进入胆管。

病例 12

Rajeev Aravapalli

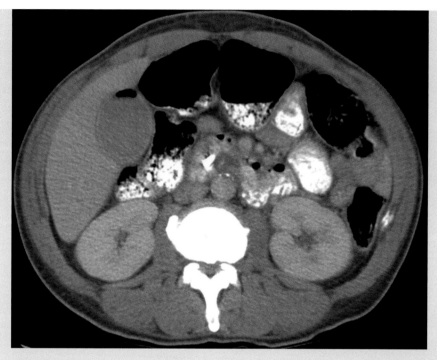

图 12.1 腹部 CT 增强并口服对比剂，可见胆囊内气－液平面，所示肠壁及胆囊壁未见增厚（图片由 Rocky C. Saenz. 提供）

■ 推荐阅读

Federle MP, Jeffrey RB, Woodward PJ, et al. Diagnostic Imaging: Abdomen. 2nd ed. Philadelphia, PA: Lippincott Williams & Wilkins, 2009.

Grayson DE, Abbott RM, Levy AD, et al. Emphysematous infections of the abdomen and pelvis: a pictorial review. Radiographics, 2002, 22(3):543–561.

Smith EA, Dillman JR, Elsayes KM, et al. Cross-sectional imaging of acute and chronic gallbladder inflammatory disease. AJR Am J Roentgenol, 2009, 192(1):188–196.

■ 临床表现

44 岁，女性，全腹疼痛（图 12.1）。

■ 主要影像学表现

胆囊内积气。

■ Top3 鉴别诊断

• **气肿性胆囊炎**：本病是一种罕见的急性胆囊炎，由继发产气病原体感染形成。发病机制被认为是继发于胆囊动脉损伤，属于外科急症，如果不及时治疗，发生坏疽、穿孔和败血症的风险很高。急诊行胆囊切除术是最佳的治疗方法。对于手术条件不佳的高危患者，可能需要先做胆囊造瘘术，后续再行胆囊切除。气肿性胆囊炎最常见于老年人或糖尿病患者。

• **奥迪（Oddi）括约肌功能障碍**：奥迪括约肌功能不全可导致肠内气体进入胆管并进入胆囊，这种功能不全是由胆总管结石、衰老退变或括约肌扩张引起的。括约肌也可能因先前的器械操作或治疗（如食管胃十二指肠镜、括约肌成形术或乳头切开术）而功能失调。

• **胆石症**：胆石可表现为含气裂隙。大约 50% 的胆结石有裂隙，但不到一半含有气体。这种含气的放射状外观被称为"梅赛德斯 – 奔驰（Mercedes-Benz）"征，可能被误认为是气肿性胆囊炎。胆石内见到气体并不能说明存在感染。

■ 其他鉴别诊断

• **坏疽性胆囊炎**：是急性胆囊炎最常见的并发症，发生于 15% 的患者。由胆囊壁缺血坏死引起。CT 表现为胆囊壁或腔内积气，局灶性胆囊壁不规则或缺损、囊壁不强化及胆囊周围脓肿。

• **瘘管**：肠道和胆囊之间的异常交通，使空气从肠道溢入胆囊。胆囊 – 结肠瘘罕见，发生于 0.1% 的胆道疾病患者。胆囊 – 十二指肠瘘是最常见的类型。胆囊 – 结肠瘘的并发症之一是结肠穿孔，可导致粪便性腹膜炎，并进展为败血症或死亡。

■ 诊　断

继发于括约肌扩张的奥迪括约肌功能障碍。

■ 关键点

• 产气荚膜梭菌是气肿性胆囊炎最常见的产气病原体。

• CT 是鉴别壁内或腔内气体的最佳方法。
• 门静脉积气可类似胆道积气。

病例 13

Rocky C. Saenz

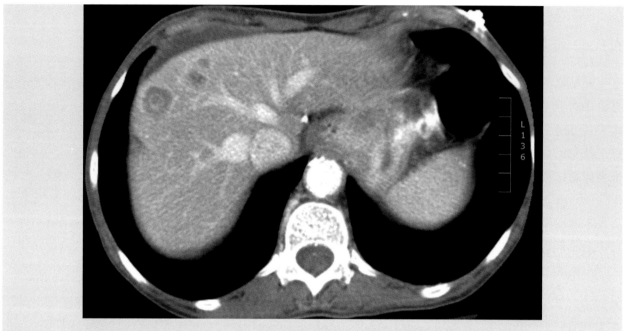

图 13.1 腹部增强 CT 图像示肝右叶有一靶样强化病灶，周围有 3 个小于 1 cm 的病灶，肝周可见游离液体密度影

■ 推荐阅读

Federle MP, Jeffrey RB, Woodward PJ, et al. Diagnostic Imaging: Abdomen. 2nd ed. Philadelphia, PA: Lippincott Williams & Wilkins, 2009.

Mortelé KJ, Ros PR. Cystic focal liver lesions in the adult: differential CT and MR imaging features. Radiographics, 2001, 21(4):895–910.

Saenz RC. MRI of benign liver lesions and metastatic disease characterization with gadoxetate disodium. J Am Osteopath Coll Radiol, 2012, 1(4):2–9.

■ 临床表现

45 岁，女性，乳房肿块（图 13.1 ）。

■ 主要影像学表现

肝脏靶样病变。

■ Top3 鉴别诊断

• **转移瘤：**肝转移瘤是肝脏最常见的恶性肿瘤，原发灶多为黑色素瘤、肺癌、乳腺癌、胰腺癌及结肠癌。影像学表现取决于原发肿瘤的类型，但病变往往界限不清、强化程度不一，常为多发。肝脏转移瘤的发病率是肝脏原发性恶性肿瘤的 10 倍以上。肝脏是转移性疾病最常累及的器官。

• **肝细胞肝癌（ hepatocellular carcinoma, HCC ）：**HCC 是最常见的原发性肝脏恶性肿瘤，可多发。由于病变为肝动脉供血，典型的影像学表现为动脉期明显强化，延迟期对比剂廓清。而 HCC 在 MRI 上通常表现为 T2 高信号，因此 MRI 对于疾病诊断有很大的帮助。临床上，HCC 与甲胎蛋白升高相关。

• **肝淋巴瘤：**肝淋巴瘤分为原发性和继发性。50% 以上的肝淋巴瘤为继发性。病灶多呈分叶状且多发。非霍奇金淋巴瘤（non-Hodgkin's lymphoma，NHL）累及肝脏比霍奇金淋巴瘤更为常见。

■ 其他鉴别诊断

• **肝脓肿：**肝脓肿不常见，可分为化脓性（80%）、阿米巴性（10%）和真菌性（10%）。化脓性肝脓肿最常见，继发于憩室炎和败血症。阿米巴脓肿容易破裂。影像学表现为厚壁的低密度肿块，内有分隔，呈环形强化，病变中心无强化效应，20% 的病变内可见气体影。如果不及时治疗，肝脓肿的死亡率较高。

■ 诊　断

乳腺癌肝转移。

■ 关键点

• 排除其他诊断，肝脏靶样强化病变应考虑转移瘤。

• 转移瘤的原发灶通常来自乳腺或胃肠道腺癌。

• HCC 可伴随血清甲胎蛋白升高。

病例 14

Rocky C. Saenz

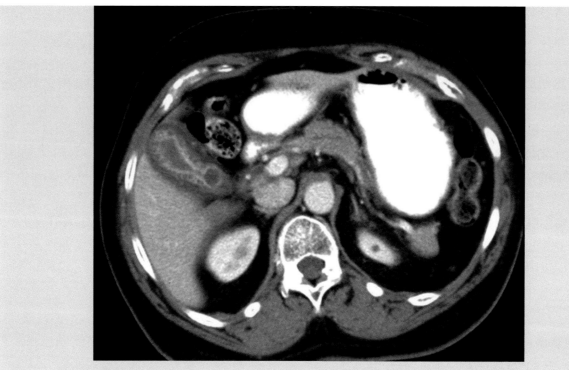

图 14.1 上腹部 CT 示胆囊壁增厚并壁内多发囊性灶

■ 推荐阅读

Federle MP, Jeffrey RB, Woodward PJ, et al. Diagnostic Imaging: Abdomen. 2nd ed. Philadelphia, PA: Lippincott Williams & Wilkins, 2009.

McKnight T, Patel A. Gallbladder masses: multimodality approach to differential diagnosis. J Am Osteopath Coll Radiol, 2012, 1(4):22–31.

Runner GJ, Corwin MT, Siewert B, et al. Gallbladder wall thickening. AJR Am J Roentgenol, 2014, 202(1):W1–W12.

■ 临床表现

43 岁，女性，右上腹部疼痛（图 14.1）。

■ 主要影像学表现

胆囊壁增厚伴壁内囊性改变。

■ Top3 鉴别诊断

• **胆囊腺肌症**：又称腺肌瘤性增生或胆囊憩室病，是一种良性病变，该病表现为胆囊壁增厚，扩张的胆囊罗 – 阿窦（Rokitansky-Aschoff sinuses）向内深入肌层形成，胆固醇沉积在内，好发于胆囊底部。CT 的特异度低于超声，但可以显示胆囊壁增厚或壁内憩室上皮的强化。MRI 上壁内憩室表现为 T2 高信号，呈"珍珠项链征"。

• **急性胆囊炎**：是胆囊最常见的炎症。CT 检查时若发现胆囊壁增厚和周围脂肪间隙模糊，应怀疑为胆囊炎。但此征象并不具有特异性，需要超声或核磁肝胆期扫描进一步证实。在超声检查中，最可靠的体征是墨菲征阳性（超声检查按压胆囊时疼痛）。

• **慢性胆囊炎**：由胆囊结石引起的一过性梗阻所导致的长期炎症和纤维化。这种纤维化可引起胆囊萎缩，常常伴发胆囊结石。影像表现为胆囊壁增厚，胆囊腔内结石影，无胆囊周围积液和胆囊壁充血。

■ 其他鉴别诊断

• **胆囊癌**：以腺癌居多，其次为鳞癌。胆囊癌的影像表现为胆囊区肿块，胆囊腔内息肉样肿块，局灶性或弥漫性胆囊壁增厚。本病好发年龄为 65 岁以上。CT 和 MRI 可用于明确病变范围、有无淋巴结肿大及评估是否转移。

■ 诊　断

胆囊腺肌症。

■ 关键点

• 胆囊腺肌症是一种良性疾病。

• 高达 25% 的胆囊切除术中可见胆囊腺肌症。

• CT 检查怀疑急性胆囊炎时应行超声确诊。

病例 15

Robert A. Jesinger

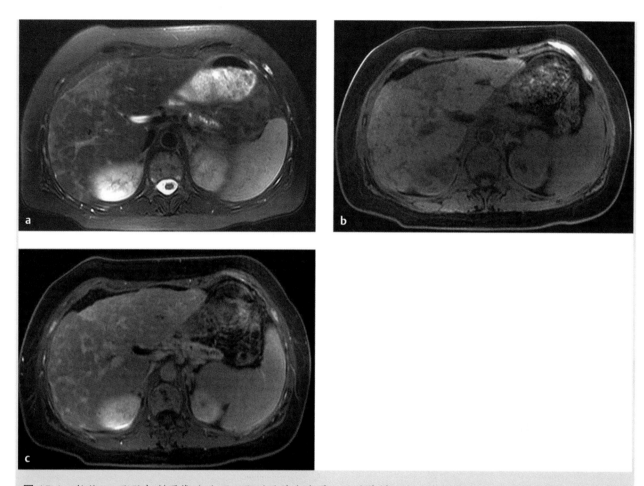

图 15.1 轴位 T2 脂肪抑制图像（a）显示肝脏边缘欠光滑，呈结节样改变，伴包膜回缩，可见多发压脂高信号病变融合成楔形，在 T1 脂肪抑制图像（b）呈低信号，增强后（c）病变呈不均匀强化

■ 推荐阅读

Brancatelli G, Federle MP, Grazioli L, et al. Benign regenerative nodules in Budd-Chiari syndrome and other vascular disorders of the liver: radiologic-pathologic and clinical correlation. Radiographics, 2002, 22(4):847–862.

Dodd GD, III, Baron RL, Oliver JH, III, et al. Spectrum of imaging findings of the liver in end-stage cirrhosis: part I, gross morphology and diffuse abnormalities. AJR Am J Roentgenol, 1999, 173(4):1031–1036.

Saenz RC. MRI of benign liver lesions and metastatic disease characterization with gadoxetate disodium. J Am Osteopath Coll Radiol, 2012, 1(4):2–9.

■ 临床表现

67 岁，女性，慢性转氨酶升高和乳腺癌病史（图 15.1）。

■ 主要影像学表现

肝脏边缘结节状改变。

■ Top3 鉴别诊断

• **肝硬化**：肝硬化是一种慢性肝病，其特征是肝纤维化和再生结节。常见病因包括酒精（微结节性肝硬化）、慢性病毒性肝炎（大结节性肝硬化）、自身免疫性肝炎及慢性代谢性疾病〔原发性胆汁性肝硬化、原发性血色病、肝豆状核变性（Wilson 病）、α-1 抗胰蛋白酶缺乏症〕。影像表现包括肝表面结节状改变，肝结构扭曲伴萎缩和门静脉高压症（血流缓慢、血流逆转或阻塞导致的门静脉主干增宽，静脉曲张，脾大，胆囊/肠壁增厚和腹水）。肝脏 MRI 有助于区分再生结节（T2 呈低信号）和肿瘤性结节（T2 呈高信号）。使用钆塞酸二钠可根据肝胆期的强化特点与其他肝脏病变相鉴别。

• **转移瘤治疗后**：经化疗后的肝转移瘤（常来自乳腺癌、肺癌和结直肠癌）可导致病变呈瘢痕样改变，这些瘢痕之间的肝实质可为正常肝组织或再生结节。表现类似于大结节性肝硬化，因此被称为"假性肝硬化"。了解相关肿瘤及治疗病史有助于本病的诊断。

• **布-加（Budd-Chiari）综合征**：是一种慢性肝静脉闭塞性疾病，由于再生结节形成可导致肝脏边缘呈结节状改变。慢性布-加综合征中，这些结节通常较小、多发且血供丰富，在 CT 检查中往往会低估结节的数量。较大、富血供的再生结节，MRI T1 序列上表现为高信号，大于 1 cm 的结节可见中央瘢痕，而这些结节是否会恶变尚无理论支持。肝尾状叶增大是由于其单独的静脉引流到下腔静脉（inferior vena cava，IVC），可类似于大结节。

■ 其他鉴别诊断

• **日本血吸虫**：日本血吸虫是肝血吸虫病的一个主要病因，与肝纤维化高度相关。沿门静脉走行的钙化虫卵可引起特征性的"龟背"样表现。本病肝脏的大小和形状无明显变化，但由于纤维化和门静脉钙化常常导致肝脏轮廓呈结节状改变。

• **融合性肝纤维化**：慢性肝病患者可发生融合性肝纤维化。最常见的 CT 表现是从肝门部延伸出的楔形低密度区，多见于肝右叶前段和肝左叶内侧段，伴肝包膜回缩，增强扫描呈轻度或无强化。

■ 诊　断

治疗后的乳腺癌肝转移（假性肝硬化）。

■ 关键点

• MRI 有助于鉴别肝脏再生结节（T2 呈低信号）和肿瘤性结节（T2 呈高信号）。

• 假性肝硬化常见于治疗后的肝转移瘤、原发灶常来自乳腺癌、肺癌和结直肠癌。

• 肝脏"龟背"样钙化常与血吸虫病相关。

病例 16

Sara K. Boyd

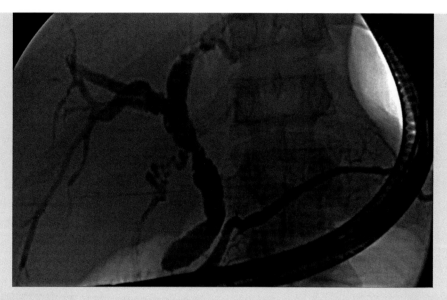

图 16.1 内镜逆行胰胆管造影（ERCP）可见左侧远端肝内胆管局灶性狭窄及其以远胆管扩张，胆总管近端管腔变窄和远端扩张（呈串珠状改变），胰管扩张明显（图片由 Rocky C. Saenz 提供）

■ 推荐阅读

Ito K, Mitchell DG, Outwater EK, et al. Primary sclerosing cholangitis: MR imaging features. AJR Am J Roentgenol, 1999, 172(6):1527–1533.

Katabathina VS, Dasyam AK, Dasyam N, et al. Adult bile duct strictures: role of MR imaging and MR cholangiopancreatography in characterization. Radiographics, 2014, 34(3):565–586.

Vitellas KM, Keogan MT, Freed KS, et al. Radiologic manifestations of sclerosing cholangitis with emphasis on MR cholangiopancreatography. Radiographics, 2000, 20(4):959–975, quiz 1108–1109, 1112.

■ 临床表现

26 岁，男性，右上腹部疼痛，患获得性免疫缺陷综合征（acquired immunodeficiency syndrome，AIDS）（图 16.1）。

■ 主要影像学表现

胆总管呈"串珠状"改变。

■ Top3 鉴别诊断

• **原发性硬化性胆管炎**：是一种特发性进行性慢性胆道疾病，累及肝内及肝外胆管，影像学表现为多发短节段性胆管狭窄，狭窄的胆管间管径正常甚至轻度扩张。磁共振胰胆管成像（magnetic resonance cholangiopancreatography，MRCP）和内镜逆行胰胆管造影（endoscopic retrograde cholangiopancreatography，ERCP）显示为"串珠状"改变，可累及胆总管。纤维性狭窄好发于胆管分叉处，与邻近的近端胆管扩张不成比例。胆管造影其他表现包括树枝样改变、憩室和结石。晚期疾病表现为肝脏外周胆管闭塞，产生特征性的"截断征"。

• **AIDS 胆管病**：继发性胆管炎的一种，由慢性胆道炎症和 CD4 计数低于 100/mm³ 的 AIDS 患者机会性感染引起。巨细胞病毒（cytomegalovirus，CMV）和隐孢子虫是最常见的感染源。MRCP 显示多发肝内和肝外胆管狭窄，并伴有中间胆管扩张。其他影像表现包括远端胆总管狭窄、非结石性胆囊炎和胆管炎。

• **移植后狭窄**：继发于肝移植的胆总管狭窄分为吻合口和非吻合口狭窄。吻合口狭窄是继发于医源性缺血造成的瘢痕。MRCP 显示吻合部位的短节段狭窄，发生于肝外胆管，伴或不伴近端胆管扩张。非吻合口狭窄是由非医源性缺血引起的，如肝动脉血栓形成，MRCP 常表现为肝内多发、不连续的长段狭窄。

■ 其他鉴别诊断

• **反流性胆管炎**：胆管炎是一种单纯的临床诊断，由梗阻的胆道系统内的细菌感染引起，病因多为胆道狭窄、胆总管结石或乳头狭窄。患者常常出现典型的临床表现〔查科（Charcot）三联征〕——发热、黄疸和腹痛。MRCP 和（或）ERCP 可作为确定梗阻潜在病因的辅助检查。

• **东方胆管性肝炎**：本病也称为复发性化脓性胆管炎，好发于东南亚地区，是胆管内寄生虫（华支睾吸虫或蛔虫）感染导致的胆管损伤和炎症，可发展为多节段性狭窄和狭窄后扩张。MRCP 表现为胆道"串珠状"改变、胆管结石、狭窄或结石引起的肝外胆管不成比例的扩张，以及胆管分支呈直角样改变。

■ 诊 断

AIDS 胆管炎。

■ 关键点

• 原发性硬化性胆管炎是肝内和肝外胆管"串珠状"改变的最常见原因。晚期疾病具有特征性的"截断征"。

• 肝移植后胆道狭窄分为吻合口和非吻合口狭窄，与缺血有关。

• 在 CD4 计数低于 100/mm³ 的 AIDS 患者中，与 AIDS 相关的胆管炎呈"串珠状"改变。

病例 17

Rocky C. Saenz

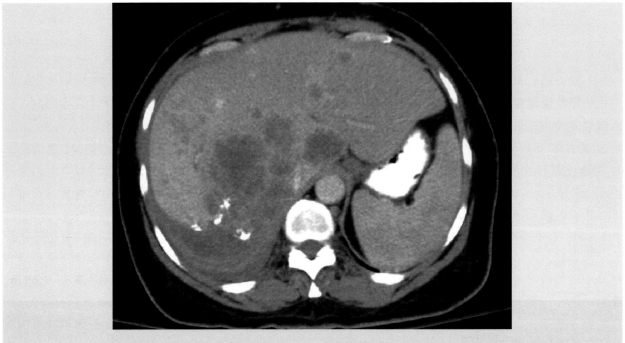

图 17.1 轴位增强 CT 图像显示肝脏多发低密度病变，大多数位于肝右叶，伴钙化；少量腹水，右侧胸腔少量积液

■ 推荐阅读

Erden A, Ormeci N, Fitoz S, et al. Intrabiliary rupture of hepatic hydatid cysts: diagnostic accuracy of MR cholangiopancreatography. AJR Am J Roentgenol, 2007, 189(2):W84–89.

Federle MP, Jeffrey RB, Woodward PJ, et al. Diagnostic Imaging: Abdomen. 2nd ed. Philadelphia, PA: Lippincott Williams & Wilkins, 2009.

Saenz RC. MRI of benign liver lesions and metastatic disease characterization with gadoxetate disodium. J Am Osteopath Coll Radiol, 2012, 1(4):2–9.

■ 临床表现

54 岁，女性，右上腹部疼痛（图 17.1）。

■ 主要影像学表现

肝脏囊性病变伴钙化。

■ Top3 鉴别诊断

• **转移瘤**：是最常见的肝脏恶性病变。伴有钙化的转移瘤最常见的原发灶是结肠癌、卵巢癌、乳腺癌及胃癌。肝脏转移提示癌症晚期。影像表现取决于原发性肿瘤类型，但病变常界限不清、强化程度不一，常多发。肝脏是转移性疾病最常见的器官。

• **肝脓肿**：化脓性肝脓肿最常见。真菌性肝脓肿少见，约占 10%，常发生在免疫功能低下的中性粒细胞减少的患者中。最常见的是白念珠菌感染。CT 表现为肝内低密度影伴钙化。增强扫描呈病变中央或偏心性点状强化（代表菌丝）。及时进行抗真菌治疗后预后良好。

• **棘球蚴病**：最常见的病因是细粒棘球绦虫，而多房棘球绦虫（肺泡棘球绦虫）少见。棘球蚴病在影像上表现为单发或多发、界限清楚的囊性病变，伴环形钙化，常见的是伴钙化的子囊（较小的相邻囊肿）。并发症包括囊肿破裂进入腹膜腔，引起腹膜炎和过敏反应。

■ 其他鉴别诊断

• **常染色体显性遗传性多囊肝病**（autosomal dominant polycystic liver disease，ADPLD）：ADPLD 是一种遗传性疾病，可导致多发性实质脏器囊肿。囊肿数量常超过 20 个，病变无强化，其边缘钙化与既往出血相关，是一种女性多见的良性病变。ADPLD 不同于常染色体显性遗传性多囊肾病（autosomal dominant polycystic kidney disease，ADPKD）。大约 50% 的多囊肾患者伴肝脏受累。大约 70% 的 ADPLD 可并存 ADPKD。

■ 诊　断

结肠癌肝转移。

■ 关键点

• 在免疫功能低下的患者中，应将肝脓肿作为一种鉴别诊断。

• 多发性肝囊肿和肾囊肿可考虑 ADPLD 或 ADPKD。

• 对于外籍患者的囊性钙化病变，应考虑到棘球蚴病。

病例 18

Eleanor L. Ormsby

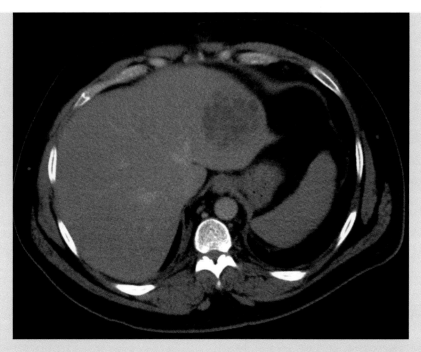

图 18.1 轴位增强 CT 图像显示肝左叶有一个边界不清、直径约 5 cm 的低密度多房肿块，病灶周围可见环状强化和其内间隔强化；延迟期（未显示）肿块内无对比剂填充（图片由 Rocky C. Saenz 提供）

■ 推荐阅读

Engelbrecht MR, Katz SS, van Gulik TM, et al. Imaging of perihilar cholangiocarcinoma. AJR Am J Roentgenol, 2015, 204(4): 782–791.

Qian LJ, Zhu J, Zhuang ZG, et al. Spectrum of multilocular cystic hepatic lesions: CT and MR imaging findings with pathologic correlation. Radiographics, 2013, 33(5):1419–1433.

■ 临床表现

43 岁，男性，上腹部疼痛（图 18.1）。

■ 主要影像学表现

孤立性低密度的少血供肝脏肿块。

■ Top3 鉴别诊断

• **肝囊肿**：肝囊肿是由胆管发育缺陷引起的先天性病变，边界清，囊壁薄或显示不清，通常无症状，肝功能检查无异常。单纯囊肿不强化。

• **孤立性转移**：肝转移瘤最常见的 CT 表现是肝实质内低密度病变，边缘可轻度强化。钙化性转移瘤常见于结肠、胃或卵巢的黏液性腺癌转移。增强扫描门静脉期易于观察少血供的转移性肿瘤，较小的转移灶可能会在延迟期图像显示。

• **肝脓肿**：最常见的是化脓性肝脓肿，来自反流性胆管炎、血源性扩散或邻近感染部位的直接蔓延，也可能是手术或肝脏创伤后的并发症。肝脓肿的 CT 表现为低密度，边缘强化，化脓性脓肿常为多房。阿米巴脓肿与化脓性脓肿相似，但往往是单房，本病在世界各地均常见，有破裂趋势。棘球蚴感染（棘球蚴囊肿）病灶体积可非常大，伴边缘钙化，典型征象是大囊内的子囊。霉菌性脓肿常为多发且体积较小。

■ 其他鉴别诊断

• **肝内胆管癌**：肝内胆管癌在动脉期和门静脉期均呈低密度，特征性表现为外周至中心延迟强化（> 10 min）。肝包膜回缩是由于纤维化所致，肿块呈浸润性生长，边界不规则，周围常见胆管扩张。

• **胆管囊腺瘤**：本病少见，是起源于胆管的多房囊性肿块，边界清晰，囊肿壁可强化。常见于慢性腹痛的中年女性，亦可恶变为囊腺癌。

■ 诊　断

肝脓肿（化脓性）。

■ 关键点

• 增强检查延迟期有助于鉴别肝囊肿和低密度转移瘤。

• 阿米巴肝脓肿在世界各地都很常见，并有破裂趋势。

• 延迟增强检查（> 10 min）有助于胆管癌的诊断。

病例 19

Rocky C. Saenz

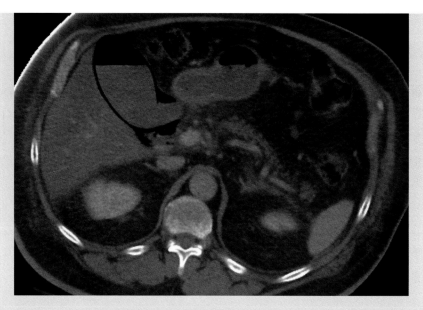

图 19.1　上腹部 CT 图像显示胆囊壁内积气和腔内气－液平面；此外，胆囊颈部脂肪间隙渗出，胆囊管和肝总管内可见积气（图片由 Sharon Kreuer 提供）

■ **推荐阅读**

Federle MP, Jeffrey RB, Woodward PJ, et al. Diagnostic Imaging: Abdomen. 2nd ed. Philadelphia, PA: Lippincott Williams & Wilkins, 2009.

Grayson DE, Abbott RM, Levy AD, et al. Emphysematous infections of the abdomen and pelvis: a pictorial review. Radiographics, 2002, 22(3):543–561.

Smith EA, Dillman JR, Elsayes KM, et al. Cross-sectional imaging of acute and chronic gallbladder inflammatory disease. AJR Am J Roentgenol, 2009, 192(1):188–196.

■ 临床表现

73 岁，男性，糖尿病，发热伴右上腹部疼痛（图 19.1）。

■ 主要影像学表现

胆囊壁内积气。

■ Top3 鉴别诊断

• **气肿性胆囊炎**：气肿性胆囊炎是一种罕见的急性胆囊炎，是由产气病原菌引起的继发感染。最常见的病原体包括大肠杆菌和梭状芽孢杆菌。CT 的典型表现为胆囊壁内积气或腔内积气。如果同时存在壁内和腔内气体，则代表病变处于进展阶段。如发生穿孔，则形成气腹，可发展为脓毒症休克和腹膜炎。急诊胆囊切除术是最终治疗方法。本病多见于老年男性或糖尿病患者。

• **肝脓肿**：最常见的是化脓性肝脓肿，为继发于血行播散的多房脓肿。如感染发生于肝脏 V 段或 VI b 段可直接侵及胆囊。肝脓肿的 CT 表现为低密度及边缘强化，少数脓肿内可见积气，若累及胆囊可出现壁内积气。

• **坏疽性胆囊炎**：是急性胆囊炎最常见的并发症，发病率约为 15%，由于胆囊动脉血流减少而导致胆囊壁缺血、坏死所致。CT 征象包括胆囊壁或腔内积气，病变区胆囊壁不强化伴胆囊周围脓肿。

■ 其他鉴别诊断

• **瘘管**：瘘管可发生在肠道和胆囊之间。肠道的气体经瘘管进入胆囊。胆囊结肠瘘罕见，胆囊十二指肠瘘常见。通常无壁内积气。

■ 诊　断

气肿性胆囊炎。

■ 关键点

• 胆囊壁内积气时应考虑到气肿性胆囊炎。

• 如果 X 线或超声检查怀疑胆囊壁内积气，可行 CT 平扫证实。

• 当胆囊周围出现散在的低密度病变时，肝脓肿仅被认为是胆囊壁内积气的病因之一。

病例 20

Rocky C. Saenz

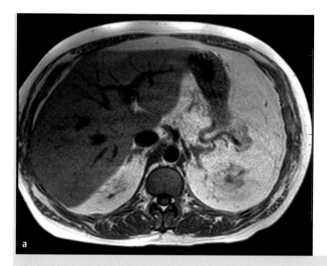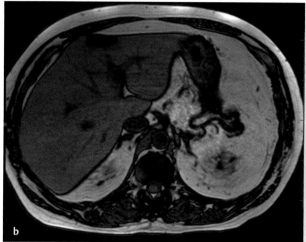

图 20.1 上腹部 MRI 同相位和反相位图像显示：肝脏Ⅳa段同相位（a）上可见局灶性高信号，反向位（b）呈低信号（信号降低）

■ 推荐阅读

Coast, et al. Fat-containing liver lesions on imaging: detection and differential diagnosis. Am J Roentgen, 2018, 210:1–10.

Saenz RC. MRI of benign liver lesions and metastatic disease characterization with gadoxetate disodium. J Am Osteopath Coll Radiol, 2012, 1(4):2–9.

■ 临床表现

25 岁，女性，全身疼痛（图 20.1）。

■ 主要影像学表现

反相位信号降低的肝脏病变。

■ Top3 鉴别诊断

• **脂肪变性**：肝脂肪变性也称为脂肪肝，是由于肝细胞中甘油三酯的积累。病因分为酒精性和非酒精性肝病［非酒精性脂肪性肝炎（nonalcoholic steatohepatitis，NASH）］。NASH 常见于高脂血症和糖尿病患者。脂肪变性表现多样，包括弥漫性、弥漫性伴散在性、局灶性、多灶性和地图样，其中弥漫性最常见。典型的影像学特征是病变内可见正常血管穿行。MRI 双梯度回波 T1 加权反相位上肝脏信号降低是可靠证据。脂肪变性常无症状，但可引起轻度肝功能异常。

• **肝细胞肝癌（hepatocellular carcinoma，HCC）**：HCC 是最常见的肝脏原发性恶性肿瘤。已知 HCC 内含有脂肪，在双梯度回波 MRI 上检测脂肪最可靠。诊断的关键是轴位动态增强扫描，病变早期（动脉期）的强化和延迟期廓清；另一个典型特征是肿瘤包膜。临床上，HCC 与甲胎蛋白升高有关。

• **肝腺瘤**：肝腺瘤是良性病变，主要见于女性（90%），尤其是使用口服避孕药的女性、服用合成代谢类固醇的运动员和代谢疾病患者。当肝腺瘤大于 5 cm 时，破裂的风险增加。已知肝腺瘤至少有 4 种亚型，其中炎症型最多见，常见于脂肪肝。据报道，11%~20% 的炎症型肝腺瘤中可见脂肪成分。MRI 化学位移成像反相位图像上脏器边缘表现为黑色勾边，病灶内脂质信号明显下降（墨汁荚膜染色法）。病灶界限清楚，强化程度不一，如既往病变内部出血，则信号可不均匀。

■ 其他鉴别诊断

• **转移瘤**：转移瘤是肝脏最常见的恶性病变，极少含脂肪。最常见的含脂转移瘤原发灶多为脂肪肉瘤和恶性生殖细胞肿瘤。透明细胞肾细胞癌（renal cell carcinomas，RCC）也可含脂肪，病变边界不清，强化程度不一，常为多发。

• **血管平滑肌脂肪瘤**：是一种间质肿瘤，被归类为血管周围上皮样细胞肿瘤（PEComas）。血管平滑肌脂肪瘤最好发于肾脏，其次是肝脏，其 CT 表现与肾血管平滑肌脂肪瘤一致，病变内可见脂肪成分（CT 值 < -20 HU）。6%~10% 的肝脏血管平滑肌脂肪瘤与结节性硬化相关，但发生于肾脏者与结节性硬化相关性较低。增强扫描时肝脏血管平滑肌脂肪瘤在动脉期呈明显强化，延迟期可见廓清，强化方式类似于 HCC，因此，部分病变因误诊为 HCC 而被切除。

■ 诊　断

局灶性脂肪变性。

■ 关键点

• 局灶性、地图样肝脏脂肪病变应考虑脂肪变性。

• MRI 化学位移成像中病灶内脂肪信号无明显衰减。

• 如果血清甲胎蛋白水平升高，则须考虑 HCC 的诊断。

病例 21

Rocky C. Saenz

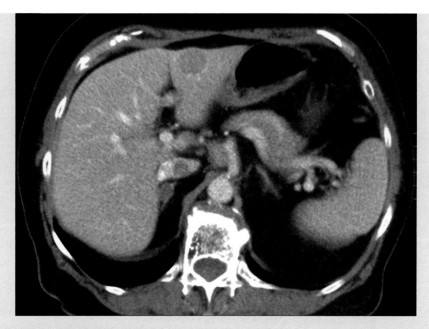

图 21.1 上腹部轴位增强 CT 图像显示肝左叶单发低密度病变，右侧肾上腺结节；下腔静脉（IVC）内可见充盈缺损

■ 推荐阅读

Federle MP, Jeffrey RB, Woodward PJ, et al. Diagnostic Imaging: Abdomen. 2nd ed. Philadelphia, PA: Lippincott Williams & Wilkins, 2009.

Kumashiro Y, Kasahara M, Nomoto K, et al. Living donor liver transplantation for giant hepatic hemangioma with Kasabach-Merritt syndrome with a posterior segment graft. Liver Transpl, 2002, 8(8):721–724.

Saenz RC. MRI of benign liver lesions and metastatic disease characterization with gadoxetate disodium. J Am Osteopath Coll Radiol, 2012, 1(4):2–9.

■ 临床表现

61 岁，男性，体重减轻（图 21.1 ）。

■ 主要影像学表现

肝脏实性病变。

■ Top3 鉴别诊断

• **转移瘤**：转移瘤是肝脏最常见的恶性肿瘤。原发灶多来源于黑色素瘤、肺癌、乳腺癌、胰腺癌及结肠癌，肝转移瘤出现提示疾病处于癌症晚期。影像特征取决于原发性肿瘤的类型，但通常病变多发，边界不清，强化程度不一。转移的发生率是原发性肝恶性肿瘤的 10 倍以上。肝脏是转移性病变最常累及的器官。

• **血管瘤**：血管瘤是肝脏最常见的良性肿瘤。典型的影像表现为增强扫描时病变动脉早期可见边缘结节样强化，随着时间的延长，对比剂进一步向中心填充。好发于女性，多无临床症状。病变直径较大（ > 10 cm 称为巨型血管瘤）时可出现临床症状，少数病例与血小板聚集相关，可导致血小板减少，称为卡萨巴赫 – 梅里特（Kasabach-Merritt）综合征。

• **局灶性结节增生（ focal nodular hyperplasia，FNH ）**：FNH 是肝脏第二好发的良性肿瘤，好发于年轻女性（75% ）。病变由肝细胞组成，典型的影像学表现为肝脏孤立性病变，伴中央瘢痕。动脉期呈不同程度强化，中央低密度瘢痕在延迟期可见强化。在 MRI T2WI 上病变中央瘢痕呈高信号。肝细胞特异性 MRI 对比剂延迟成像在鉴别 FNH 与其他肝脏病变方面具有 95% 以上的特异度。

■ 其他鉴别诊断

• **肝细胞肝癌（ hepatocellular carcinoma，HCC ）**：HCC 是最常见的肝脏原发性恶性肿瘤，可表现为单发、多发或弥漫性病变。HCC 由肝动脉供血，典型影像学表现为动脉期强化，延迟期对比剂廓清。由于 HCC 表现为 T2 高信号，因此 MRI 对于疾病诊断有帮助。临床上，HCC 与甲胎蛋白升高相关。

• **肝腺瘤**：肝腺瘤是一种好发于女性（90% ）的肝脏良性病变。通常单发，偶可多发（多见于糖原贮积病患者）。口服避孕药可增加肝腺瘤的发病率和肿瘤破裂风险。肿瘤富血供，其内出血可致密度不均匀。

■ 诊　断

继发于结肠癌的转移。

■ 关键点

• 当有原发性肿瘤病史时，转移瘤是首要鉴别诊断。

• 若发现肝硬化患者有肝内富血供病变，应考虑到 HCC 的可能。

• 肝血管瘤的典型影像学表现为动脉早期病变边缘结节样强化，随时间延长对比剂渐进性向中心填充。

病例 22

Rocky C. Saenz

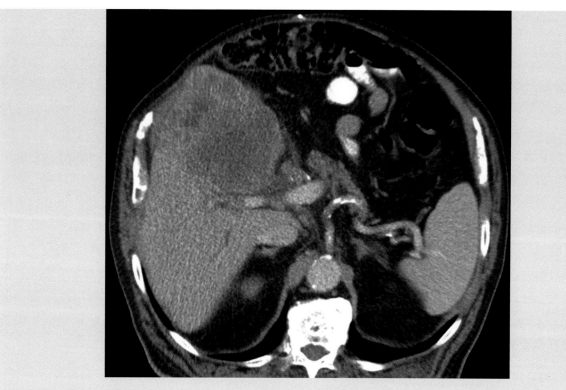

图 22.1 上腹部轴位增强 CT 及口服对比剂图像可见胆囊区界限不清的强化肿块，侵及肝脏

■ 推荐阅读

Federle MP, Jeffrey RB, Woodward PJ, et al. Diagnostic Imaging: Abdomen. 2nd ed. Philadelphia, PA: Lippincott Williams & Wilkins, 2009.

Furlan A, Ferris JV, Hosseinzadeh K, et al. Gallbladder carcinoma update: multimodality imaging evaluation, staging, and treatment options. AJR Am J Roentgenol, 2008, 191(5):1440–1447.

McKnight T, Patel A. Gallbladder masses: multimodality approach to differential diagnosis. J Am Osteopath Coll Radiol, 2012, 1(4):22–31.

■ 临床表现

76 岁，男性，右上腹部疼痛（图 22.1）。

■ 主要影像学表现

胆囊肿块侵犯肝脏。

■ Top3 鉴别诊断

• **胆囊癌**：90% 的胆囊原发性恶性肿瘤是腺癌，表现为胆囊区肿块样病变，并侵及邻近肝脏。好发年龄在 65 岁以上。大多数病例有胆结石病史，也可发生于瓷样胆囊患者。病变可直接侵犯十二指肠、胃、胆管、胰腺及右侧肾脏。随腹腔内播散可出现网膜结节、腹水和腹膜种植。若出现肝脏受累或远处转移时为 V 期。

• **淋巴瘤**：胆囊淋巴瘤主要是非霍奇金淋巴瘤（non-Hodgkin's lymphoma，NHL）累及胆囊。

CT 表现为胆囊壁局灶性或弥漫性增厚，壁厚常超过 1 cm 或表现为壁内肿块，典型表现为周围明显肿大的淋巴结。

• **转移**：胆囊转移罕见，占胆囊恶性肿瘤的 2%，常表现为黏膜表面肿块。最常见的胆囊转移原发灶是黑色素瘤，约 50% 的恶性黑色素瘤可发生胆囊转移。其他转移来源包括肝细胞肝癌（hepatocellular carcinoma，HCC）和肾细胞癌（renal cell carcinoma，RCC）。

■ 其他鉴别诊断

• **胃肠道间质瘤（gastrointestinal stromal tumors，GIST）**：GIST 是最常见的间质源性肿瘤。好发于胃，其以表达酪氨酸激酶生长因子受体来区别于平滑肌瘤、平滑肌肉瘤、神经鞘瘤和神经纤维瘤。CT 表现为胃肠道较大的外生性、富血供肿块，5%~10% 伴钙化，少见淋巴结肿大。GIST 与 I 型神经纤维瘤病相关。

■ 诊　断

晚期胆囊癌。

■ 关键点

• 胆囊肿物侵犯肝脏应考虑胆囊癌。

• GIST 表现为肿块样病变，少见淋巴结肿大。

• 胆囊转移瘤罕见，患有播散性转移性疾病可累及胆囊。

病例 23

Robert A. Jesinger

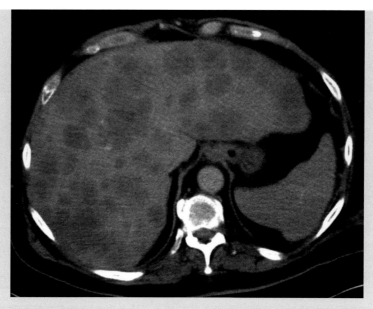

图 23.1 肝脏轴位增强 CT 图像显示肝脏内多发低密度病变，其内可见强化（图片由 Rocky C. Saenz. 提供）

■ 推荐阅读

Federle MP, Jeffrey RB, Woodward PJ, et al. Diagnostic Imaging: Abdomen. 2nd ed. Philadelphia, PA: Lippincott Williams & Wilkins, 2009.

Mortelé KJ, Ros PR. Cystic focal liver lesions in the adult: differential CT and MR imaging features. Radiographics, 2001, 21(4):895–910.

Saenz RC. MRI of benign liver lesions and metastatic disease characterization with gadoxetate disodium. J Am Osteopath Coll Radiol, 2012, 1(4):2–9.

■ 临床表现

58 岁，男性，乏力伴体重减轻（图 23.1）。

■ 主要影像学表现

肝脏多发低密度病灶。

■ Top3 鉴别诊断

• **肝囊肿**：腹部 CT 平扫和 B 超表现为肝内小的、边界清晰、密度均匀、CT 值（-20~+20 HU）与水接近的孤立性囊性病变，无强化效应。若表现为多发肝囊肿时，应考虑到多囊肾和（或）肝、胆道错构瘤和卡罗利（Caroli）病。卡罗利病的特征是胆管扩张，围绕在强化的门静脉和肝动脉周围，被称为"靶征"。当肝内孤立性囊肿体积较大时，应考虑肝囊腺瘤、胆汁瘤和（或）棘球蚴病。本病与胆道梗阻无关，自发性囊肿破裂少见。

• **转移瘤**：癌症患者中，肝转移瘤的发病率仅次于淋巴结转移。几乎所有原发恶性肿瘤均可转移至肝脏，但最常见的原发肿瘤为结肠癌、肺癌、乳腺癌、胃癌及胰腺癌。儿童最常见的影像学表现为低密度的肝转移瘤，其原发性病灶常为神经母细胞瘤、肾母细胞瘤和白血病。大多数转移瘤有强化效应，由于相邻正常肝实质的强化程度高于病灶，使其显示更清楚。手术切除单发肝脏转移瘤可延长癌症（如结肠癌）患者的生存时间。

• **多发性肝脓肿**：肝脓肿相对少见，常分为 3 种类别——化脓性（80%）、阿米巴性（10%）和真菌性（10%）。以往人们认为阑尾炎易伴发化脓性肝脓肿，但目前发现，憩室炎和败血症是其更常见的病因。阿米巴肝脓肿容易发生破裂。影像学表现包括肝脏低密度病变，其内有分隔，厚壁，病灶边缘可见强化，20% 的病例内可伴气体。肝脓肿若不及时治疗死亡率较高，而影像引导下穿刺引流可显著降低死亡率。

■ 其他鉴别诊断

• **胆管细胞癌**：一种少见的胆管癌，常表现为沿胆管走行的多发低密度浸润性病变，可引起胆道梗阻。危险因素包括原发性硬化性胆管炎、寄生性肝吸虫（如华支睾吸虫）病、胆总管变异和既往胸腔感染。延迟增强（超过 10 min）是鉴别诊断的关键点。大多数患者发现时已为晚期，成为根治性手术切除的禁忌证。

■ 诊　断

肝转移瘤（胰腺癌）。

■ 关键点

• 肝囊肿表现为边界清晰、密度均匀、接近于水样密度的肿块。

• 若发现肝脏内多发不规则的低密度病灶，应考虑转移瘤的可能。

• 胆管细胞癌诊断的关键点是延迟增强（超过 10 min）。

病例 24

Sara K. Boyd

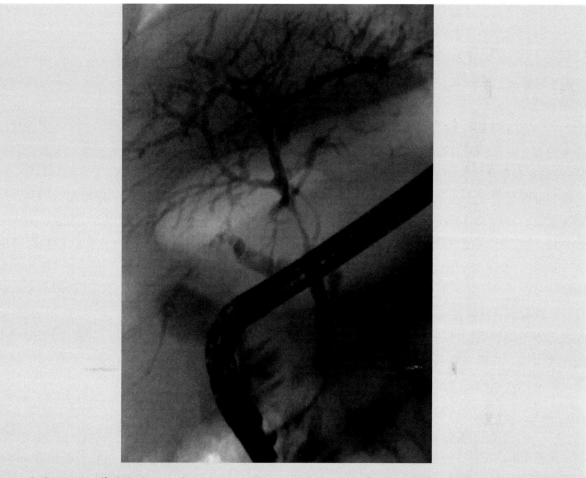

图24.1 内镜逆行胰胆管造影（ERCP）图像显示，胰头水平局灶性胆总管狭窄（图片由 Rocky C. Saenz 提供）

■ 推荐阅读

Katabathina VS, Dasyam AK, Dasyam N, et al. Adult bile duct strictures: role of MR imaging and MR cholangiopancreatography in characterization. Radiographics, 2014, 34(3):565–586.

O'Connor OJ, O'Neill S, Maher MM. Imaging of biliary tract disease. AJR Am J Roentgenol, 2011, 197(4):W551–W558.

Shanbhogue AK, Tirumani SH, Prasad SR, et al. Benign biliary strictures: a current comprehensive clinical and imaging review. AJR Am J Roentgenol, 2011, 197(2):W295–W306.

■ 临床表现

45 岁，女性，黄疸（图 24.1）。

■ 主要影像学表现

胆总管狭窄。

■ Top3 鉴别诊断

• **胆管癌**：胆管癌表现为肝内不均匀强化的肿块或浸润性病灶，在轴位增强 MRI-MRCP 上可进行外周胆管受累程度评估。磁共振胰胆管成像（magnetic resonance cholangiopancreatography，MRCP）可显示胆管内生长的肿块或其导致的周围胆管扩张，表现为胆管非特异性的节段性或多灶性狭窄。与良性狭窄相比，恶性狭窄具有典型的特征，包括胆管壁不对称，累及长度大于 1.2 cm，壁增厚大于 3 mm，边界模糊，以及腔内隆起性病变。

• **医源性狭窄**：最常见的引起胆管狭窄的医源性病因是既往肝胆外科手术（胆囊切除术或原位肝移植）。胆囊切除术后胆道狭窄常发生于胆囊管与肝总管和胆总管近端的交界处。MRCP 显示短节段、光滑的狭窄伴肝内胆管扩张。肝移植术后继发的胆管狭窄分为吻合口性和非吻合性。MRCP 上前者可显示吻合口的短节段狭窄，伴或不伴胆管近端扩张；后者显示为肝内多发不连续的长段狭窄。

• **胰腺炎**：慢性胰腺炎可导致约 50% 的患者的胆总管胰腺段狭窄。胰腺实质反复发生炎症引起的纤维化改变使胆总管变窄，MRCP 显示为胆总管远端逐渐变细，管壁光滑（长约 1.5~5.5 cm）。胆总管突然变窄少见。合并的假性囊肿可引起胆道梗阻。临床可表现为无症状，约半数患者可出现黄疸。大多数病例不需要临床干预，仅少数有持续症状者无论是否需要植入支架，均应行内镜扩张治疗。

■ 其他鉴别诊断

• **胆总管结石**：慢性胆总管结石可诱发炎症，进而发展为胆总管瘢痕形成和狭窄。在 MRCP 上，胆总管结石表现为单发或多发低信号充盈缺损，边缘锐利，周围有高信号胆汁。如存在狭窄，其在 MRCP 上表现为位于结石上方或下方光滑、对称的短节段狭窄。患者可发生胆管炎和胆汁淤积。

• **免疫球蛋白 G4 相关硬化性胆管炎**：本病是一种侵及胆管系统的自身免疫性疾病。影像学上根据狭窄部位将其分为 4 型，其中最常见的是胆总管远端狭窄（75%），而弥漫性肝内、外胆管狭窄或合并胆总管远端狭窄不常见。

■ 诊　断

胰腺炎继发胆总管狭窄。

■ 关键点

• 恶性狭窄表现为胆管腔内突起，管壁不对称和增厚。

• 胆囊切除术后引起的胆总管狭窄，表现为胆总管近端光滑的短节段狭窄。

• 慢性胰腺炎所致的胆总管狭窄表现为胆总管远端逐渐变细，管壁光滑。

病例 25

Rocky C. Saenz

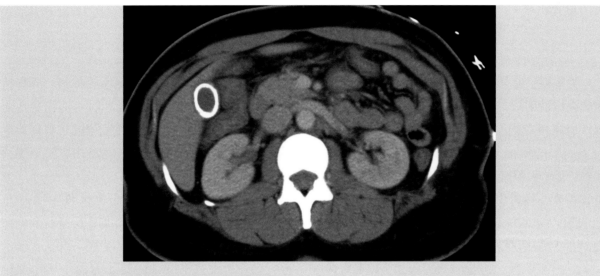

图 25.1 上腹部轴位增强 CT 图像显示胆囊壁钙化

■ **推荐阅读**

Federle MP, Jeffrey RB, Woodward PJ, et al. Diagnostic Imaging: Abdomen. 2nd ed. Philadelphia, PA: Lippincott Williams & Wilkins, 2009.

Grand D, Horton KM, Fishman EK. CT of the gallbladder: spectrum of disease. AJR Am J Roentgenol, 2004,

183(1):163–170.

McKnight T, Patel A. Gallbladder masses: multimodality approach to differential diagnosis. J Am Osteopath Coll Radiol, 2012, 1(4):22–31.

■ 临床表现

57 岁，男性，右上腹部疼痛（图 25.1）。

■ 主要影像学表现

胆囊壁钙化。

■ Top3 鉴别诊断

• **瓷样胆囊**：当胆囊壁钙化范围较广时，被称为"瓷样胆囊"。当 X 线片显示右上腹部胆囊区出现圆形钙化时，可考虑本病，需行 CT 平扫确诊（无需增强）。CT 表现为部分或整个胆囊壁钙化。部分瓷样胆囊可发生癌变。因此，首选的治疗方法是胆囊切除术。

• **胆囊癌**：以腺癌居多，其次为鳞状细胞癌。病变形态多样，可表现为肿块型、腔内息肉样肿块、局灶性或弥漫性胆囊壁增厚，部分伴胆囊壁钙化。平均发病年龄为 72 岁。

• **胆石症**：当胆结石较大时，可充满整个胆囊，类似瓷样胆囊。胆石症在美国的发病率约为 10%，女性更常见。危险因素包括糖尿病、药物、肥胖及回肠疾病。95% 的胆囊炎患者和大多数胆囊癌患者伴有胆石症。80% 的胆结石是胆固醇结晶，无钙化。因此，CT 和 X 线阴性不能完全排除本病，超声是评估胆结石的金标准。

■ 诊　断

瓷样胆囊。

■ 关键点

• 瓷样胆囊可发生恶变，需手术治疗。
• 超声上瓷样胆囊可能与气肿性胆囊炎相混淆，可行 CT 平扫鉴别。
• 部分胆囊壁钙化也应考虑瓷样胆囊。

病例 26

Rocky C. Saenz

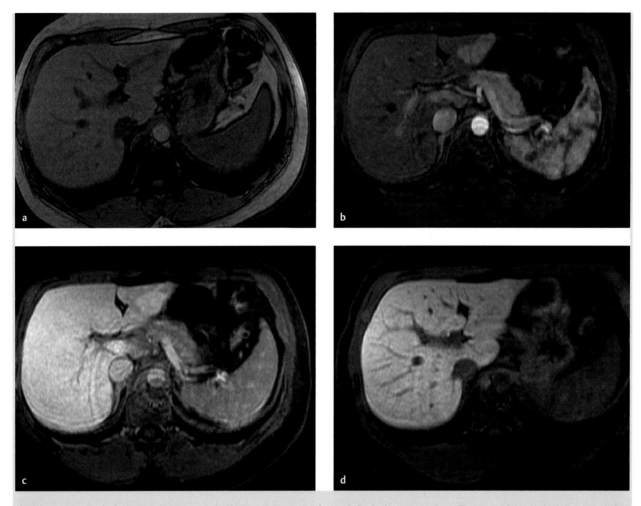

图 26.1 肝胆特异性对比剂 MRI 动态增强，平扫 T1 反相位图像（a）显示肝左叶Ⅱ段 T1 稍低信号肿块，动脉期（b）明显强化，平衡期（c）信号高于肝脏。20 min 后肝胆期（d），与肝脏实质相比，病变呈等信号而不显示［图片经 Rocky C. Saenz 和 *J Am Osteopath Coll Radiol*（2012 年）许可使用］

■ 推荐阅读

Kamel IR, Lawler LP, Fishman EK. Comprehensive analysis of hypervascular liver lesions using 16-MDCT and advanced image processing. AJR Am J Roentgenol, 2004, 183(2):443–452.

Saenz RC. MRI of benign liver lesions and metastatic disease characterization with gadoxetate disodium. J Am Osteopath Coll Radiol, 2012, 1(4):2–9.

■ 临床表现

39 岁，女性，非特异性腹痛（图 26.1）。

■ 主要影像学表现

肝胆特异性对比剂 MRI 显示肝胆期与肝实质等信号的肝脏肿块。

■ Top3 鉴别诊断

• **局灶性结节增生**（focal nodular hyperplasia，FNH）：FNH 是肝脏第二好发的良性肿瘤，多见于年轻女性。病变由肝细胞组成，典型的影像学表现为肝脏孤立性病变，伴中央瘢痕。与肝实质相比，MRI T1 为低信号，T2 为中等信号，动态增强扫描动脉期病变呈明显强化；门静脉期病变呈等信号；延迟 20 min 后肝胆期，FNH 仍呈等至高信号。

• **肝细胞肝癌**（hepatocellular carcinoma，HCC）：HCC 是最常见的肝脏原发性恶性肿瘤，可表现为单发、多发或弥漫性病变。与肝实质相比，HCC 在 MRI T1 上表现为低信号，T2 为高信号。在动态增强扫描中，典型表现为动脉期明显强化，门静脉期由于对比剂廓清，病灶呈低信号。延迟 20 min 后肝胆期病变常无强化，除非 HCC 周围有残存的功能正常的肝细胞，可在肝胆期表现为边界清晰的不均匀强化。

• **肝腺瘤**：肝脏的一种良性病变，主要见于育龄期女性。扩张的肝窦将排列成索状的肝细胞分隔开，其内不含胆管，此点与 FNH 不同。与肝实质相比，MRI T1 为低信号，T2 为高信号。少数肝腺瘤在 T1 图像上因含脂肪而表现为高信号。动态增强扫描中，肝腺瘤的强化方式多样，典型表现为动脉期明显强化，门静脉期病变降低为等信号。延迟 20 min 后肝胆期，肝腺瘤呈低信号。

■ 其他鉴别诊断

• **转移瘤**：转移瘤是肝脏最常见的恶性肿瘤，发病率是肝脏原发性恶性肿瘤的 10 倍以上。肝脏转移瘤出现提示为癌症晚期。影像学征象取决于原发肿瘤类型，但病灶常边界不清，动态增强扫描强化程度不一。由于转移瘤主要由动脉供血，多在动脉期明显强化，延迟期对比剂廓清，延迟 20 min 肝胆期肿瘤无强化，呈低信号。

■ 诊　断

局灶性结节增生（FNH）。

■ 关键点

• 与肝实质相比，典型的 FNH 在肝胆特异性对比剂成像（钆塞酸二钠）上肝胆期呈等信号。

• 注意：在肝胆期所有正常肝细胞均会强化。因此，分化良好的 HCC 可以在肝胆期强化。

• 肝腺瘤内的脂肪成分在 T1 上呈高信号。

病例 27

Rocky C. Saenz

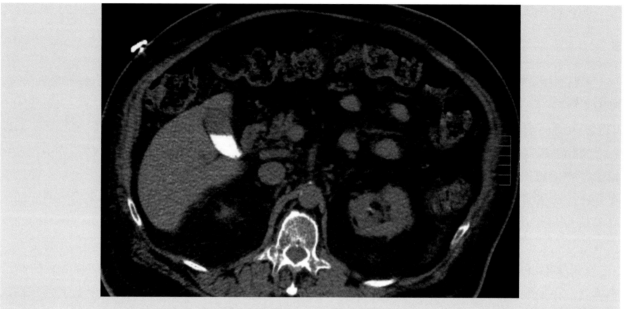

图 27.1 腹部 CT 平扫显示胆囊内高密度液 – 液平面

■ **推荐阅读**

Federle MP, Jeffrey RB, Woodward PJ, et al. Diagnostic Imaging: Abdomen. 2nd ed. Philadelphia, PA: Lippincott Williams & Wilkins, 2009.

McKnight T, Patel A. Gallbladder masses: multimodality approach to differential diagnosis. J Am Osteopath Coll Radiol, 2012, 1(4):22–31.

Wittenberg A, Minotti AJ. CT diagnosis of traumatic gallbladder injury. AJR Am J Roentgenol, 2005, 185(6):1573–1574.

■ 临床表现

57 岁，男性，右上腹部疼痛（图 27.1）。

■ 主要影像学表现

胆囊内高密度液 – 液平面。

■ Top3 鉴别诊断

• **钙乳症**：胆囊内偶然发现的高密度分层，称为"钙乳"，其内的高密度成分是碳酸钙沉积，CT 值一般 > 150 HU。

• **异位排泄**：通常对比剂经由肾脏代谢，若其经胆囊排出可使其内密度增高，称为"异位排泄"。此现象与肾小球滤过率呈负相关，可提示肾功能减退。正常患者偶可见胆囊内对比剂填充。

• **胆泥**：胆泥出现标志着胆汁黏稠度增高，胆红素含量增加，多由于长期禁食或静脉、肠道高营养支持引起的胆汁淤积所致。影像学上表现为分层样改变。

■ 其他鉴别诊断

• **胆道出血**：不常见，但可见于车祸或严重外伤后由于压缩和剪切力引起的胆囊严重损伤，CT 上表现为胆囊内高密度影。随着胆囊内出血逐渐增多，高密度也相应增加，CT 延迟扫描有助于明确诊断。

• **胆囊结石**：当胆囊内结石数量多且体积小时，胆石可在腔内分层，类似钙乳的影像学表现。95% 的胆囊炎合并胆囊结石。大多数为没有钙化的结石，80% 是胆固醇结晶，此类结石为"阴性结石"，在 CT 和 X 线检查中由于透过度低，容易漏诊。超声显示胆囊结石为高回声伴后方声影，是评估胆囊结石的金标准。

■ 诊　断

钙乳症。

■ 关键点

• 超声是诊断胆囊结石和胆囊炎的金标准。

• 异位排泄可能是一种正常现象。

• 若怀疑胆道出血时，需行 CT 延迟扫描明确诊断。

病例 28

Rocky C. Saenz

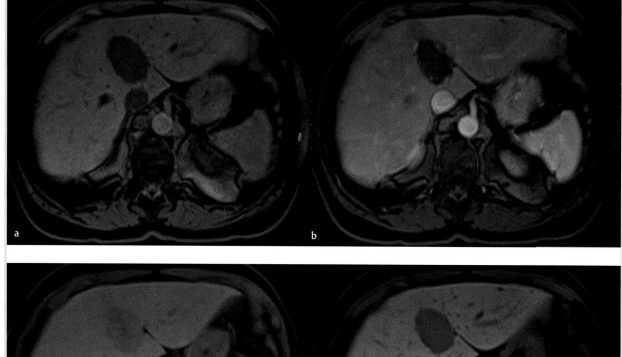
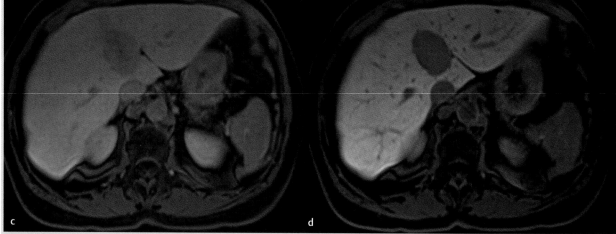

图 28.1 注射肝细胞特异性对比剂后肝脏多期动态 MRI 增强扫描。T1 平扫脂肪抑制序列（a）可见肝脏Ⅳa和Ⅰ段交界区 T1 低信号肿块，动脉期（b）病变边缘可见多发结节状强化，随时间延长至平衡期（c）时病变呈渐进性强化，对比剂向病变内填充。肝胆期（d）（延迟 20 min），可见肝内病灶与肝实质相比呈低信号改变，与下腔静脉（IVC）信号类似

■ 推荐阅读

Federle MP, Jeffrey RB, Woodward PJ, et al. Diagnostic Imaging: Abdomen. 2nd ed. Philadelphia, PA: Lippincott Williams & Wilkins, 2009.

Kamel IR, Lawler LP, Fishman EK. Comprehensive analysis of hypervascular liver lesions using 16-MDCT

and advanced image processing. AJR Am J Roentgenol, 2004, 183(2):443–452.

Saenz RC. MRI of benign liver lesions and metastatic disease characterization with gadoxetate disodium. J Am Osteopath Coll Radiol, 2012, 1(4):2–9.

■ 临床表现

43 岁，女性，非特异性腹部疼痛（图 28.1）。

■ 主要影像学表现

注射肝细胞特异性对比剂后，肝胆期肝内病灶与肝实质相比呈低信号改变。

■ Top3 鉴别诊断

• **海绵状血管瘤**：是肝内最常见的良性病变。海绵状血管瘤内不含肝细胞，由具有纤维间隔的内皮细胞覆盖的扩张血窦组成。MRI 表现为 T1 低信号，T2 高信号［随着回波时间延长，海绵状血管瘤的明显 T2 高信号强度表现为"灯泡征"，可与局灶性结节增生（focal nodular hyperplasia，FNH）和肝腺瘤相鉴别］。在动态增强扫描时，动脉期表现为病灶边缘结节性强化，门静脉期病灶从外向内渐进性强化，至内部填充。肝胆期（注射对比剂 20 min 后扫描），病灶与肝实质相比呈低信号，与下腔静脉（血池）信号类似。

• **肝细胞肝癌**（hepatocellular carcinoma，HCC）：是最常见的肝脏原发性恶性肿瘤，病灶可为单发、多发或弥漫性。MRI 表现为 T1 低信号，T2 高信号。在动态增强扫描上，动脉期呈典型的早期强化，门静脉期病灶内对比剂廓清。在肝胆期（注射对比剂 20 min 后扫描），典型的 HCC 病灶不摄取对比剂，呈低信号，而有包膜的 HCC 因具有残余正常功能的肝细胞，在此期常呈不均匀高信号。

• **转移瘤**：是肝脏最常见的肿瘤，与肝脏原发恶性肿瘤相比，转移瘤发病率为后者的 10 倍以上。影像学表现与原发肿瘤类型相关，常为多发，病变边界欠清晰，动态增强强化方式多样。虽然转移瘤 MRI 信号呈多样性，但多数可表现为不均匀 T1 低信号，T2 高信号。转移性病变主要由动脉供血，所以病变在增强扫描动脉期时即见强化，延迟期强化减退。肝胆期（注射对比剂 20 min 后扫描）时，转移瘤不摄取对比剂，呈低信号改变。

■ 其他鉴别诊断

• **肝腺瘤**：是肝脏的一种良性病变，好发于育龄期女性。病理特征为肝细胞排列成索状，被扩张的肝窦分隔，与 FNH 不同的是其内不含胆管。MRI 表现为 T1 低信号，T2 与肝实质相比呈高信号改变。动态增强扫描肝腺瘤的强化方式不一，在动脉期通常为明显强化，门静脉期病变呈明显或中等强化。肝胆期（注射对比剂 20 min 后扫描）腺瘤呈低信号改变。

■ 诊　断

海绵状血管瘤。

■ 关键点

• 海绵状血管瘤在动态增强扫描时表现为边缘结节状，渐进性强化。

• 血管瘤在 T2 序列上呈现均匀高亮的"灯泡征"。

• 不含正常肝细胞的病变在肝胆期呈低信号改变。

病例 29

Rocky C. Saenz

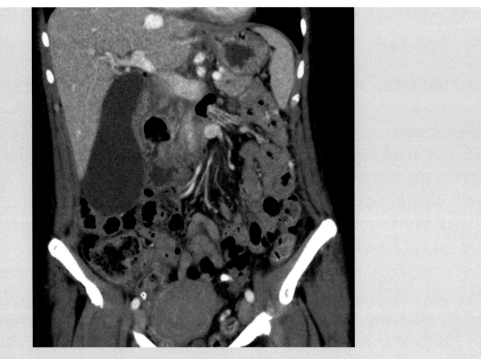

图 29.1 冠状位增强 CT 图像显示胆囊体积明显增大

■ 推荐阅读

Federle MP, Jeffrey RB, Woodward PJ, et al. Diagnostic Imaging: Abdomen. 2nd ed. Philadelphia, PA: Lippincott Williams & Wilkins, 2009.

Runner GJ, Corwin MT, Siewert B, et al. Gallbladder wall thickening. AJR Am J Roentgenol, 2014, 202(1):W1–W12.

Queiroz AB, de Miranda JS. Images in clinical medicine. Hydropic gallbladder. N Engl J Med, 2011, 364(20):e43.

■ 临床表现

41 岁，女性，右上腹部疼痛（图 29.1）。

■ 主要影像学表现

胆囊体积增大。

■ Top3 鉴别诊断

• **胆囊积水**：胆囊积水是指胆囊体积增大（纵径 > 10 cm，横径 > 4 cm）。常见的原因是胆囊管阻塞。胆囊腔内充满无色的黏液蛋白。

• **急性胆囊炎**：是最常见的胆囊炎症，常由胆囊颈梗阻引起。CT 上如观察到胆囊壁增厚和胆囊周围脂肪组织内线性高密度改变，应考虑本病，胆囊横径 > 4 cm 具有特征性。超声是急性胆囊炎的首选检查方法。超声检查时墨菲征阳性合并胆囊结石，对急性胆囊炎诊断特异性较高。

• **慢性胆囊炎**：多由胆囊结石引起胆道梗阻，导致长期的胆囊壁炎症和纤维化，后者可致胆囊收缩继发胆囊结石。影像学上表现为胆囊壁增厚，无胆囊周围积液和胆囊壁充血。

■ 其他鉴别诊断

• **胆囊癌**：90% 以上为腺癌，5 年生存率低于 5%。影像学上可见胆囊内肿块，腔内息肉样占位，局灶性或弥漫性胆囊壁增厚（> 10 mm 疑为恶性）。多数胆囊癌患者伴有胆囊结石。

■ 诊　断

继发于胆总管结石的胆囊积水。

■ 关键点

• 胆囊体积增大超过 10 cm 时提示异常。
• 胆囊积水常由慢性梗阻引起。

• 最常见的胆囊癌是腺癌。

病例 30

Rocky C. Saenz

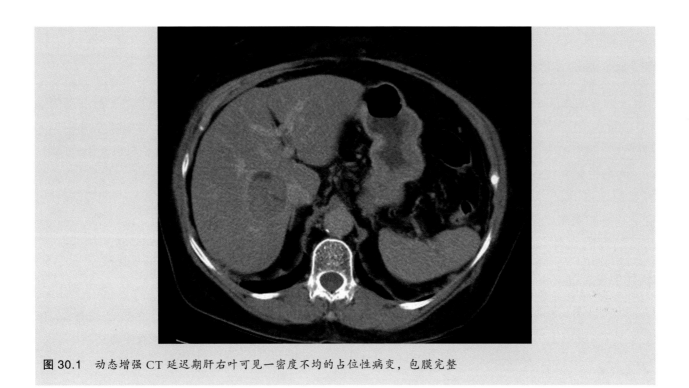

图 30.1 动态增强 CT 延迟期肝右叶可见一密度不均的占位性病变，包膜完整

■ 推荐阅读

Coast, et al. Fat-containing liver lesions on imaging: detection and differential diagnosis. Am J Roentgen, 2018, 210:1–10.

Saenz RC. MRI of benign liver lesions and metastatic disease characterization with gadoxetate disodium. J Am Osteopath Coll Radiol, 2012, 1(4):2–9.

Tang A, Bashir MR, Corwin MT, et al. LI-RADS Evidence Working Group. Evidence supporting LI-RADS major features for CT- and MR imaging-based diagnosis of hepatocellular carcinoma: a systematic review. Radiology, 2018, 286(1):29–48.

■ 临床表现

41 岁，女性，无不适（图 30.1）。

■ 主要影像学表现

有包膜的肝内病灶。

■ Top3 鉴别诊断

• **肝细胞肝癌（hepatocellular carcinoma，HCC）**：HCC 是最常见的肝脏原发性恶性肿瘤。特征性影像学表现为肿瘤增强扫描早期强化（病变动脉期明显强化，门脉期和延迟期对比剂廓清，即典型的"快进快出"强化方式）和包膜强化（门静脉、延迟期均可见）。假包膜仅见于动脉期。与 CT 相比，MRI 能更准确地识别包膜。包膜由肿瘤周围增生的纤维组织和突出的肝血窦组成，血供主要来自门静脉系统。

• **转移瘤**：是肝脏最常见的肿瘤，无包膜，但偶尔会出现边缘强化。横断面动态增强表现为动脉期强化。影像学特点取决于原发肿瘤的类型，总的来说病变常为多发，边界不清，强化形式多样。

• **肝腺瘤**：是肝脏的良性病变，90% 见于女性，好发于口服避孕药的育龄期女性，服用合成代谢类固醇的运动员和代谢性疾病患者。当病灶直径 > 5 cm 时其破裂风险增加。肝腺瘤有 4 种病理亚型，其中炎症型最多见，与脂肪肝相关，11%~20% 的患者病灶内局部可见微小脂肪成分。影像学上病变边界清晰，强化程度不一，出血可导致病变内密度 / 信号不均匀。

■ 其他鉴别诊断

• **肝脓肿**：本病不常见，可分为细菌性（80%）、阿米巴性（10%）和真菌性（10%）。细菌性肝脓肿最常继发于憩室炎和败血症。阿米巴脓肿易破裂。影像学表现为厚壁，低密度肿块内伴分隔，环形强化，20% 的病例其内可见气体。细菌性脓肿通常是多房性的。如果不进行临床干预，本病死亡率较高。

■ 诊 断

肝腺瘤。

■ 关键点

• 有 HCC 高危因素的患者，若肝内占位性病变周边见强化包膜，应考虑 HCC。

• 假包膜仅在动脉期可见强化效应。

• 口服避孕药的育龄期女性，肝内病变伴包膜，应考虑肝腺瘤可能。

病例 31

Rocky C. Saenz

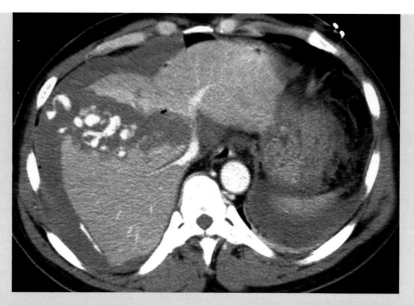

图 31.1 腹部增强 CT 显示肝内条带状低密度影，其内可见多发强化结节。沿肝右叶边缘可见游离液体影，其内线状强化影代表腹腔积血，另可见点状气体影

■ 推荐阅读

Coast, et al. Fat-Containing Liver Lesions on Imaging: Detection and Differential Diagnosis. Am J Roentgen, 2018, 210:1–10.

Federle MP, Jeffrey RB, Woodward PJ, et al. Diagnostic Imaging: Abdomen. 2nd ed. Philadelphia, PA: Lippincott Williams & Wilkins, 2009.

Saenz RC. MRI of benign liver lesions and metastatic disease characterization with gadoxetate disodium. J Am Osteopath Coll Radiol, 2012, 1(4):2–9.

■ 临床表现

36 岁，男性，交通事故致疼痛（图 31.1）。

■ 主要影像学表现

肝内条带状低密度影。

■ Top3 鉴别诊断

• 撕裂伤：撕裂伤在增强 CT 上通常表现为条带状低密度影。进展期撕裂伤范围增大，呈地图状，伴有腹腔积血。需行延迟期或双期增强扫描以排除血管外渗。血管外渗在延迟期图像上表现为局灶性高密度。依据美国外科创伤协会（American Association for Surgical Trauma，AAST）评分对创伤进行分级。AAST 分为 I ~ Ⅵ 级，其中Ⅵ级为最严重。不稳定性血管外渗患者需要外科手术治疗。

• **转移瘤**：转移瘤是肝脏最常见的恶性肿瘤，其影像学表现多种多样，与撕裂伤有时难以鉴别。特征性 CT 表现为肝内多发低密度灶，比肝脏原发性恶性肿瘤更常见。

• **肝梗死**：由于肝脏具有双重血供，肝梗死并不常见，其病因包括术后结扎、血管炎、钝挫伤、高凝血状态及罕见感染。肝动脉闭塞比门静脉血栓形成更多见。最可靠的征象是在增强检查的各个期相中楔形病灶均无强化。肝动脉闭塞情况需行血管造影来明确。本病的治疗包括血运重建和移植。

■ 诊　断

• 肝撕裂伤（Ⅴ级），伴血管外渗。

■ 关键点

• 诊断关键点是肝脏创伤病史和肝内条带状低密度影。

• 低级别肝创伤可以保守治疗。
• 肝创伤患者需行延迟期成像。

病例 32

Rocky C. Saenz

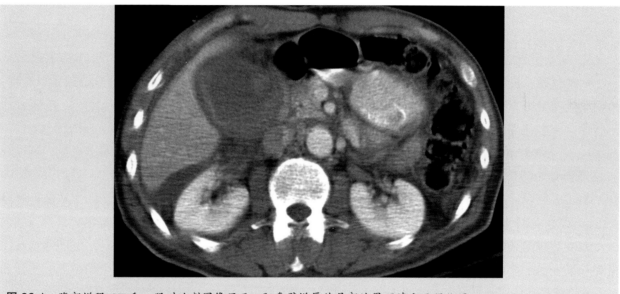

图 32.1 腹部增强 CT 和口服对比剂图像显示，胆囊壁增厚伴局部边界不清和无强化区

■ 推荐阅读

Federle MP, Jeffrey RB, Woodward PJ, et al. Diagnostic Imaging: Abdomen. 2nd ed. Philadelphia, PA: Lippincott Williams & Wilkins, 2009.

Grayson DE, Abbott RM, Levy AD, et al. Emphysematous infections of the abdomen and pelvis: a pictorial review.

Radiographics, 2002, 22(3):543–561.

Smith EA, Dillman JR, Elsayes KM, et al. Cross-sectional imaging of acute and chronic gallbladder inflammatory disease. AJR Am J Roentgenol, 2009, 192(1):188–196.

■ 临床表现

44 岁，女性，全腹痛（图 32.1）。

■ 主要影像学表现

胆囊壁增厚伴无强化区。

■ Top3 鉴别诊断

• **坏疽性胆囊炎**：坏疽性胆囊炎是急性胆囊炎患者的常见并发症，由于胆囊壁缺血或坏死引起的继发性胆囊扩张，通常比无并发症的急性胆囊炎患者病情更严重。CT 表现为胆囊壁或腔内积气，局灶性胆囊壁不规则或缺损，囊壁不强化及胆囊周围脓肿，其中最具诊断价值的征象是胆囊壁不规则且无强化区，以及壁内气体影。

• **气肿性胆囊炎**：是一种罕见的急性胆囊炎，由产气病原菌引起的继发感染。最常见的产气病原体包括大肠埃希杆菌和梭状杆菌属。CT 表现为胆囊壁内或腔内气体影。如果同时存在胆囊壁和腔内气体则代表病变处于进展阶段。气肿性胆囊炎是外科急腹症。如发生穿孔，则表现为气腹、感染性休克和腹膜炎。本病多见于老年男性和糖尿病患者。

• **胆囊癌**：胆囊最常见的原发恶性肿瘤是腺癌，表现为胆囊区弥漫性肿块或胆囊壁局灶性浸润性病变，可直接侵犯肝脏、十二指肠、胃、胆道、胰腺及右侧肾脏。多数病例伴发胆囊结石。若出现肝脏受累或远处转移时为 V 期。

■ 其他鉴别诊断

• **胆囊炎**：是胆囊最常见的炎症。CT 上若发现胆囊壁增厚和周围脂肪间隙模糊，应怀疑为胆囊炎，并行超声检查进一步证实。慢性胆囊炎是由胆囊结石引起的一过性梗阻，继而导致长期炎症和胆汁淤积。无并发症的急、慢性胆石症常表现为胆囊壁显示清晰。

■ 诊　　断

坏疽性胆囊炎。

■ 关键点

• 坏疽性胆囊炎表现为胆囊壁不强化。
• CT 是识别胆囊壁内或腔内气体的最佳检查方法。
• 急、慢性胆石症表现为胆囊壁显示清晰。

病例 33

Rocky C. Saenz

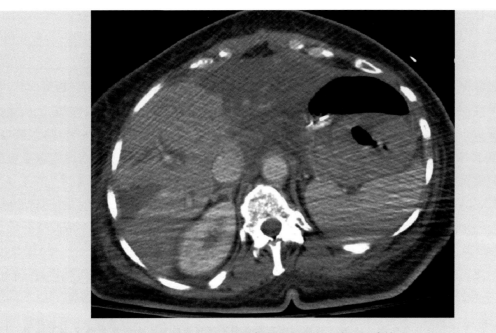

图 33.1　上腹部轴位增强 CT 图像显示肝右叶楔形低密度影和肝左叶片状低密度影

■ 推荐阅读

Federle MP, Jeffrey RB, Woodward PJ, et al. Diagnostic Imaging: Abdomen. 2nd ed. Philadelphia, PA: Lippincott Williams & Wilkins, 2009.

Saenz RC. MRI of benign liver lesions and metastatic disease characterization with gadoxetate disodium. J Am Osteopath Coll Radiol, 2012, 1(4):2–9.

Yoon W, Jeong YY, Kim JK, et al. CT in blunt liver trauma. Radiographics, 2005, 25(1):87–104.

■ 临床表现

49 岁，女性，前一晚行胆囊切除术后上腹部剧烈腹痛（图 33.1）。

■ 主要影像学表现

肝脏楔形病灶。

■ Top3 鉴别诊断

• **撕裂伤**：肝创伤最常见的原因是钝性创伤，好发于肝右叶。肝撕裂伤在增强 CT 图像上表现为肝内条带状低密度影。腹水密度不均匀常提示腹腔积血。需行双期相及延迟期扫描以排除血管外渗。依据美国创伤外科协会（American Association for Surgical Trauma，AAST）评分对创伤进行分级。血管外渗患者需行动脉血管栓塞术。

• **脂肪变性**：肝脏脂肪变性又称脂肪肝，是肝细胞内甘油三酯聚集所致。脂肪变性有多种表现形式，包括弥漫性、不均匀弥漫性、局灶性、多发性和地图样，其中弥漫性最常见。典型影像表现为病灶内有正常血管穿行。在超声上表现为受累的肝组织相对于正常肝实质呈高回声。

• **肝梗死**：由于肝脏具有双重血供，肝梗死并不常见，其病因包括术后结扎、血管炎、钝挫伤、高凝血状态及罕见感染。肝动脉闭塞比门静脉血栓形成更多见。最可靠的征象是在增强检查各个期相中楔形病灶均无强化。肝动脉闭塞情况需行血管造影来明确。本病的治疗包括血运重建和移植。

■ 其他鉴别诊断

• **肝脏淋巴瘤**：肝脏淋巴瘤分为原发性和继发性，后者占所有淋巴瘤的 50% 以上。大多数具有分叶状和多发性。非霍奇金淋巴瘤（non-Hodgkin's lymphoma，NHL）比霍奇金淋巴瘤更常累及肝脏。

• **转移瘤**：转移瘤是肝脏最常见的恶性肿瘤。常见的原发肿瘤为肺癌、乳腺癌、结肠癌、黑色素瘤及胰腺癌。转移瘤由动脉供血，因此在动脉期最容易显示。在钆塞酸二钠肝胆期图像上，转移瘤因缺乏正常的肝细胞而表现为无强化。

■ 诊　断

肝梗死，结扎术后。

■ 关键点

• 肝内楔形无强化区应考虑肝梗死。
• 典型的 AAST Ⅰ ~ Ⅲ级肝创伤采用保守治疗。

• 有原发恶性肿瘤病史且怀疑转移瘤时，需行增强检查。

病例 34

Timothy McKnight

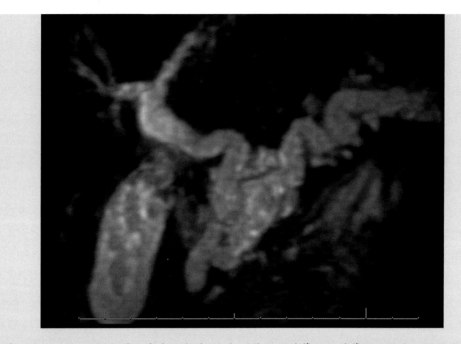

图 34.1 肝外胆道冠状位 T2 加权最大密度投影（MIP）图像示肝总管和胆总管明显扩张，同时主胰管和分支胰管也可见明显扩张（图片由 Rocky C. Saenz 提供）

■ 推荐阅读

Borghei P, Sokhandon F, Shirkhoda A, et al. Anomalies, anatomic variants, and sources of diagnostic pitfalls in pancreatic imaging. Radiology, 2013, 266(1):28–36.

Tirkes T, Sandrasegaran K, Sanyal R, et al. Secretin-enhanced MR cholangiopancreatography: spectrum of findings. Radiographics, 2013, 33(7):1889–1906.

Zhao K, Adam SZ, Keswani RN, et al. Acute pancreatitis: revised Atlanta classification and the role of cross-sectional imaging. AJR Am J Roentgenol, 2015, 205(1):W32–41.

■ 临床表现

70 岁，女性，反复腹痛（图 34.1）。

■ 主要影像学表现

胆总管和胰管扩张，形成"双管征"。

■ Top3 鉴别诊断

• **导管腺癌**：胰头软组织肿块阻塞肝外胆道系统导致胆总管和胰管扩张，即"双管征"，多为黏液腺癌。肿瘤发病部位最常见于胰头（60%），其次是胰体（15%）和胰尾（5%），弥漫侵犯型占 20%。

• **急性胰腺炎**：大多数胰腺炎是间质性水肿型胰腺炎。常见病因包括酗酒和胆结石。典型影像学表现为胰腺局限或弥漫性肿大伴胰周脂肪间隙模糊。急性胰周液体积聚（acute peripancreatic nonencapsulated fluid collections，APFC）很常见，可发展为假性囊肿。胰腺实质内无强化区，代表坏死（急性者称为急性坏死后液体积聚，慢性者

称为包裹性坏死）。

• **胆总管结石**：胆总管结石位于壶腹部或壶腹周围时，继发胆道梗阻，可出现"双管征"。大约 10% 的胆结石患者合并胆总管结石。内镜逆行胰胆管造影（endoscopic retrograde cholangiopancreatography，ERCP）是胰胆管成像的金标准，但由于其具有创伤性而只用于治疗。结石在超声上表现为高回声伴后方声影，当超声检查未发现胆总管结石时，应行磁共振胰胆管成像（magnetic resonance cholangiopancreatography，MRCP）检查。

■ 其他鉴别诊断

• **慢性胰腺炎**：反复发作的胰腺炎可以导致慢性肝外胰胆管扩张。慢性胰腺炎其他典型征象包括胰腺实质或胰管内钙化（54%）及胰腺实质萎缩（50%）。患者通常有慢性酗酒史（70%）、梗阻性胰胆管结石、慢性吸烟史和囊性纤维化病史。

• **转移瘤**：胰腺转移瘤少见，常见于广泛性转移瘤。常见原发肿瘤是肾细胞癌、肺癌、乳腺癌、结肠癌及黑色素瘤。约 70% 的病例表现为胰腺孤立性病灶。

■ 诊　断

胆总管结石。

■ 关键点

• 发现胰胆管异常时，应仔细观察胰头部有无肿块，以排除胰头癌的可能。

• 胰腺实质内无强化区代表坏死。

• 急性胰腺炎常伴有胰腺周围积液，与慢性酗酒和梗阻性结石病史相关。

病例 35

Rocky C. Saenz

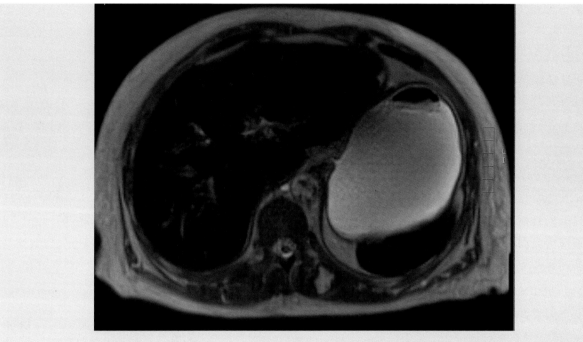

图 35.1 肝脏轴位 MRI T2 图像显示肝、脾信号弥漫性降低，同时在脊柱左旁可见一直径约 1.5 cm 的出血灶

■ **推荐阅读**

Labranche R, Gilbert G, Cerny M, et al. Liver iron quantification with MR imaging: a primer for radiologists. Radiographics, 2018, 38(2):392–412.

Lim RP, Tuvia K, Hajdu CH, et al. Quantification of hepatic iron deposition in patients with liver disease: comparison of chemical shift imaging with singleecho T2*-weighted imaging. AJR Am J Roentgenol, 2010, 194(5):1288–1295.

Tani I, Kurihara Y, Kawaguchi A, et al. MR imaging of diffuse liver disease. AJR Am J Roentgenol, 2000, 174(4):965–971.

■ 临床表现

65 岁，男性，镰状细胞性贫血（图 35.1）。

■ 主要影像学表现

肝脏弥漫性 T2 低信号。

■ 诊　断

• **血色素沉着病**：本病分为原发性和继发性，前者少见，是一种常染色体隐性遗传病。原发性血色素沉着病是由于小肠对铁吸收过多而沉积在肝脏、胰腺和心肌细胞内。原发性铁过载与遗传性血色素沉着病有关。典型 MRI 表现为肝脏、胰腺和心肌弥漫性 T2 信号降低。T2 梯度回波图像对铁沉积的磁化率效应更敏感。肝实质中铁沉积引起顺磁性效应，在 T2 加权图像上表现为低信号。

继发性血色素沉着病最初累及网状内皮系统（肝和脾）导致铁沉积，随后可在胰腺、心肌、内分泌腺及肾脏中沉积。病因包括口服铁剂增加，多次输血（与透析和慢性贫血有关），酒精性肝硬化，门腔静脉分流和无效的红细胞生成（地中海贫血和铁粒幼细胞贫血）。继发性铁过载常与多次红细胞输注有关。典型 MRI 表现包括由于铁的强顺磁性效应，在 T2 加权图像上肝、脾实质信号降低或呈黑色（如本例）。无创定量 MRI 是诊断和监测铁沉积的标准方法。

■ 关键点

• 血色素沉着病是肝细胞肝癌（hepatocellular carcinoma，HCC）的高风险因素，需密切监测。

• 原发性血色素沉着病累及胰腺，而继发性血色素沉着病累及脾。

• 继发性血色素沉着病更常见。

病例 36

Rocky C. Saenz

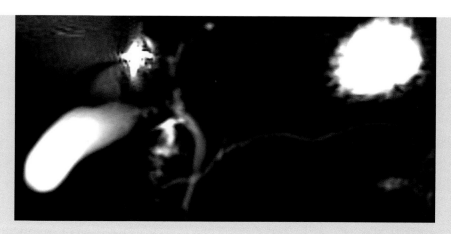

图 36.1 MRCP T2 最大密度投影（MIP）图像显示胰管交叉越过胆总管异常汇入十二指肠，胰体部可见分支胰管扩张

■ 推荐阅读

Borghei P, Sokhandon F, Shirkhoda A, et al. Anomalies, anatomic variants, and sources of diagnostic pitfalls in pancreatic imaging. Radiology, 2013, 266(1):28–36.

Leyendecker JR, Elsayes KM, Gratz BI, et al. MR cholangiopancreatography: spectrum of pancreatic duct abnormalities. AJR Am J Roentgenol, 2002, 179(6):1465–1471.

Soto JA, Lucey BC, Stuhlfaut JW. Pancreas divisum: depiction with multi-detector row CT. Radiology, 2005, 235(2):503–508.

■ 临床表现

24 岁，男性，偶尔右上腹部疼痛（图 36.1）。

■ 主要影像学表现

胰管交叉越过胆总管。

■ Top3 鉴别诊断

• 胰腺分裂：是胰腺的一种解剖学变异，发病率为 4%~10%，由胰腺腹侧和背侧胰管部分未融合所致，表现为背侧胰管（Santorini 管）汇入副乳头而与腹侧胰管（Wirsung 管）间无交通。磁共振胰胆管成像（magnetic resonance cholangiopancreatography，MRCP）诊断胰腺分裂具有较高的准确性。关键诊断点在于观察胆道（背侧胰管与胆总管）相互交叉而形成的"管道交叉或交叉越过"征。胰腺分裂可伴胰管扩张。多数患者无症状，如果继发于特发性复发性胰腺炎可表现为间断性腹痛。副乳头附近的背侧胰管扩张形成"santorinicele"膨出。常采用保守治疗，也可行外科副乳头切除术和支架植入术。

• 环状胰腺：一种罕见的胰腺先天性畸形，表现为胰腺组织呈环状包绕十二指肠，主胰管绕行至十二指肠右侧。环状胰腺分为两型，壁外型是指腹侧胰管与背侧胰管于胆总管汇入十二指肠之前在十二指肠的右侧汇合，因胰腺包绕十二指肠造成狭窄而表现为肠梗阻；壁内型是指胰腺组织嵌入十二指肠肌纤维中，伴有腹侧和背侧远端小胰管直接汇入十二指肠，通常表现为十二指肠溃疡症状。两型环状胰腺均需手术治疗。

• 分支胰腺：一种少见的胰管变异，背侧胰管的远端（Santorini 主胰管）缺如，背侧胰管的近端（Santorini 副胰管）与腹侧胰管相连，即由一个"环形"侧支与腹侧胰管的分支胰管相连而形成。这种变异与特发性胰腺炎有关。

■ 诊　断

胰腺分裂。

■ 关键点

• 管道"交叉越过"征是胰腺分裂的特征表现。
• 胰腺分裂可导致复发性胰腺炎。

• 胰腺组织和胰管包绕十二指肠是环状胰腺的典型表现。

病例 37

Rocky C. Saenz

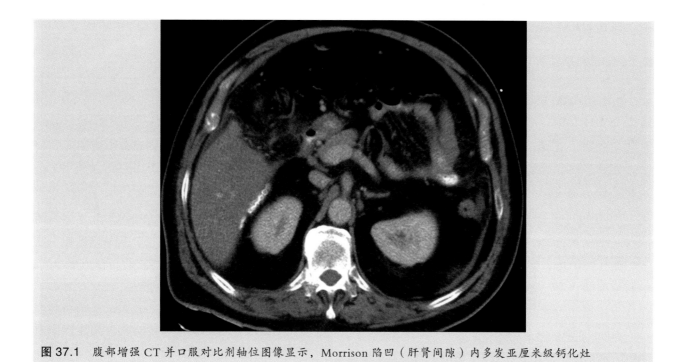

图 37.1 腹部增强 CT 并口服对比剂轴位图像显示，Morrison 陷凹（肝肾间隙）内多发亚厘米级钙化灶

■ 推荐阅读

Ramamurthy NK, Rudralingam V, Martin DF, et al. Out of sight but kept in mind: complications and imitations of dropped gallstones. AJR Am J Roentgenol, 2013, 200(6):1244–1253.

■ 临床表现

53 岁，男性，胆囊切除术后全腹痛（图 37.1）。

■ 主要影像学表现

胆囊切除术后，腹腔游离钙化密度。

■ 诊　断

• **胆结石脱落：**约 7% 的经腹腔镜胆囊切除术中会出现胆结石脱落，患者多无症状。高危因素包括高龄、肥胖、高难度手术、急诊手术及多发粘连患者。脱落的结石可作为感染源，形成无症状的软组织肉芽肿。如果发展成脓肿、窦道或瘘管时，患者会出现症状。

脱落胆结石感染可形成脓肿。当胆结石脱落合并感染时诊断困难，难以与恶性肿瘤鉴别。胆结石脱落可在手术数年后出现症状，中位时间是 5 个月。如发生感染需通过外科手术治疗。

■ 关键点

• 只有胆囊切除术后的患者才考虑胆结石脱落可能。

• 脱落胆结石周围积液或周围脂肪间隙模糊提示感染。

病例 38

Zophia Martinez

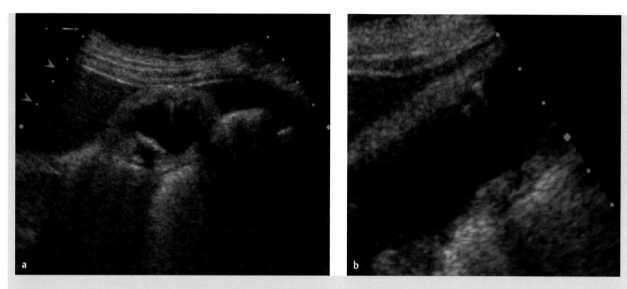

图38.1 右上腹部超声图像显示胆囊壁增厚，壁内可见"彗星尾征"（a）。图b是放大后的胆囊，显示胆囊壁的混响伪影

■ 推荐阅读

Boscak AR, Al-Hawary M, Ramsburgh SR. Best cases from the AFIP: Adenomyomatosis of the gallbladder. Radiographics, 2006, 26(3):941–946.

Hammad AY, Miura JT, Turaga KK, et al. A literature review of radiological findings to guide the diagnosis of gallbladder adenomyomatosis. HPB (Oxford), 2016, 18(2):129–135.

Hertzberg BS, Middleton WD. Ultrasound: The Requisites. 3rd ed. Philadelphia, PA: Elsevier, 2016.

■ 临床表现

74 岁，男性，体重下降（图 38.1）。

■ 主要影像学表现

胆囊壁"彗星尾征"。

■ Top3 鉴别诊断

• **腺肌症**：胆囊腺肌症是一种相对常见的胆囊疾病，发生率大于 5%，因临床特征不明显，常在检查时偶然发现，无需进一步治疗或随访监测。本病最典型的特点为壁内小憩室形成，称为罗 – 阿窦（Rokitansky-Aschoff sinuses）。超声图像上胆囊壁内胆固醇结晶沉积表现为强回声，可见"V"形彗星尾状伪影。典型的胆囊壁增厚可呈弥漫性、基底性或节段性改变。

• **胆固醇息肉**：胆囊胆固醇息肉是一种类似于胆囊腺肌症的良性增生性病变，常在检查时偶然发现，没有临床意义。其病理特征是胆囊壁多发小胆固醇息肉和（或）表面胆固醇沉积。超声表现为多发的、小于 10 mm 的无回声影，非移动性等高回声息肉，伴后方"彗星尾征"。胆囊壁厚度正常。

• **气肿性胆囊炎**：是一种罕见的急性胆囊炎。因其发生坏疽、穿孔和脓毒症的风险较高，所以早期诊断至关重要。它由胆囊壁缺血继发的产气性细菌感染引起，常导致胆囊壁内和腔内积气。超声图像显示非依赖性回声反射和混响伪影，类似于"彗星尾征"。

■ 其他鉴别诊断

• **胆囊癌**：胆囊壁局限性、肿块样增厚或息肉样病变不伴"彗星尾征"，应考虑胆囊癌。"彗星尾征"的存在能排除恶性肿瘤，从而避免不必要的检查。

■ 诊　断

胆囊腺肌症。

■ 关键点

• 与恶性肿瘤不同，胆囊腺肌症的胆囊壁增厚区域内没有彩色血流。

• 振铃效应通常比"彗星尾征"更长，缺乏典型的"V"形。

• 如果考虑气肿性胆囊炎，可在 CT 平扫上确认胆囊壁内和腔内积气。

病例 39

Shaun Loh

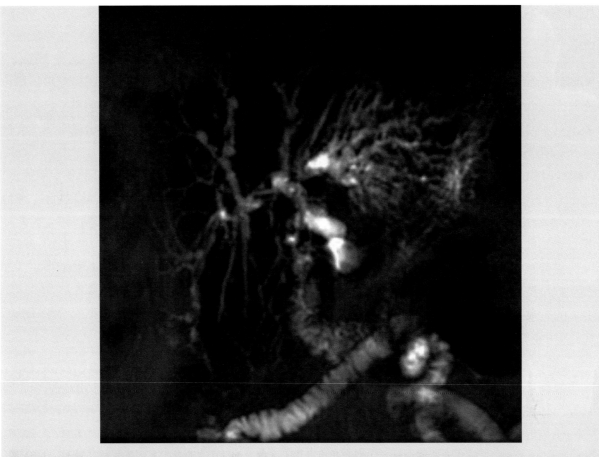

图 39.1 磁共振胰胆管成像（MRCP）的最大密度投影（MIP）图像显示肝内胆管狭窄和扩张交替出现，呈"串珠样"改变

■ 推荐阅读

Bilgin M, Balci NC, Erdogan A, et al. Hepatobiliary and pancreatic MRI and MRCP findings in patients with HIV infection. AJR Am J Roentgenol, 2008, 191(1):228–232.

Vitellas KM, Keogan MT, Freed KS, et al. Radiologic manifestations of sclerosing cholangitis with emphasis on MR cholangiopancreatography. Radiographics, 2000, 20(4):959–975, quiz 1108–1109, 1112.

■ 临床表现

45 岁，女性，黄疸（图 39.1）。

■ 主要影像学表现

肝内胆管狭窄。

■ Top3 鉴别诊断

• **原发性硬化性胆管炎**：是一种累及胆管的慢性特发性炎症性疾病，可进展为胆管破坏、胆汁淤积、胆汁性肝硬化和胆管癌。本病与溃疡性结肠炎密切相关。其特征性表现为肝内外胆管狭窄和扩张交替出现，呈"串珠样"改变。晚期可发生肝尾状叶增大。门静脉周围纤维化在 MRI 上表现为门静脉周围 T1WI 低信号，T2WI 高信号。

• **反流性胆管炎**：是胆道系统梗阻后的细菌性感染。临床可表现为查科（Charcot）三联征，即腹痛、发热和黄疸。胆总管结石和既往手术引起的狭窄可导致胆道梗阻伴胆汁淤积和感染。影像检查可见肝内、外胆管扩张，伴高密度脓性胆汁，胆管壁增厚。如果不及时治疗，可发生肝脓肿、败血症，甚至死亡等并发症。

• **获得性免疫缺陷综合征（acquired immunodeficiency syndrome，AIDS）相关胆管炎**：AIDS 相关胆管炎是由 AIDS 相关的机会性感染［巨细胞病毒（cytomegalovirus，CMV）或隐孢子虫］引起的胆管狭窄所致，以多发性肝内胆管狭窄，远端壶腹狭窄或胆囊炎为特征，常伴有胆总管管壁不规则的增厚和（或）溃疡。MRI 显示肝内、外胆管不均匀扩张，伴胆囊周围炎性改变。磁共振胰胆管成像（magnetic resonance cholangiopancreatography，MRCP）表现为高信号胆管扩张和肝内、外胆管狭窄的交替出现。由于胆管病常发生在 AIDS 晚期，因此预后较差。

■ 其他鉴别诊断

• **肿瘤**：肝内胆管狭窄的另一个原因是肿瘤，如胆管癌和转移瘤。长段狭窄和狭窄前胆管扩张及管壁增厚可能是胆管癌的唯一表现。胰腺癌或壶腹癌及结直肠癌、肺癌、乳腺癌和淋巴瘤等肿瘤的转移也可引起胆管恶性狭窄。

• **移植后动脉缺血**：肝移植后可发生肝内胆管狭窄，被认为继发于肝动脉闭塞和缺血。肝内胆管出现节段性扩张和狭窄。多普勒超声可显示肝动脉闭塞或狭窄的征象［如 tardus/parvus 波形（小慢波）］。

■ 诊　断

原发性硬化性胆管炎。

■ 关键点

• 原发性硬化性胆管炎的特征是肝内胆管呈"串珠样"改变。

• 胆道狭窄可视为反流性胆管炎的原因或并发症。

• 发生局限性胆管狭窄时，要注意是否存在胆管癌或转移瘤。

• 肝移植术后并发肝动脉闭塞可导致胆管坏死和狭窄。

病例 40

Elias Antypas

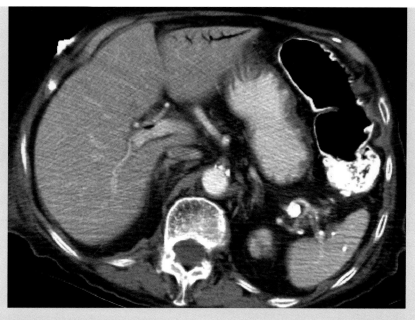

图 40.1 上腹部轴位增强 CT 及经口服对比剂图像显示，门静脉及肝左叶周围（肝内门静脉内）可见气体（图片由 Rocky C. Saenz. 提供）

■ 推荐阅读

Faberman RS, Mayo-Smith WW. Outcome of 17 patients with portal venous gas detected by CT. AJR Am J Roentgenol, 1997, 169(6):1535–1538.

Milone M, et al. CT findings of pneumatosis and portomesenteric venous gas in acute bowel ischemia. World J Gastroenterol, 2013, 19(39):6579–6584.

Moisidou R, Gounos D, Tepetes K. Typical CT findings of pneumatosis intestinalis and portal venous air in intestinal necrosis. Dig Surg, 2004, 21(3):184.

Pickhardt PJ, Kim DH, Taylor AJ. Asymptomatic pneumatosis at CT colonography: a benign self-limited imaging finding distinct from perforation. AJR Am J Roentgenol, 2008, 190(2):W112–117.

■ **临床表现**

79 岁，女性，腹痛（图 40.1）。

■ **主要影像学表现**

门静脉系统内可见气体。

■ **诊　断**

• **肠缺血**：门静脉积气最常见的病因是肠缺血，其他病因包括医源性、创伤性、炎症性、感染性、肿瘤性、梗阻性及特发性病因。CT 显示有门静脉积气的患者，死亡率高达 75%。门静脉积气的患者中有 3/4 与透壁性肠梗死相关。CT 显示门静脉积气和肠壁积气同时存在时，超过 90% 的患者有肠梗死。

CT 显示门静脉积气可出现在肝脏中，或表现为肠壁内线样或弧形分布的积气。其他较严重的表现包括肠系膜或门静脉积气或气腹。需要注意的是，门静脉内气体会流向肝脏外周。宽窗 CT 评估是发现积气和门静脉积气的最佳影像方法。积气在 X 线片上显示为细线样透亮影，代表肠壁内的气体。

临床工作中需注意假性积气，即气体被半固体粪便黏附于肠壁黏膜表面。最常见于盲肠和升结肠。由于气泡位于肠腔内，所以不会超过气 – 液平面。气泡被黏膜褶皱分隔呈点状，而不是线样或弧形。诊断肠壁内积气最可靠的方法是辨认积气沿着相关肠壁分布。根据病因对积气进行治疗。非缺血性病因，采用保守治疗。如果怀疑肠坏死，则需要行紧急手术切除坏死肠管。

■ **关键点**

• 如果发现门静脉积气，应怀疑肠缺血。
• 门静脉积气聚集在肝脏外周。
• 利用相关肠壁内气体影诊断积气。
• 胆管积气常位于中央靠近肝门部。

病例 41

Rocky C. Saenz

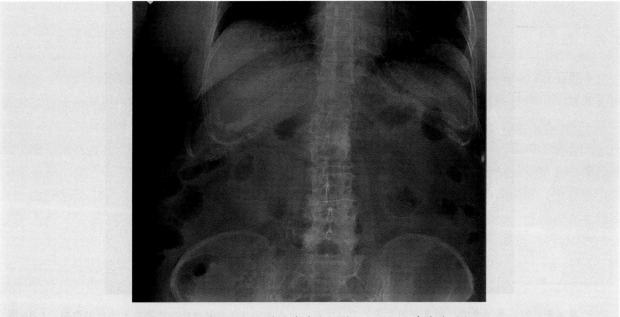

图 41.1 腹部正位 X 线片显示右上腹部沿肝脏下缘分布多发、簇状、圆形、高密度的钙化灶

■ **推荐阅读**

Bortoff GA, Chen MYM, Ott DJ, et al. Gallbladder stones: imaging and intervention. Radiographics, 2000, 20(3):751–766.

Dyer RB, Chen MY, Zagoria RJ. Abnormal calcifications in the urinary tract. Radiographics, 1998, 18(6):1405–1424.

Stoupis C, Taylor HM, Paley MR, et al. The Rocky liver: radiologic-pathologic correlation of calcified hepatic masses. Radiographics, 1998, 18(3):675–685, quiz 726.

■ 临床表现

47 岁，女性，偶发餐后腹痛（图 41.1）。

■ 主要影像学表现

右上腹部多发、簇状钙化灶。

■ 诊　断

• **胆石症**：少数（约 20%）胆结石在 X 线片上可显影。如果 X 线片显示右上腹部有多发、簇状钙化灶，可考虑胆石症。胆结石受重力影响，在不同体位的腹部 X 线检查中可以看到结石位置的变化。胆石症与胆囊炎有关，但 X 线检查无法诊断胆囊炎。大多数胆结石（80% 是胆固醇结石）并没有钙化，因此 CT 和 X 线检查阴性并不能完全排除胆结石。超声是诊断胆结石的金标准。超声检查中，胆结石呈高回声，伴后方声影。梗阻性胆结石的超声征象包括胆囊积液扩张、胆囊周围积液和超声墨菲征阳性（最可靠）。

CT 检查中的"梅赛德斯 – 奔驰（Mercedes-Benz）征"是由于氮气聚集在退化结石内所致。瓷样胆囊是指胆囊壁钙化，表现为直径大于 3 cm 的单发椭圆形钙化。X 线无法诊断急、慢性胆囊炎，但肝胆核素显像可鉴别。

■ 关键点

• X 线检查阴性不能排除胆石症，因为大多数胆囊结石并未钙化。

• X 线检查不能诊断胆囊炎。

• 如怀疑为急性胆囊炎，需行超声检查进行确诊。

病例 42

Robert A. Jesinger

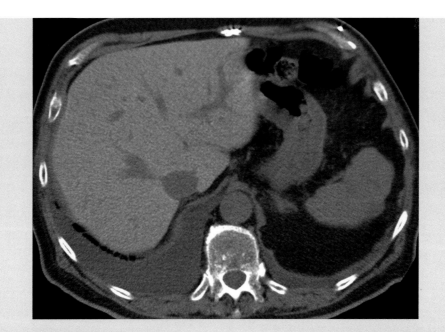

图 42.1 肝脏 CT 平扫图像显示肝脏弥漫性密度增高（>80 HU），双侧胸腔积液，前胸壁金属伪影

■ 推荐阅读

Guyader D, Gandon Y, Deugnier Y, et al. Evaluation of computed tomography in the assessment of liver iron overload. A study of 46 cases of idiopathic hemochromatosis. Gastroenterology, 1989, 97(3):737–743.

Lim RP, Tuvia K, Hajdu CH, et al. Quantification of hepatic iron deposition in patients with liver disease: comparison of chemical shift imaging with single-echo T2*-weighted imaging. AJR Am J Roentgenol, 2010, 194(5):1288–1295.

Tani I, Kurihara Y, Kawaguchi A, et al. MR imaging of diffuse liver disease. AJR Am J Roentgenol, 2000, 174(4):965–971.

■ 临床表现

65 岁，男性，复发性充血性心力衰竭（图 42.1）。

■ 主要影像学表现

肝脏密度增高。

■ Top3 鉴别诊断

• **铁沉积**：网状内皮系统受累导致肝脏铁沉积，病因为口服铁剂增加、多次输血（与透析和慢性贫血有关）、原位溶血（地中海贫血、铁粒幼细胞性贫血）或更罕见的原发性血色素沉着病。特征性影像学表现为肝脏增大、肝实质密度增高（>80 HU）和肝硬化形态学改变，实验室检查可发现肝功能受损。本病会增加肝细胞肝癌（hepatocellular carcinoma，HCC）的发生风险，因此需仔细观察有无肝脏占位。铁沉积的典型 MRI 表现包括由于铁的强顺磁性效应，T2WI 上肝脏、脾、胰腺实质和心肌信号强度降低。原发性血色素沉着病累及心脏和胰腺，继发性血色素沉着病累及脾。

• **胺碘酮治疗**：胺碘酮是一种抗心律失常药物，其碘含量为 40%。它首先经肝脏和胆汁代谢，并由肝脏缓慢地分泌到胆汁中。因此，长期胺碘酮治疗可使肝实质密度增高，停药后数周至数月恢复正常。除肝脏密度增高外，胺碘酮治疗还与肺下叶间质性疾病及具有特征性密度增高的局灶性肺浸润有关。

• **糖原贮积病**：糖原贮积病有多种亚型，其中许多亚型可导致类似于肝脂肪变性的肝脏密度降低，而 I 型（von Gierke）和 IV 型是与肝脏密度增高相关的亚型。特别是 IV 型，可导致肝硬化并增加 HCC 的发病率。与血色素沉着病不同，典型的 MRI 特征是 T1WI 肝实质信号增加。

■ 其他鉴别诊断

• **金制剂疗法**：20 世纪 90 年代之前，肌肉注射金制剂疗法常用于治疗类风湿关节炎患者。而现在，常规使用毒性较小的药物作为类风湿性关节炎的疾病修正药物以代替金制剂。金盐的长期积累会导致肝脏密度增高。

• **钍对比剂（Thoratrast）**：钍对比剂是一种放射性物质（发射 α 射线），几十年（1920—1950 年）来一直被用作对比剂。该药物被网状内皮系统吸收，导致肝、脾和淋巴结内密度增高，可增加恶性肿瘤的发生风险，尤其是血管肉瘤。

■ 诊　断

胺碘酮治疗。

■ 关键点

• 原发性血色素沉着病累及胰腺，而继发性血色素沉着病累及脾。

• 胺碘酮药物治疗可引起肝脏密度增高，高密度肺浸润和间质性肺疾病。

• 肝脏密度增高可增加肝癌和血管肉瘤的发生风险。

病例 43

Sharon Kreuer

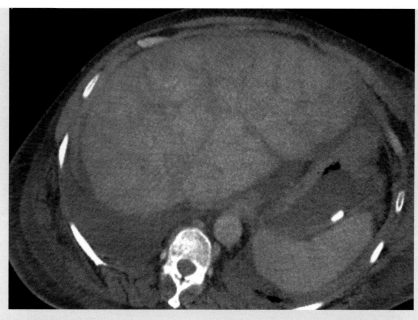

图 43.1　上腹部增强 CT 图像显示肝脏呈不均匀强化，似槟榔。此外，可见双侧少量胸腔积液，肝周少量积液和全身性水肿（图片由 Rocky C. Saenz 提供）

■ 推荐阅读

Brancatelli G, Vilgrain V, Federle MP, et al. Budd-Chiari syndrome: spectrum of imaging findings. AJR Am J Roentgenol, 2007, 188(2):W168–W176.

Dalrymple NC, Leyendecker JR, Oliphant M. Problem Solving in Abdominal Imaging. 1st ed. Philadelphia, PA:

Mosby Elsevier, 2009.

Wells ML, Fenstad ER, Poterucha JT, et al. Imaging findings of congestive hepatopathy. Radiographics, 2016, 36(4):1024–1037.

■ 临床表现

67 岁，男性，腹胀（图 43.1）。

■ 主要影像学表现

肝实质不均匀强化，似槟榔。

■ Top3 鉴别诊断

• **充血性心力衰竭**：被动性肝充血又称槟榔肝。心输出量减少导致下腔静脉（inferior vena cava，IVC）和肝静脉淤血，伴血窦周围水肿和血窦血管血栓形成。CT 或 MRI 示 IVC 和肝静脉增宽，增强早期图像可见非特异性对比剂反流。淤血的肝脏呈不均匀强化，这与肝静脉周围的肝实质延迟强化有关。慢性淤血可发展为肝硬化。治疗目的是改善心功能。

• **布 – 加（Budd-Chiari）综合征**：各种原因引起肝静脉或 IVC 或两者同时发生的血管阻塞，导致从肝脏到心脏的静脉回流受阻，通常分为原发性和继发性。血管成像显示急性或慢性静脉阻塞，长期病程下出现侧支血管形成和门静脉高压。CT 增强图像显示肝尾状叶外周强化减弱，中央强化增强。治疗主要针对闭塞的病因，包括抗凝、放置分流器和肝移植。

• **肝硬化**：继发于肝细胞损伤引起的肝脏纤维化和结节性再生的过程。最常见的原因是酗酒、病毒性肝炎和脂肪变性。影像学表现为肝脏边缘结节状改变，肝左叶外侧段 / 尾状叶体积增大和左叶内侧段 / 右前叶萎缩。肝硬化的非强化区和强化区呈不均匀分布，似被动性肝充血。应仔细观察有无肝细胞肝癌（hepatocellular carcinoma，HCC）、门静脉血栓形成及门静脉高压的相关表现。

■ 其他鉴别诊断

• **假性肝硬化**：假性肝硬化表现为无纤维化或再生结节的肝硬化。它常与乳腺癌的治疗有关，也有人认为与其他癌症的治疗相关。发生肝转移、腹膜假性黏液瘤和肉瘤时，肝脏均可呈结节状改变。

• **病毒性肝炎**：是急性感染导致的肝细胞损伤。CT 和超声上，因肝脏水肿分别表现为密度降低和回声减弱，同时伴有肝大。慢性乙型和丙型病毒性肝炎可发展为肝硬化。

■ 诊　断

被动性肝充血。

■ 关键点

• 心源性肝淤血继发于静脉回流受阻，可进展为肝硬化。发现充血性心力衰竭的继发影像学征象可有助于与其他病因所致的肝硬化相鉴别。

• 布 – 加综合征的典型影像学表现是肝脏外周强化减弱，中央强化增强。

• 肝硬化的背景下应仔细观察有无门静脉高压、门静脉血栓形成和 HCC 的相关表现。

病例 44

Grant E. Lattin, Jr.

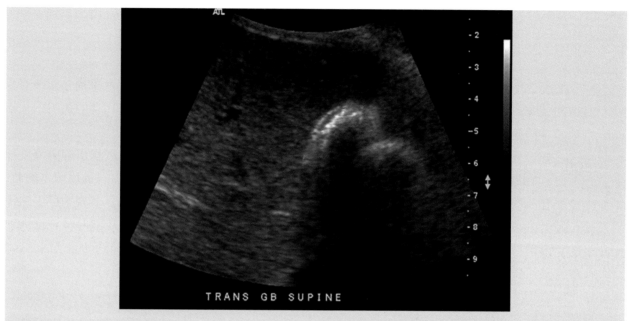

图 44.1 胆囊超声图像显示胆囊壁呈线性高回声，后方可见一弧形强回声光带，其后方伴声影。"WES"征表现为两个弧形强回声光带，中间有回声减弱的区域

■ 推荐阅读

Bortoff GA, Chen MY, Ott DJ, et al. Gallbladder stones: imaging and intervention. Radiographics, 2000, 20(3):751–766.

Duncan CB, Riall TS. Evidence-based current surgical practice: calculous gallbladder disease. J Gastrointest Surg, 2012, 16(11):2011–2025.

Rosenthal SJ, Cox GG, Wetzel LH, et al. Pitfalls and differential diagnosis in biliary sonography. Radiographics, 1990, 10(2):285–311.

■ 临床表现

47 岁，女性，右上腹部疼痛（图 44.1）。

■ 主要影像学表现

囊壁 – 结石 – 声影三联征（wall-echo-shadow，WES）。

■ 诊　断

胆石症。

■ 讨　论

WES 征的特征是由胆囊壁和充满结石的胆囊腔形成的两个弧形强回声光带，其中间为胆囊腔内无回声的胆汁。胆囊结石后方伴声影。

胆结石好发于 40 岁左右的女性，临床症状为进食脂肪类食物后出现右上腹部不适。胆结石的检查方法首选超声检查。由于结石嵌顿可并发胆囊炎，应进行卧位检查以观察其活动度。同样也应进行胆总管成像以排除胆总管结石。超声检查可显示胆囊炎的相关表现，包括胆囊周围积液，胆囊壁厚度大于 3 mm，以及超声墨菲征。

CT 在评估胆结石方面不如超声敏感。在 MRI T2WI 图像上结石为低信号，周围胆汁为高信号。如果怀疑梗阻性结石且超声无法确定是否有胆囊炎时，肝胆核素显像有助于诊断。

虽然"WES"征是胆石症的典型征象，但应注意排除潜在的鉴别诊断，如气肿性胆囊炎或瓷样胆囊。气肿性胆囊炎表现为胆囊壁内气体伴后方多重反射声影，而不是钙化所见的"干净"声影。瓷样胆囊的特征是胆囊壁内钙化伴后方声影。由于钙化发生在胆囊壁内而不是胆囊腔内，因此没有构成"WES"征的第二个高回声带。诊断不确定时，CT 可用于鉴别胆囊壁内的气体或钙化。

没有临床症状的胆石症采用保守治疗，一旦胆石症患者出现临床症状，常需进行胆囊切除术。

■ 关键点

• "WES"征特指胆囊充满型结石的超声表现。

• 超声评估胆囊炎的灵敏度比 CT 高。

• "WES"征鉴别诊断中，如气肿性胆囊炎和瓷样胆囊，可行 CT 平扫辅助诊断。

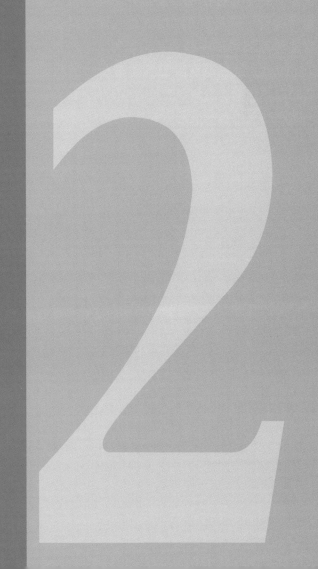

第 2 部分
胰腺和脾

病例 45

Rocky C. Saenz

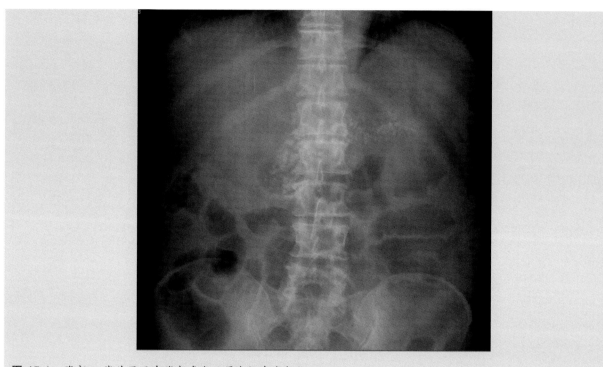

图 45.1 腹部 X 线片显示中腹部多发亚厘米级中央钙化

■ 推荐阅读

Federle MP, Jeffrey RB, Woodward PJ, et al. Diagnostic Imaging: Abdomen. 2nd ed. Philadelphia, PA: Lippincott Williams & Wilkins, 2009.

Javadi S, Menias CO, Korivi BR, et al. Pancreatic calcifications and calcified pancreatic masses: pattern recognition approach on CT. AJR Am J Roentgenol, 2017, 209(1):77–87.

■ 临床表现

45 岁，男性，有酒精滥用史（图 45.1）。

■ 主要影像学表现

中腹部簇状分布的钙化灶。

■ 诊　断

• **慢性胰腺炎**：慢性胰腺炎是胰腺实质钙化的最常见原因，与酒精性胰腺炎强相关。这些钙化通常呈亚厘米级大小，形态呈球形或椭圆形。慢性胰腺炎由反复发作的胰腺炎导致，其可造成蛋白质和碳酸钙阻塞胰腺小导管，导致导管扩张和进行性导管周围纤维化。这些胰腺实质钙化很容易在 X 线片上看到。在 CT 断层图像上，可以看到慢性胰腺炎的其他表现，包括胰腺导管扩张和胰腺萎缩。慢性胰腺炎最常见的表现是导管扩张。胰管扩张通常包括分支扩张（位于胰体部且与主胰管长轴垂直）。X 线片上主要表现为胰腺解剖位置上的钙化。因此，可与其他疾病鉴别，如淋巴结钙化（具有蛋壳样钙化的球形病灶）和动脉硬化（沿动脉走行的线样钙化）。

■ 关键点

• 胰腺实质钙化是慢性胰腺炎的典型 X 线表现。

• 慢性胰腺炎通常与酗酒有关。

• 动脉壁钙化为线样钙化，不应与慢性胰腺炎钙化混淆。

病例 46

Michael Legacy

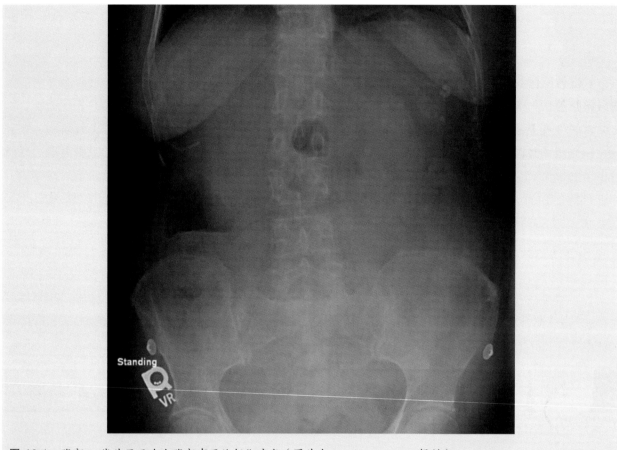

图 46.1 腹部 X 线片显示左上腹部有两处钙化病变（图片由 Rocky C. Saenz 提供）

■ 推荐阅读

Dyer RB, Chen MY, Zagoria RJ. Classic signs in uroradiology. Radiographics, 2004, 24(Suppl-1):S247–S280.

Federle MP, Jeffrey RB, Woodward PJ, et al. Diagnostic Imaging: Abdomen. 2nd ed. Philadelphia, PA: Lippincott Williams & Wilkins, 2009.

Guelfguat M, Kaplinskiy V, Reddy SH, et al. Clinical guidelines for imaging andreporting ingested foreign bodies. AJR Am J Roentgenol, 2014, 203(1):37–53.

Javadi S, Menias CO, Korivi BR, et al. Pancreatic calcifications and calcified pancreatic masses: pattern recognition approach on CT. AJR Am J Roentgenol, 2017, 209(1):77–87.

Thipphavong S, Duigenan S, Schindera ST, et al. Nonneoplastic, benign, and malignant splenic diseases: cross sectional imaging findings andrare disease entities. AJR Am J Roentgenol, 2014, 203(2):315–322.

■ 临床表现

48 岁，女性，全腹痛（图 46.1）。

■ 主要影像学表现

左上腹部钙化灶。

■ Top3 鉴别诊断

• **胰腺钙化：**慢性胰腺炎是最常见的胰腺实质钙化原因，与酒精性胰腺炎强相关。常表现为胰腺解剖位置上小的不规则钙化。较少见于胰腺囊性纤维化神经内分泌肿瘤（如胰岛素瘤）和胰腺癌钙化。

• **肾结石：**大多数肾结石是以钙质为基础的，最常见的是草酸钙。钙质结石在 X 线片上通常表现为肾脏投影区的椭圆形高密度影。较少见于由磷酸铵镁（鸟粪石）组成的鹿角状结石。大多数患者会伴有血尿和腰痛的症状。

• **脾钙化：**最常见于组织胞浆菌病、结核分枝杆菌、布鲁氏菌、弓形虫病、念珠菌病及真菌感染所导致的慢性肉芽肿。组织胞浆菌感染在美国最常见，通常表现为多处小的圆形钙化。X 线片上表现为脾轮廓重叠区的钙化密度。

■ 其他鉴别诊断

• **动脉粥样硬化：**动脉粥样硬化（atherosclerotic disease，ASD）为血管解剖部位的平行曲线样钙化。脾动脉钙化应作为左上腹部钙化的一个考虑因素，但脾动脉钙化通常为曲线样钙化。

• **摄入的药丸或异物：**诊断的关键是其角形边缘和非解剖形态的特点。吞下的药丸或异物通常在复查时会发生位置变化。金属异物较骨骼和钙质密度更高。

■ 诊　断

脾肉芽肿。

■ 关键点

• X 线片上发现的肾结石，应采用超声或 CT 检查排除其他尿路梗阻性疾病。

• 胰腺钙化是慢性胰腺炎的三大表现之一。
• 脾肉芽肿是良性病变，不需要随访。

病例 47

Rocky C. Saenz

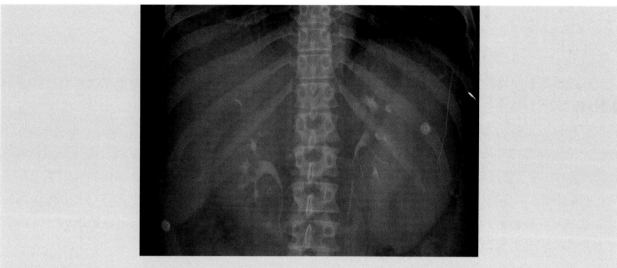

图 47.1 腹部 X 线片显示脾影延伸至左肾下方

■ 推荐阅读

Cheson BD, Fisher RI, Barrington SF, et al; Alliance, Australasian Leukaemia and Lymphoma Group, Eastern Cooperative Oncology Group, European Mantle Cell Lymphoma Consortium, et al. Recommendations for initial evaluation, staging, and response assessment of Hodgkin and non Hodgkin lymphoma: the Lugano classification. J Clin Oncol, 2014, 32(27):3059–3068.

Federle MP, Jeffrey RB, Woodward PJ, et al. Diagnostic Imaging: Abdomen. 2nd ed. Philadelphia, PA: Lippincott Williams & Wilkins, 2009.

Thipphavong S, Duigenan S, Schindera ST, et al. Nonneoplastic, benign, and malignant splenic diseases: cross sectional imaging findings andrare disease entities. AJR Am J Roentgenol, 2014, 203(2):315–322.

■ 临床表现

38 岁，男性，腹胀（图 47.1）。

■ 主要影像学表现

脾下缘延伸至左肾下方。

■ 诊　断

• **脾大：**脾大被定义为脾大于 14 cm。X 线检查发现脾下缘延伸至左肾阴影下方时可诊断脾大。常见病因包括门静脉高压、贫血、感染及肿瘤。门静脉高压是脾大最常见的原因，典型的原因是肝硬化。任何原因造成的髓外造血均可导致肝脾肿大。溶血性贫血（如地中海贫血）会使脾增大以隔离红细胞。常见的由感染所致的脾大是 EB 病毒引起的单核细胞增多症。任何肿瘤都可导致脾大。淋巴瘤是最常见的脾恶性肿瘤。脾原发淋巴瘤比脾继发淋巴瘤更为少见［常见于人类免疫缺陷病毒/获得性免疫缺陷综合征（human immunodeficiency virus/acquired immunodeficiency syndrome，HIV/AIDS）患者中］。血管瘤是最常见的脾良性肿瘤，当肿瘤增大时可导致脾大。当 X 线检查怀疑脾大时，应采用横断面成像进一步检查。

■ 关键点

• 脾大于 14 cm 为脾大。

• 脾大最常见的原因是门静脉高压。

• 当 X 线检查怀疑脾大时，应采用横断面成像进一步检查。

病例 48

Rocky C. Saenz

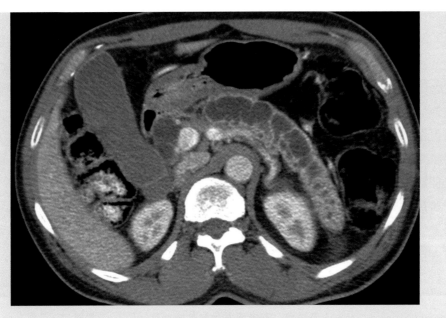

图 48.1 经静脉注射及口服对比剂的轴位 CT 图像显示，胰管扩张显著伴胰腺萎缩，胆囊扩大，胆总管扩张

■ 推荐阅读

Leyendecker JR, Elsayes KM, Gratz BI, et al. MR cholangiopancreatography: spectrum of pancreatic duct abnormalities. AJR Am J Roentgenol, 2002, 179(6):1465–1471.

Nikolaidis P, Hammond NA, Day K, et al. Imaging features of benign and malignantampullary and periampullary lesions. Radiographics, 2014, 34(3):624–641.

O'Connor OJ, O'Neill S, Maher MM. Imaging of biliary tract disease. AJR Am JRoentgenol, 2011, 197(4):W551–558.

■ 临床表现

44 岁，女性，间断腹痛（图 48.1）。

■ 主要影像学表现

胰管扩张。

■ Top3 鉴别诊断

• **急性胰腺炎**：间质性水肿型胰腺炎占胰腺炎的大部分。局灶性或弥漫性胰腺水肿可导致部分胰管狭窄和继发扩张。当胰腺炎病灶较为局限（如沟槽状胰腺炎）时，其表现可类似肿块。CT 仅用于评估疾病的严重程度。胰腺炎的诊断需要结合临床症状和实验室结果。患者通常表现为上腹部疼痛并放射到背部。急性胰腺炎治疗通常采用肠道休息［不经口进食（nothing by mouth，NPO）］和支持治疗。晚期病变可能需要手术干预。

• **慢性胰腺炎**：多次发作的胰腺炎可导致慢性肝外胆管扩张。典型慢性胰腺炎的三联征包括胰腺实质钙化、萎缩和胰管扩张（＞4 mm）。慢性胰腺炎的其他表现包括分支胰管扩张。最常见的病因是慢性酒精中毒。

• **肿瘤**：肿瘤性病变，如胆管癌、胰腺癌、胆囊癌和转移瘤都可能侵犯胆道系统。恶性肿瘤侵犯正常胆管会造成胆管的突然截断。通常在扩张的阻塞导管和正常胆管之间存在转折点。恶性肿瘤、肿大的淋巴结或扩张的侧支脉管系统压迫，也可能导致狭窄近端的胆管扩张。

■ 其他鉴别诊断

• **十二指肠乳头狭窄**：胆汁通过奥迪（Oddi）括约肌受阻，而壶腹部无肿块或炎症。乳头狭窄在磁共振胰胆管成像（magnetic resonance cholangiopancreatography，MRCP）上表现为胆管扩张。最常见的原因是奥迪括约肌功能障碍，临床上典型的患者伴有黄疸和胰腺炎。十二指肠乳头小于 12 mm 提示潜在的狭窄可能。内镜逆行胰胆管造影（endoscopic retrograde cholangiopancreatography，ERCP）可用于确定狭窄原因。

■ 诊　断

慢性胰腺炎。

■ 关键点

• 急性胰腺炎不伴胰周脂肪间隙渗出时，难以通过影像学方法诊断。

• 当出现胰腺实质钙化、萎缩和胰管扩张三联征时，可诊断为慢性胰腺炎。

• 当出现胰管扩张时必须排除肿瘤性病变。

病例 49

Sarika N. Joshi

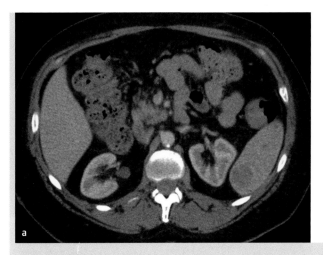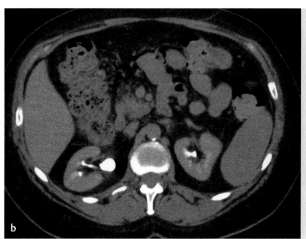

图 49.1 轴位增强 CT 门静脉期图像（a）显示脾后部类圆形低密度病变。轴位增强 CT 延迟期图像（b）显示病变与脾密度一致（图片由 Rocky C. Saenz 提供）

■ 推荐阅读

Luna A, Ribes R, Caro P, et al. MRI of focal splenic lesionswithout and with dynamic gadolinium enhancement. AJR Am J Roentgenol, 2006, 186(6):1533–1547.

Ricci ZJ, Mazzariol FS, Flusberg M, et al. Improving diagnosis of atraumatic spleniclesions, part II: benign

neoplasms/nonneoplastic mass like lesions. Clin Imaging, 2016, 40(4):691–704.

Thipphavong S, Duigenan S, Schindera ST, et al. Nonneoplastic, benign, and malignant splenic diseases: cross sectional imaging findings andrare disease entities. AJR Am J Roentgenol, 2014, 203(2):315–322.

■ 临床病史

54 岁，男性，间断左上腹部疼痛（图 49.1）。

■ 主要影像学表现

孤立性实性脾病变。

■ Top3 鉴别诊断

• **脾梗死：** 脾梗死可表现为实性肿块，但增强扫描内部无强化，包膜可出现强化。典型表现与其他器官梗死类似，为基底向外的楔形低密度。不典型表现为线性或不规则形。病变延伸至包膜是可靠的影像表现，但并不常见。许多梗死灶无法通过影像学发现，其原因可能是特发性的或易感因素，如镰状细胞病或栓塞等。

• **血管瘤：** 是最常见的原发性脾良性肿瘤。肝血管瘤的特征性周边结节样不连续强化和 MRI 上 T2 高信号等特征，在脾血管瘤中不常见。CT 扫描常表现为均匀的低密度软组织肿块。在延迟增强扫描时，病变可以与脾密度一致，也可见病变中心点状钙化或外周曲线样钙化。影像学上与错构瘤（很少见）鉴别困难。卡萨巴赫 - 梅里特（Kasabach-Merritt）综合征（消耗性凝血病）合并血小板减少的巨大病变发病率很低，临床意义较小。

• **淋巴瘤：** 最常见的脾恶性肿瘤。孤立的低密度肿块是脾淋巴瘤的 4 个主要表现之一。其他表现包括弥漫性病变、多灶性病变和粟粒性病变。原发性脾淋巴瘤通常与获得性免疫缺陷综合征（acquired immunodeficiency syndrome，AIDS）有关。合并淋巴结肿大有助于缩小鉴别诊断范围。

■ 其他鉴别诊断

• **孤立性转移瘤：** 脾转移瘤与肝转移瘤相比发生率较低，血行转移发生于丰富的动脉血供。影像表现为实性或囊性病灶，可单发或多发，强化方式多样。最常见的原发肿瘤为黑色素瘤，乳腺、肺、胃肠道或卵巢恶性肿瘤。

• **血管肉瘤：** 罕见，却是仅次于原发性淋巴瘤的脾恶性肿瘤。表现为脾大。易发生转移，预后不良。

■ 诊　断

脾血管瘤。

■ 关键点

• 脾血管瘤影像表现不典型，延迟期持续强化可提示本病。

• 脾外表现有助于鉴别淋巴瘤或转移瘤。
• 如果没有明显的强化，则考虑脾梗死。

病例 50

Timothy McKnight

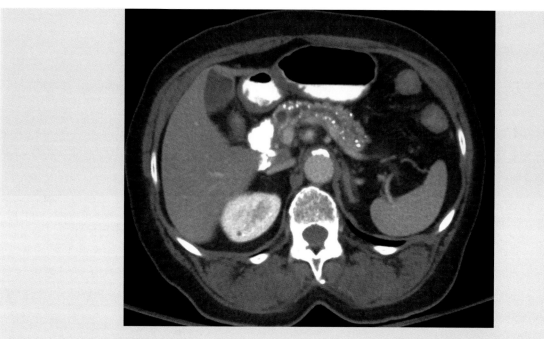

图 50.1 胰腺横断位增强 CT 图像显示胰腺实质弥漫性钙化灶，主胰管和胆总管不规则扩张

■ 推荐阅读

Anderson SW, Lucey BC, Varghese JC, et al. Accuracy of MDCT in the diagnosisof choledocholithiasis. AJR Am J Roentgenol, 2006, 187(1):174–180.

Lesniak RJ, Hohenwalter MD, Taylor AJ. Spectrum of causes of pancreatic calcifications. AJR Am J Roentgenol, 2002, 178(1):79–86.

Miller FH, Keppke AL, Wadhwa A, et al. MRI of pancreatitisand its complications: part 2, chronic pancreatitis. AJR Am J Roentgenol, 2004, 183(6):1645–1652.

■ 临床表现

67 岁，男性，反复腹痛（图 50.1）。

■ 主要影像学表现

胰腺钙化。

■ Top3 鉴别诊断

• **慢性胰腺炎**：由于反复发作性炎症产生蛋白和碳酸钙阻塞胰管，使胰管进行性扩张伴纤维化，最终出现胰管（包括分支胰管）不规则扩张（68%），胰腺实质和导管内钙化（54%），胰腺实质萎缩（50%）。患者常有慢性酗酒史（70%）、梗阻性胆道结石、长期吸烟或囊性纤维化的病史。

• **血管钙化**：沿脾动脉、胃十二指肠动脉、肠系膜上动脉和胰十二指肠动脉的粥样硬化斑块与胰腺实质钙化相似，而且更常见，血管钙化通常表现为轨道样走行。而脾动脉瘤最常见的是边缘蛋壳样钙化。慢性静脉血栓形成好发于肠系膜上静脉（superior mesenteric vein，SMV）或脾静脉，也可伴有管壁钙化和增厚。

• **胆总管结石**：可合并胆管扩张、胆囊结石（95%）和梗阻性黄疸。内镜逆行胰胆管造影（endoscopic retrograde cholangiopancreatography，ERCP）是诊断该病的金标准，但磁共振胰胆管成像（magnetic resonance cholangiopancreatography，MRCP）的灵敏度和特异度均为 80%~100%。CT 可显示结石周围有低密度胆汁环绕的"靶征"，灵敏度为 60%~80%。胆总管结石常单发，多发时常聚集在胆总管远端。

■ 其他鉴别诊断

• **浆液性囊腺瘤**（serous cystadenoma，SCA）：本病是复杂的微囊性、多房囊性病变，呈"蜂窝状"改变，典型的表现是由多个（> 6 个）直径 < 2 cm（常 < 1 cm）的瘤体组成的囊性病变，也可能很小，类似于实性病变。20%~30% 的病变有中央纤维瘢痕，分隔伴钙化。好发于 60~70 岁的女性。较少出现血管包绕和胰管扩张征象。

• **胰岛细胞/神经内分泌肿瘤**：表现为动脉期明显强化的富血供肿瘤。20% 的胰岛素瘤或较大的非功能性肿瘤内可见钙化，常为粗大不规则的中央钙化。功能性肿瘤或综合征病变常 < 3 cm。胰岛素瘤最常见（约占 50%）。

• **其他肿瘤**：胰腺癌钙化少见。16%~20% 的导管内乳头状黏液瘤（intraductal papillary mucinous neoplasm，IPMN）和黏液性囊性肿瘤（mucinous cystic neoplasm，MCN）具有外周或间隔钙化。实性假乳头状肿瘤罕见，好发于 < 35 岁的女性，50% 伴钙化。

■ 诊 断

慢性胰腺炎。

■ 关键点

• 胰腺钙化、萎缩及胰管扩张是慢性胰腺炎的特征。

• 血管钙化是最常见的，典型表现为轨道样走行，静脉注射对比剂后可发现明确起源于血管。

• 超声检查发现胆总管结石后可行 MRCP 或 ERCP 确诊。

病例 51

Sarika N. Joshi

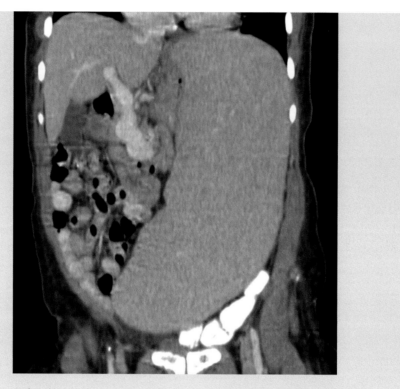

图 51.1 经静脉注射和口服对比剂后，冠状位 CT 图像显示脾体积明显增大（图片由 Rocky C. Saenz 提供）

■ 推荐阅读

Cheson BD, Fisher RI, Barrington SF, et al; Alliance, Australasian Leukaemia andLymphoma Group, Eastern Cooperative Oncology Group, European Mantle CellLymphoma Consortium, et al. Recommendations for initial evaluation, staging, and response assessment of Hodgkin and non Hodgkin lymphoma: the Lugano classification. J Clin Oncol, 2014, 32(27):3059–3068.

Federle MP, Jeffrey RB, Woodward PJ, et al. Diagnostic Imaging: Abdomen. 2nd ed. Philadelphia, PA: Lippincott Williams & Wilkins, 2009.

Thipphavong S, Duigenan S, Schindera ST, et al. Nonneoplastic, benign, and malignant splenic diseases: cross sectional imaging findings andrare disease entities. AJR Am J Roentgenol, 2014, 203(2):315–322.

■ 临床表现

43 岁，女性，腹胀（图 51.1）。

■ 主要影像学表现

脾体积增大。

■ Top3 鉴别诊断

• **门静脉高压症**：肝硬化所致的门静脉高压症是脾体积增大最常见的原因，其他原因包括右心衰竭、门静脉血栓形成、布 – 加（Budd-Chiari）综合征和肝纤维化。脾内特征性布 – 加结节在 MRI T1、T2 上均呈低信号。结合肝硬化的相关改变，如肝脏体积缩小伴表面凹凸不平、腹水和静脉曲张可确诊。

• **淋巴瘤**：是脾最常见的恶性肿瘤。影像学表现为弥漫性脾体积增大，单发或多发肿块。脾受累的其他形式有单发、多发肿块或粟粒样结节。常可见增大的脾旁淋巴结。脾原发性淋巴瘤较继发性更少见，而前者应考虑人免疫缺陷病毒感染 / 获得性免疫缺陷综合征（human immunodeficiency virus/acquired immunodeficiency syndrome，HIV/AIDS）。白血病是一种弥漫性浸润过程，也可导致脾大。

• **感染**：感染性脾大常伴肝大。年轻、平素体健的患者由 EB 病毒感染引起的单核细胞增多症易伴发脾破裂。寄生虫感染引起的脾大是由于寄生介质隔离或脾浸润引起的免疫球蛋白 M 反应所致。细菌和真菌感染常导致脾局部病变，而不是脾整体增大。

■ 其他鉴别诊断

• **血液系统疾病**：髓外造血均可导致肝脾肿大。地中海贫血等溶血性贫血，是由于有缺陷的红细胞隔离增加而引起的贫血。镰状细胞病早期会导致脾大，常因反复发作的脾梗死需行自体脾切除术。

• **结节病**：肝脾肿大是常见的表现，可伴有脾内多发低密度灶、钙化和淋巴结肿大。

■ 诊　断

白血病伴脾大。

■ 关键点

• 引起脾大的原因非常多，需结合相关的影像学表现，如肝大和淋巴结肿大以明确病因。

• 脾大常导致内侧面（凹面）凸出。

• 脾大并发症有：脾破裂、功能亢进导致全血细胞减少（脾功能亢进）。

病例 52

Timothy McKnight

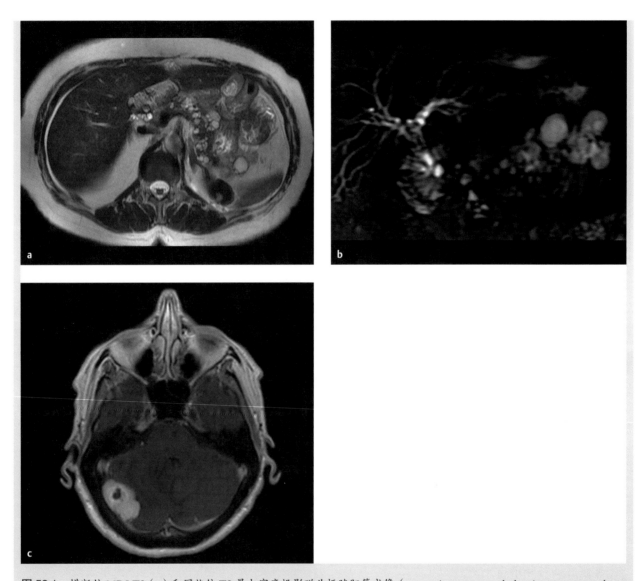

图 52.1 横断位 MRI T2（a）和冠状位 T2 最大密度投影磁共振胰胆管成像（magnetic resonance cholangiopancreatography，MRCP）（b）图像（胰腺平面）。胰腺内可见弥漫分布的单纯性囊性病变，未见胰管扩张或与胰管相通。横断位 T1 增强 MRI（c）显示右后颅窝囊性病变，明显强化，病理证实为血管母细胞瘤

■ **推荐阅读**

Demos TC, Posniak HV, Harmath C, et al. Cystic lesions of the pancreas. AJR Am J Roentgenol, 2002, 179(6):1375–1388.

Kalb B, Sarmiento JM, Kooby DA, et al. MR imaging of cysticlesions of the pancreas. Radiographics, 2009, 29(6):1749–1765.

Sahani DV, Kambadakone A, Macari M, et al. Diagnosis and management of cystic pancreatic lesions. AJR AmJ Roentgenol, 2013, 200(2):343–354.

■ 临床表现

42 岁，男性，腹痛（图 52.1）。

■ 主要影像学表现

胰腺多发囊肿。

■ Top3 鉴别诊断

• **假性囊肿**：是最常见的胰腺囊性病变，常为多发，继发于胰腺炎，指病程持续 4 周以上并有强化假包膜的胰腺炎相关的胰周积液，内部无分隔或软组织结节，可与胰管相通。合并感染或出血时表现为复杂性假性囊肿。可见于20%~40% 的慢性胰腺炎病例。大多数患者无症状，40% 会自行消退。直径 > 4 cm 时，可出现并发症，临床症状更常见，病变不易自行消退。

• **导管内乳头状黏液瘤**（intraductal papillary mucinous neoplasm，IPMN）：分支胰管型 IPMN 表现为单房或多房葡萄串样囊性病变，直径 < 3 cm，可与主胰管相通，20% 可发生钙化，常为低级别肿瘤，多发小囊性病变簇集提示本病。主胰管型表现为广泛的不规则弥漫性胰管扩张。两种类型均好发于 60~70 岁的老年人。恶变高危

因素包括肿瘤直径 > 3 cm，出现壁结节，主胰管扩张 > 1 cm，囊壁增厚或强化，以及进行性局灶性远端胰腺萎缩。

• **先天性囊肿**：罕见，仅占胰腺囊肿的 1%，是胰腺的单房囊肿，可单发或多发。与胰管不相通，无壁结节、钙化或分隔。本病与先天性病变有关，如常染色体显性遗传性多囊肾病（autosomal dominant polycystic kidney disease，ADPCKD）、希佩尔 – 林道（von Hippel-Lindau）病和囊性纤维化。这些疾病的其他特征性影像学表现可为诊断提供依据，如 ADPCKD 可见肝、肾多发囊肿，希佩尔 – 林道病可合并中枢神经系统血管母细胞瘤、嗜铬细胞瘤或肾细胞癌（renal cell carcinoma，RCC），囊性纤维化可伴胰腺弥漫性脂肪替代。本病没有肿瘤恶变潜能，多无症状。

■ 诊　断

继发于希佩尔 – 林道病的先天性囊肿。

■ 关键点

• 假性囊肿是最常见的胰腺囊肿。

• IPMN 分支胰管型表现为多发串样囊性病变，与胰管相通。

• 先天性囊肿罕见，为单纯性单房的胰腺囊

肿，具有先天性疾病的其他影像学表现特征。

• 区域性孤立的囊肿簇可视为单个复杂肿块，形态上无论是微囊还是大囊，都更倾向于肿瘤性病变，并以此与先天性囊肿区别。

病例 53

Timothy McKnight

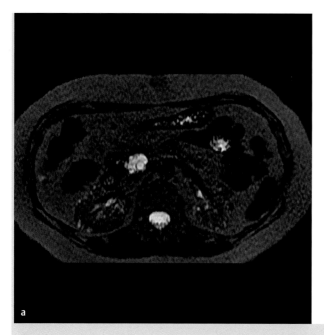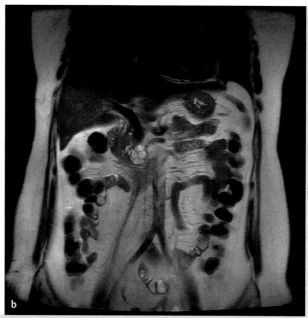

图 53.1　胰腺 MRI 横断位重 T2 加权（a）和冠状位 T2 半傅立叶采集单次激发快速自旋回波序列（half-fourier acquisition single-shot turbo spin echo，HASTE）（b）图像显示，胰腺钩突部可见复杂的多房囊性肿块

■ 推荐阅读

Brounts LR, Lehmann RK, Causey MW, et al. Natural course andoutcome of cystic lesions in the pancreas. Am J Surg, 2009, 197(5):619–622, discussion 622–623.

Kalb B, Sarmiento JM, Kooby DA, et al. MR imaging of cysticlesions of the pancreas. Radiographics, 2009, 29(6):1749–1765.

Sahani DV, Kambadakone A, Macari M, et al. Diagnosis and management of cystic pancreatic lesions. AJR AmJ Roentgenol, 2013, 200(2):343–354.

■ 临床表现

68 岁，女性，腹痛（图 53.1）。

■ 主要影像学表现

胰腺钩突部多房囊性病变。

■ Top3 鉴别诊断

• **导管内乳头状黏液瘤**（intraductal papillary mucinous neoplasm，IPMN）：分支胰管型 IPMN 表现为单房或多房葡萄串样的囊性病变，直径 < 3 cm，可与主胰管相通，20% 可见钙化，常为低级别肿瘤，多发小囊性病变簇集提示本病。主胰管型表现为广泛的不规则弥漫性胰管扩张。两种类型均好发于 60~70 岁的老年人。肿瘤恶变的高危因素包括肿瘤直径 > 3 cm，可见壁结节，主胰管扩张 > 1 cm，囊壁增厚或强化，以及进行性局灶性远端胰腺萎缩。

• **浆液性囊腺瘤**（serous cystadenoma，SCA）：是一种复杂的微囊性、多房囊性病变，呈 "蜂窝状" 改变，典型的表现是由多个（> 6 个）直径 < 2 cm（常 < 1 cm）的瘤体组成的囊性病变，也可能很小类似于实性病变。20%~30% 的病变可出现中央纤维瘢痕，分隔伴钙化。本病好发于 60~70 岁的女性，男女比约为 1∶3，病变 70% 位于胰腺体尾部，30% 位于胰腺头部。囊内容物糖原含量高，黏蛋白减少，癌胚抗原（CEA）减少（< 5 ng/mL）。SCA 恶变率低，需影像学随访。肿瘤直径 > 4 cm 或出现症状时应考虑手术切除。

• **黏液性囊性肿瘤**（mucinous cystic neoplasm，MCN）：单房或多房囊性肿块伴分隔，其内分隔可增厚或钙化，与主胰管不相通，为癌前病变。囊壁结节提示肿瘤为侵袭性恶性病变。典型 MCN 为寡囊性（< 6 个）囊性病变，单囊直径 < 2 cm，多位于胰腺体尾部，好发于 40~60 岁的女性。囊内容物黏蛋白增多、糖原缺失和癌胚抗原升高（>192 ng/mL）。由于本病有恶变风险，首选手术切除。

■ 其他鉴别诊断

• **假性囊肿**：是最常见的胰腺囊性病变。常为单纯液性密度，如并发感染或出血，则密度混杂。20%~40% 的慢性胰腺炎病例中可见。为胰腺炎的并发症，始于急性胰周积液，病程持续 4 周以上，形成强化假包膜，内部无分隔或软组织结节，可与胰管相通。

• **囊性神经内分泌肿瘤**：> 5 cm 的无功能性肿瘤，其内密度不均，可伴囊变、坏死、钙化，呈明显强化。最常见的是胰岛素瘤（50%），其次是胃泌素瘤（25%），前者为恶性的比例约 10%，而后者较高（约 60%）。相关综合征包括多发性内分泌肿瘤 1 型、希佩尔 – 林道（von Hippel-Lindau）病、神经纤维瘤 1 型和结节性硬化。

■ 诊　断

分支胰管型 IPMN。

■ 关键点

• 分支胰管型 IPMN 表现为葡萄串样囊性病变，好发于老年患者，与胰管相通。

• SCA 典型的表现为多房囊性病变，且单房直径 < 2 cm，中央可见纤维瘢痕，好发于老年女性，囊内糖原含量高。

• MCN 好发于中年女性。

病例 54

Rocky C. Saenz

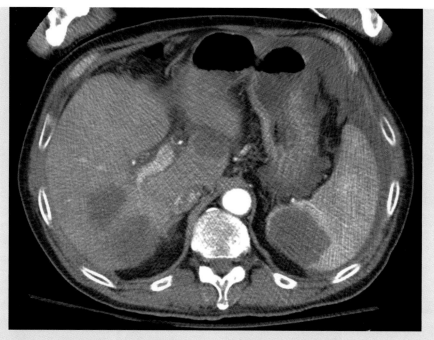

图 54.1 上腹部轴位增强 CT 图像显示脾单发和肝内多发低密度病变，左上腹部少量积液

■ 推荐阅读

Elsayes KM, Narra VR, Mukundan G, et al. MR imagingof the spleen: spectrum of abnormalities. Radiographics, 2005, 25(4):967–982.

Federle MP, Jeffrey RB, Woodward PJ, et al. Diagnostic Imaging: Abdomen. 2nd ed. Philadelphia, PA: Lippincott Williams & Wilkins, 2009.

Rabushka LS, Kawashima A, Fishman EK. Imaging of the spleen: CT with supplemental MR examination. Radiographics, 1994, 14(2):307–332.

■ 临床表现

55 岁，男性，体重减轻（图 54.1）。

■ 主要影像学表现

脾低密度病变。

■ Top3 鉴别诊断

• **转移瘤**：任何原发性恶性肿瘤均可转移至脾，常见的原发肿瘤包括恶性黑色素瘤、肺癌和乳腺癌。脾转移瘤多无症状，发现时已为癌症晚期。影像学表现取决于原发肿瘤的类型，常为多发低密度病变。极为罕见的并发症是自发性脾破裂，原发肿瘤多为转移性绒癌、黑色素瘤和肺癌。

• **囊肿**：脾囊肿根据囊壁有无上皮细胞被覆分为真性囊肿和假性囊肿。在 MRI T1WI 和 T2WI 上均呈液体信号，CT 和 MRI 增强后病变无强化。CT 可显示囊壁边缘钙化，而上皮样囊肿无钙化。假性囊肿常伴有外伤史。

• **脓肿**：脾脓肿相对少见，但可见于外伤合并感染或免疫抑制患者。在免疫抑制患者中，念珠菌病是脾脓肿形成的主要原因。影像学特征为直径小于 1 cm 的圆形病变，增强后呈环形强化。超声可显示多发病变。一线治疗是抗菌治疗，病变组织较大时采用经皮引流术。

■ 其他鉴别诊断

• **淋巴瘤 / 白血病**：淋巴瘤 / 白血病脾受累是比较常见的。最常见的表现是脾大，也可见脾内多发低密度肿块。脾外淋巴结肿大有助于淋巴瘤的诊断。

• **多发脾梗死**：脾梗死的典型表现是靠近脾外缘的不规则形低密度病变。常见病因是血液系统疾病（如镰状细胞性贫血）和动脉血栓栓塞（如心肌梗死时的左心血栓）。大约 30% 的脾梗死患者无临床症状。预后取决于病因，大多数病例无长期后遗症。

■ 诊　断

脾转移。

■ 关键点

• 脾转移常发生在肝转移瘤之后。

• 念珠菌病好发于免疫抑制患者。

• 脾内无强化病变应考虑脾囊肿。

病例 55

Timothy McKnight

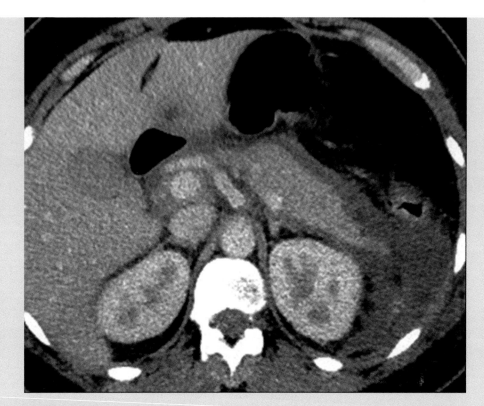

图 55.1 轴位增强 CT 图像显示胰腺弥漫性增大，伴有广泛的胰周炎性脂肪聚积和横跨肾旁前间隙延伸至肾外侧锥筋膜的胰周游离积液

■ 推荐阅读

Al Hawary MM, Francis IR, Chari ST, et al. Pancreatic ductal adenocarcinomaradiology reporting template: consensus statement of the Society of Abdominal Radiology and the American Pancreatic Association. Radiology, 2014, 270(1):248–260.

Jayaraman MV, Mayo Smith WW, Movson JS, et al. CT of theduodenum: an overlooked segment gets its due. Radiographics, 2001, 21(SpecNo):S147–S160.

Zhao K, Adam SZ, Keswani RN, et al. Acute pancreatitis: RevisedAtlanta Classification and the role of cross sectional imaging. AJR Am J Roentgenol, 2015, 205(1):W32–41.

■ 临床表现

30 岁，急性上腹痛（图 55.1）。

■ 主要影像学表现

胰腺周围脂肪密度增高、聚积。

■ Top3 鉴别诊断

- **急性胰腺炎**：根据修订的亚特兰大标准命名法，间质性水肿型胰腺炎占所有胰腺炎的 80%。最常见的病因是酗酒和胆结石引起的胆总管梗阻。CT 和 MRI 的典型表现为胰腺局灶性或弥漫性增大，伴有间质和胰周脂肪密度模糊 / 水肿。急性期常见胰周游离积液，如果积液持续存在，可发展为假性囊肿。合并胰内和胰周积液（70%）或实质内无强化区域提示坏死，急性期为急性坏死后液体积聚，慢性期则为包裹性坏死。其他并发症包括感染性坏死、静脉血栓形成和假性动脉瘤。

- **自身免疫性胰腺炎**：自身免疫性胰腺炎是免疫球蛋白 G4 相关性硬化性疾病累及胰腺的表现，可能与其他自身免疫性疾病有关，包括炎症性肠病、干燥综合征、腹膜后纤维化、原发性胆汁性肝硬化、原发性硬化性胆管炎及系统性红斑狼疮。也见于 2%~11% 的复发性胰腺炎患者，男女比约为 15 : 2。弥漫型自身免疫性胰腺炎的典型影像学表现为胰腺弥漫性增大，呈"腊肠状"，不伴胰腺实质萎缩、胰周积液和胰腺导管扩张；而局灶型表现为胰腺低密度肿块、延迟强化和胰管狭窄（可误诊为胰腺癌）。

- **胰腺癌**：嵌入促纤维增生基质中的腺体组织学解释了 CT 上典型的低密度表现。肿瘤发生部位包括胰头（60%）、胰体（15%）、胰尾（5%）及弥漫性受累（20%），弥漫性受累者与胰腺炎类似。胰腺癌的继发征象包括胰腺局灶性增大，上游胰腺萎缩，主胰管和胆总管扩张或突然截断。

■ 其他鉴别诊断

- **十二指肠溃疡**：最常见于十二指肠球部（95%）。十二指肠球部周围的炎症性脂肪积聚、水肿和渗出液，可延伸至肾旁前间隙，继而累及胰腺。最常见的病因是幽门螺杆菌感染和非甾体抗炎药（nonsteroidal anti-inflammatory drugs，NSAID）的使用。

- **淋巴瘤**：原发性胰腺淋巴瘤极为罕见，发病率不到胰腺肿瘤的 1%，更常继发于弥漫性腹部淋巴瘤。影像学检查多表现为孤立性低密度肿块、轻度强化和弥漫性胰腺受累伴增大，与胰腺炎类似。淋巴瘤的典型表现为包绕邻近血管，但不会导致血管变窄或闭塞。胰管扩张和胰腺实质萎缩少见。

■ 诊　断

急性胰腺炎（间质性水肿型胰腺炎）。

■ 关键点

- 急性胰腺炎常伴积液，与酗酒或结石性梗阻病史有关。
- 自身免疫性胰腺炎表现为胰腺增大，呈"腊肠样"改变，伴免疫球蛋白 G4 升高。
- 浸润性肿瘤有继发征象，如胰管扩张、胰腺实质萎缩、转移或淋巴结肿大。

病例 56

Timothy McKnight

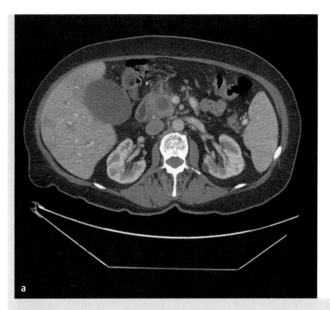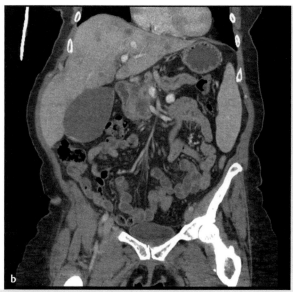

图 56.1 上腹部轴位增强 CT 图像（a）显示胰头部单发的低密度灶，肠系膜上动脉（superior mesenteric artery，SMA）和肠系膜上静脉（superior mesenteric vein，SMV）周围脂肪间隙清晰；肝右叶可见边缘模糊的低密度病变。上腹部 CT 冠状位重建图像（b）可见胰头部单发的低密度病变，伴胰管轻度扩张，肝脏多发低密度病变（转移）和胆囊结石

■ **推荐阅读**

Al Hawary MM, Francis IR, Chari ST, et al. Pancreatic ductal adenocarcinomaradiology reporting template: consensus statement of the Society of Abdominal Radiology and the American Pancreatic Association. Radiology, 2014, 270(1):248–260.

Tamm EP, Balachandran A, Bhosale PR, et al. Imaging of pancreatic adenocarcinoma: update on staging/resectability. Radiol Clin North Am, 2012, 50(3):407–428.

Tamm EP, Silverman PM, Charnsangavej C, et al. Diagnosis, staging, and surveillance of pancreatic cancer. AJR Am J Roentgenol, 2003, 180(5):1311–1323.

■ **临床表现**

60 岁患者，腹痛和体重减轻（图 56.1）。

■ **主要影像学表现**

胰腺单发实性肿块。

■ **Top3 鉴别诊断**

• **胰腺癌**：嵌入促纤维增生基质中的腺体组织学解释了 CT 上典型的低密度表现。多期增强 CT 的灵敏度和特异度分别为 85% 和 95%。肿瘤发生部位包括胰头（60%）、胰体（15%）、胰尾（5%）及弥漫性受累（20%）。胰腺癌的继发征象包括胰腺局灶性增大、上游胰腺萎缩、主胰管和胆总管扩张（"双管"征）或突然截断，可见于约 50% 的病例中。CA19-9 血清标志物可升高。已知的危险因素包括吸烟、慢性胰腺炎、胃切除术、糖尿病、辐射、工业化学品暴露及遗传性非息肉病性结直肠癌（hereditary non-polyposis colorectal cancer，HNPCC）或黑斑息肉综合征（Peutz-Jeghers syndrome）等。

• **胰岛细胞 / 神经内分泌肿瘤**：这些富血管肿瘤动脉期呈明显强化，多转移至血供丰富的肝脏和淋巴结。小于 3 cm 的病变更有可能为功能性或综合性的。最常见的是胰岛素瘤（50%），其次是胃泌素瘤（25%）。相关的遗传综合征包括多发性内分泌腺瘤 1 型和希佩尔 – 林道（von Hippel-Lindau）病。

• **转移**：胰腺转移少见，常见于播散性转移。常见的原发肿瘤有肾细胞癌、肺癌、乳腺癌、结肠癌及黑色素瘤。约 70% 的病例为单发，多发少见。继发征象如导管扩张和血管包绕少见。CT 增强特征多样，但与原发肿瘤强化方式一致。

■ **其他鉴别诊断**

• **淋巴瘤**：原发性胰腺淋巴瘤少见，不到胰腺肿瘤的 1%，多继发于弥漫性腹部淋巴瘤。非霍奇金 B 细胞型淋巴瘤在免疫功能低下的患者和老年患者中发病率增加。影像学检查多表现为孤立性低密度肿块、轻度强化和弥漫性胰腺受累伴增大，与胰腺炎类似。淋巴瘤的典型表现为包绕邻近血管，但不会导致血管变窄或闭塞。胰管扩张和胰腺实质萎缩少见。

■ **诊　断**

胰腺导管腺癌。

■ **关键点**

• 胰腺癌常是单发的低密度肿块，伴胰管扩张。

• 典型的胰腺神经内分泌肿瘤是富血供肿瘤。
• 胰腺转移和淋巴瘤最常见于播散性疾病。

病例 57

Rocky C. Saenz

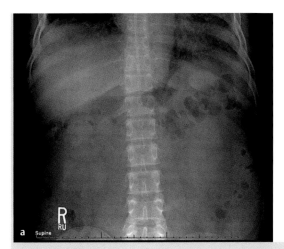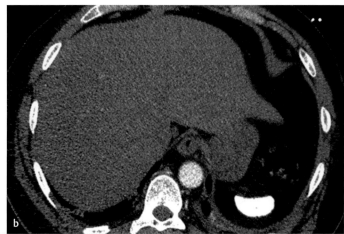

图 57.1 腹部平片（a）示左上腹部可见椭圆形钙化影。上腹部轴位增强 CT 图像（b）显示脾萎缩、钙化

■ 推荐阅读

Adler DD, Glazer GM, Aisen AM. MRI of the spleen: normal appearance and findings in sickle cell anemia. AJR Am J Roentgenol, 1986, 147(4):843–845.

Magid D, Fishman EK, Siegelman SS. Computed tomography of the spleen and liverin sickle cell disease.

AJR Am J Roentgenolm, 1984, 143(2):245–249.

Thipphavong S, Duigenan S, Schindera ST, et al. Nonneoplastic, benign, and malignant splenic diseases: cross sectional imaging findings andrare disease entities. AJR Am J Roentgenol, 2014, 203(2):315–322.

■ 临床表现

48 岁，女性，全腹痛（图 57.1）。

■ 主要影像学表现

脾萎缩伴钙化。

■ 诊　断

• **自体脾切除**：自体脾切除是指由于脾梗死导致脾钙化萎缩的表现，好发于纯合子型镰状细胞病患者。镰状细胞病是一种常染色体隐性遗传病，变形的红细胞呈镰状变成镰状细胞，后者积聚导致多器官的微血管阻塞。其他并发症包括影像学上所见的胆石症、乳头状坏死、沙门菌骨髓炎及急性胸痛综合征。

在 X 线片和 CT 图像上，脾因继发钙化呈高密度；在 MRI 上，T1WI 和 T2WI 均呈低信号。脾 T2WI 呈低信号也见于继发性血色素沉着病，增强后实质无强化。

■ 关键点

• 自体脾切除最常见于继发性纯合子型镰状细胞病。

• 镰状细胞病的次要征象，如"H"形椎体有助于诊断。

• 脾 T2 低信号也见于继发性血色素沉着病。

病例 58

Rocky C. Saenz

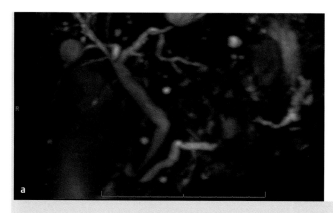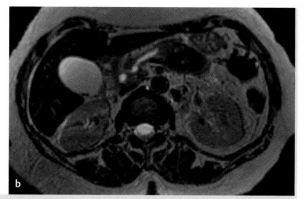

图 58.1 经肝外胆管层面的 MRI T2 加权最大密度投影图像（a）示胰腺尾部胰管及分支胰管扩张。T2 加权轴位图像（b）示胰管区低信号病变，其分支也明显扩张。同时可见胆囊结石

■ **推荐阅读**

Federle MP, Jeffrey RB, Woodward PJ, et al. Diagnostic Imaging: Abdomen. 2nd ed. Philadelphia, PA: Lippincott Williams & Wilkins, 2009.

Tamm EP, Balachandran A, Bhosale PR, et al. Imaging of pancreatic adenocarcinoma: update on staging/ resectability. Radiol Clin North Am, 2012, 50(3):407–428.

Theoni R. Pancreatic neoplasms. J Am Osteopath Coll Radiol, 2012, 1(4):10–21.

■ 临床表现

80 岁，女性，上腹部疼痛（图 58.1）。

■ 主要影像学表现

部分胰管不可见，即胰管"截断"征。

■ Top3 鉴别诊断

• **胰腺癌**：胰腺癌是最常见的恶性胰腺外分泌肿瘤（>75%）。胰腺癌（大多数是导管腺癌）会阻塞胰管，部分胰管不可见（即胰管截断征）。当肿瘤包绕血管或发生远处转移时，则认为病灶不可切除。危险因素包括吸烟、复发性胰腺炎、高脂饮食和糖尿病。胰腺癌手术治疗多采用 Whipple 切除术（胰十二指肠切除术），但预后差（5 年生存率 <20%）。

• **急性胰腺炎**：间质性水肿型胰腺炎占胰腺炎的大部分。局灶性或弥漫性胰腺水肿可导致部分胰管狭窄和狭窄后扩张。当胰腺炎为局灶性（如沟槽状胰腺炎）时，可类似肿块。横断面成像仅用于评估疾病的严重程度。胰腺炎是一种临床结合实验室检查的综合诊断。患者通常表现为上腹疼痛，并放射到背部。急性胰腺炎常通过肠道休息（不经口进食）和支持疗法来治疗。疾病进展可能需要手术干预。

• **胰岛细胞/神经内分泌肿瘤(neuroendocrine neoplasm，NEN)**：NEN 是一种内分泌肿瘤，分为功能亢进和非功能亢进（前者常见），最常见的功能亢进肿瘤是胰岛素瘤，其次是胃泌素瘤、胰高血糖素瘤和血管活性肠肽瘤。胰岛素瘤很少发生转移，而大多数其他功能亢进的 NEN 可有转移。胰岛素瘤常小于 2 cm。动态增强中所有 NEN 均为富血供肿瘤。由于缺乏血管包裹，非功能亢进的 NEN 往往体积更大。

■ 其他鉴别诊断

• **淋巴瘤**：原发性胰腺淋巴瘤罕见，不到胰腺肿瘤的 1%，它更常见于弥漫性腹部淋巴瘤的继发性受累。非霍奇金 B 细胞型淋巴瘤在免疫功能低下的患者和高龄患者中的发病率增加，包括孤立性低密度肿块伴轻微强化和弥漫性胰腺受累伴肿大这两种形式。它可以类似胰腺炎，也可以包裹周围的血管。导管扩张和实质萎缩很少见。

• **转移瘤**：累及胰腺的转移性疾病少见，常见于晚期转移性疾病。最常见的原发性肿瘤包括肾细胞癌、肺癌、乳腺癌、结肠癌及黑色素瘤。70% 的病例表现为孤立性病变。

■ 诊　断

胰腺癌。

■ 关键点

• 发现胰腺管"截断"征时，须排除肿块。
• 仅在晚期转移时需考虑胰腺转移瘤。

• 胰腺神经内分泌肿瘤占所有胰腺肿瘤的 5%。

病例 59

Timothy McKnight

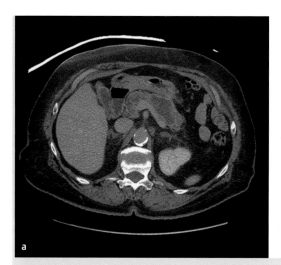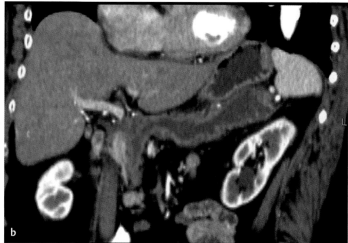

图 59.1 腹部轴位增强 CT 图（a）和冠状位重建图（b）显示胰腺导管弥漫性、不规则的显著扩张伴导管内结节形成

■ 推荐阅读

Edge MD, Hoteit M, Patel AP, et al. Clinical significanceof main pancreatic duct dilation on computed tomography: single and doubleduct dilation. World J Gastroenterol, 2007, 13(11):1701–1705.

Javadi S, Menias CO, Korivi BR, et al. Pancreatic Calcifications and Calcified Pancreatic Masses: Pattern Recognition Approach on CT. AJR Am J Roentgenol, 2017, 209(1):77–87.

Kim JH, Hong SS, Kim YJ, et al. Intraductal papillary mucinous neoplasm of the pancreas: differentiate from chronic pancreatitis by MR imaging. Eur J Radiol, 2012, 81(4):671–676.

■ 临床表现

85 岁，男性，腹痛（图 59.1）。

■ 主要影像学表现

胰腺导管扩张。

■ Top3 鉴别诊断

• **导管腺癌**：腺癌组织嵌入胰腺促结缔组织间质的腺体组织学解释了 CT 上典型的低密度表现。通常导管腺癌的导管内没有结节，其扩张程度不如导管内乳头状黏液瘤（intraductal papillary mucinous neoplasm，IPMN）严重。次要征象包括胰腺局灶性增大，上游胰腺萎缩、扩张或突然截断的主胰管和胆总管形成"双管"征，超过 50% 的病例出现。CA19-9 血清标志物可升高。已知的危险因素包括吸烟、慢性胰腺炎、胃癌手术、糖尿病、辐射、工业化学品接触，以及一些综合征〔如遗传性非息肉病性结直肠癌（non-polyposis colorectal cancer，HNPCC）或黑斑息肉综合征（Peutz-Jeghers syndrome）〕。

• **慢性胰腺炎**：炎症反复发作会引起蛋白质和碳酸钙阻塞导管，引起导管扩张和进行性导管周围纤维化，这导致了胰管（包括分支胰管）不规则扩张这一典型征象（68%），胰腺实质、胰管内钙化（54%）和胰腺实质萎缩（50%）。患者常有慢性酒精中毒（70%）、梗阻性胆道结石、长期吸烟或囊性纤维化的病史。

• **胰腺导管内乳头状黏液性肿瘤（intraductal papillary mucinous tumor，IPMT）**：胰腺囊性肿瘤分 3 型——主胰管型、分支胰管型、混合胰管型。好发于 65 岁以上的男性（男女比约为 2 : 1）。主胰管型是主胰管弥漫性扩张所致。体积较小的 IPMT 常是良性的。恶性肿瘤的风险增加与胰管扩张 ≥ 1 cm、胰管内结节或钙化有关，但仅 20% 的病例中可见胰管内结节或钙化征象，在内镜检查中可以明显看到壶腹中有黏液分泌。

■ 其他鉴别诊断

• **胆总管结石**：典型表现是胆道扩张、胆石症（95%）和临床梗阻性黄疸。诊断金标准是内镜逆行胰胆管造影（endoscopic retrograde cholangiopancreatography，ERCP），但磁共振胰胆管成像（magnetic resonance holangiopancreatography，MRCP）的灵敏度和特异度均为 80%~100%。CT 靶征即钙化结石周围有低密度胆汁的征象，其灵敏度为 60%~80%。

• **壶腹癌**：影像学特征与胰腺导管腺癌有所重叠。大多数病例的 CT 表现为壶腹部低密度肿块和胆总管扩张，而胰管梗阻仅占 50%，胰腺萎缩并不常见。遗传性息肉病综合征患者风险增加。由于胰管梗阻常被早期发现，所以生存率比胰腺癌高。

■ 诊　断

IPMT，主胰管型。

■ 关键点

• 胰管扩张 ≥ 1 cm 伴胰管内结节有助于 IPMT 主胰管型的诊断。

• CT 示胰腺内低密度肿块伴胰管扩张，需考虑导管腺癌。

• 胰管扩张，胰腺实质萎缩、钙化时，倾向于慢性胰腺炎诊断。

病例 60

Sarika N. Joshi

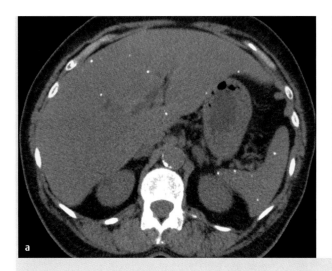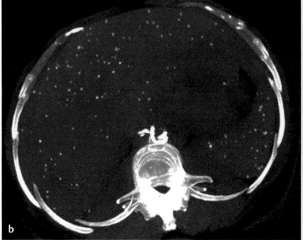

图 60.1 CT 平扫轴位图像（a）显示脾和肝脏内散在点状钙化灶。CT 最大密度投影图像（b）显示肝脏和脾实质内广泛钙化灶（图片由 Rocky C.Saenz 提供）

■ **推荐阅读**

Johnson C. Mayo Clinic Gastrointestinal Imaging Review. Rochester, MN: MayoClinic Scientific Press, 2005.

Ricci ZJ, Oh SK, Chernyak V, et al. Improving diagnosis of atraumatic spleniclesions, part I: nonneoplastic lesions. Clin Imaging, 2016, 40(4):769–779.

■ 临床表现

67 岁，女性，腹痛（图 60.1）。

■ 主要影像学表现

脾实质内多发钙化。

■ Top3 鉴别诊断

• **微小脓肿后遗症**：其表现大多由钙化性肉芽肿引起。当钙化数量 > 5 个时，组织胞浆菌病是最常见和最可能的诊断。免疫功能低下的患者可出现分枝杆菌感染或较少见的囊虫感染。

• **结节病**：脾钙化可为结节病的一种慢性表现。多发小的低密度结节最终会钙化，引起这种表现。

• **淋巴瘤治愈后**：脾淋巴瘤的众多表现之一为多发性实性病变。脾病变治愈后，部分病变可能会发生钙化。此外，淋巴瘤常伴有腹部淋巴结肿大，治疗时也可出现钙化。

■ 其他鉴别诊断

• **布鲁氏菌病**：布鲁氏菌病是一种罕见的细菌感染，常因接触被感染的动物而发病，它可引起脾大片钙化。

■ 诊 断

由组织胞浆菌病引起的钙化性肉芽肿。

■ 关键点

• 脾钙化病灶常继发于治愈后的组织胞浆菌病。

• 淋巴瘤常伴腹部淋巴结钙化。
• 脾肉芽肿为良性病变。

病例 61

Timothy McKnight

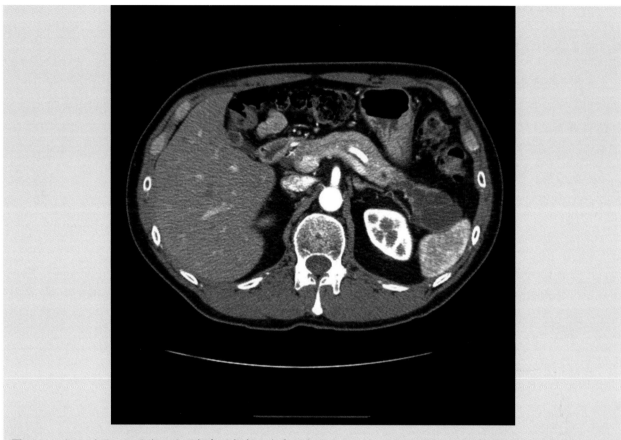

图 61.1 轴位增强 CT 图像示胰尾部有一复杂的多房性囊性病变，多个大的囊腔与主胰管不相通，未见壁结节或钙化

■ 推荐阅读

Brounts LR, Lehmann RK, Causey MW, et al. Natural course andoutcome of cystic lesions in the pancreas. Am J Surg, 2009, 197(5):619–622, discussion 622–623.

Kalb B, Sarmiento JM, Kooby DA, et al. MR imaging of cysticlesions of the pancreas. Radiographics, 2009, 29(6):1749–1765.

Sahani DV, Kambadakone A, Macari M, et al. Diagnosis and management of cystic pancreatic lesions. AJR AmJ Roentgenol, 2013, 200(2):343–354.

■ 临床表现

52 岁，女性，恶心（图 61.1）。

■ 主要影像学表现

胰尾部多房性囊性病变。

■ Top3 鉴别诊断

• **黏液性囊性肿瘤**（mucinous cystic neoplasm，MCN）：单房或多房性囊性肿块，伴有分隔，分隔可较厚或钙化，不与主胰管相通，属癌前病变。出现壁内结节提示其转化为侵袭性恶性肿瘤。MCN 通常为少囊性，囊的数量 < 6 个；同时为大囊性，单个直径 >2 cm。病灶大多位于胰体和胰尾部。好发于 40~60 岁的中年女性。囊液分析显示囊内容物黏蛋白增多、糖原缺失和癌胚抗原（CEA）升高（>192 ng/mL）。由于其有恶变倾向，常需手术切除。

• **导管内乳头状黏液瘤**（intraductal papillary mucinous neoplasm，IPMN）：分支胰管型 IPMN 表现为单房或簇状多房，病灶常小于 3 cm，可与主胰管相通，20% 伴钙化，恶变发生率较低。主胰管型常表现为不规则的弥漫性胰管扩张，而非局灶性肿块或囊肿。这两种类型均好发于 60~70 岁的老年患者。恶变为需要手术切除的侵袭性肿瘤的影像征象包括病灶大于 3 cm，有壁结节，主胰管扩张大于 1 cm，囊壁增厚或强化，以及进行性的局灶性远端胰腺萎缩。

• **浆液性囊腺瘤**（serous cystadenoma，SCA）：复杂的微囊性或多囊性病变，呈蜂窝状，数量常 > 6 个，单个囊的直径 < 2 cm，通常不超过 1 cm，可能小到类似实性肿块。20%~30% 的 SCA 中央瘢痕钙化。好发于 60~70 岁的老年女性，其发病率为男性的 3 倍。约 70% 的病变发生于胰体或胰尾部，30% 发生在胰头。囊液分析显示囊内容物高糖原、低黏蛋白和低 CEA（<5 ng/mL）。SCA 的恶变倾向较小，常需影像学随访。当病变直径大于 4 cm 或出现临床症状时，可选择手术切除。

■ 其他鉴别诊断

• **胰腺假性囊肿**：为最常见的胰腺囊性病变。通常为单房的液体密度，如果合并感染或出血，可表现为复杂囊肿。20%~40% 的慢性胰腺炎患者可出现假性囊肿。胰腺炎后遗症开始为急性胰腺周围积液，持续 4 周后，可形成结缔组织增生的假包膜和没有复杂分隔或软组织结节的囊液，常与胰管相通。

• **囊性神经内分泌肿瘤**：直径大于 5 cm 的病变密度多不均匀，可有囊变、坏死或钙化，大多为无功能性。肿瘤实性部分内血管丰富。胰岛素瘤最常见（50%），其次是胃泌素瘤（25%）。约 60% 的胃泌素瘤呈恶性表现，而胰岛素瘤仅 10%。相关综合征包括多发性内分泌瘤 1 型、希佩尔 – 林道（von Hippel-Lindau）病、神经纤维瘤病 1 型及结节性硬化症。

■ 诊 断

黏液性囊腺瘤。

■ 关键点

• MCN 为少囊性，单房直径 > 2 cm，有或无壁结节，囊液高黏蛋白和 CEA。

• MCN 曾被称为大囊性腺瘤。

• MCN 好发于中年女性，而 IPMN 和 SCA 常见于老年患者。

病例 62

Timothy McKnight

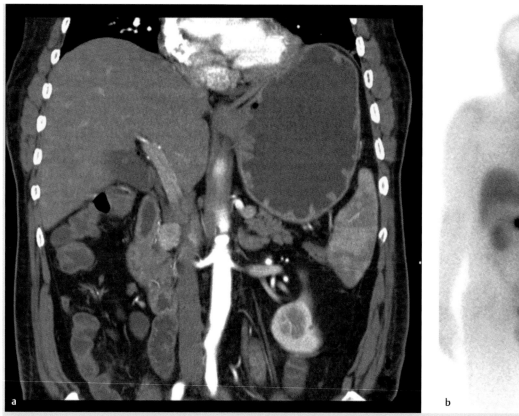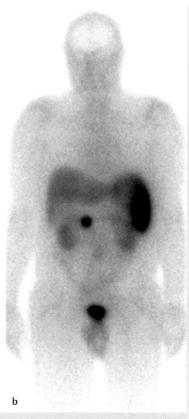

图 62.1 增强 CT 动脉期冠状位图像（a）示胰头有一卵圆形、边界清楚的富血供肿块。经腹部生长抑素受体闪烁扫描（111 In OctreoScan）冠状位图像（b）示胰头区局灶性高摄取，对应于 CT 所见肿块

■ 推荐阅读

Heller MT, Shah AB. Imaging of neuroendocrine tumors. Radiol Clin North Am, 2011, 49(3):529–548, vii.

Lewis RB, Lattin GE, Jr, Paal E. Pancreatic endocrine tumors: radiologic clinicopathologic correlation. Radiographics, 2010, 30(6):1445–1464.

Raman SP, Hruban RH, Cameron JL, et al. Pancreatic imagingmimics: part 2, pancreatic neuroendocrine tumors and their mimics. AJR Am JRoentgenol, 2012, 199(2):309–318.

■ 临床表现

52 岁，男性，腹部隐痛（图 62.1）。

■ 主要影像学表现

实性富血供胰腺肿块。

■ Top3 鉴别诊断

• **胰岛细胞 / 神经内分泌瘤**：这些富血供肿瘤在 CT 和 MRI 上表现为动脉期明显强化，其常转移至肝脏和淋巴结，且呈富血供表现，直径 > 3 cm 的病变更多为功能性或伴临床症状；> 5 cm 则表现为密度不均匀，可囊变、坏死或钙化，其中胰岛素瘤最常见（50%），其次是胃泌素瘤（25%）。约 60% 的胃泌素瘤呈恶性表现，胰岛素瘤仅 10%。相关综合征包括多发性内分泌瘤 1 型、希佩尔 – 林道（von Hippel-Lindau）综合征、神经纤维瘤病 1 型及结节性硬化症。

• **转移瘤**：胰腺转移瘤罕见，常见于播散性转移。CT 增强表现多样，常与原发肿瘤表现相似。肾细胞癌转移常为富血供，在肾脏病灶不明确的情况下与胰岛细胞瘤鉴别困难。其他包括肺癌、乳腺癌及结肠癌的转移，常表现为低密度。

约 70% 的胰腺转移瘤为单发，胰腺多发转移瘤罕见。转移瘤的继发征象，如胰管扩张和包绕血管少见，这些征象更常见于原发性胰腺癌。

• **胰腺癌**：嵌入促纤维增生基质中的腺体组织学解释了 CT 上典型的低密度表现。CT 多期对比增强上 5%~11% 的病变呈等密度。原发肿瘤位置包括胰头（60%）、胰体（15%）、胰尾（5%）和弥漫性受累（20%）。高达 50% 的病例出现次要征象，包括胰腺局限性增大、上游胰腺萎缩及主胰管和胆总管扩张（"双管"征）或突然截断。血清肿瘤标记物 CA–199 可升高。已知的危险因素包括吸烟、慢性胰腺炎、胃手术、糖尿病、辐射、工业化学品暴露，以及遗传性非息肉病性结直肠癌（hereditary non-polyposis colorectal cancer，HNPCC）或黑斑息肉综合征（Peutz-Jeghers syndrome）等。

■ 其他鉴别诊断

• **浆液性囊腺瘤**（serous cystadenoma，SCA）：由无数微小、蜂窝状、囊性内容物和钙化的中央瘢痕构成，类似于实性肿块，其内部分隔呈明显强化。SCA 是良性病变，生长缓慢，常无临床症状。约 70% 的病变位于胰体和胰尾部，30% 位于胰头部。钙化在 SCA 中很常见（40%），在黏液性囊腺瘤中为 16%。好发于 60 岁以上的老年女性。血管包绕和胰管扩张罕见。

• **假性动脉瘤**：胰腺区最常见的是胃十二指肠动脉或脾动脉破裂。最常见的病因是急性或慢性胰腺炎，其次是创伤或医源性损伤。假性动脉瘤内存在不同数量的附壁血栓。富血供强化表现是由于假性动脉瘤邻近的动脉血管显影，且病变与其直接相通。合并假性动脉瘤时死亡率增加 11%。治疗方式主要有血管内栓塞或手术治疗。

■ 诊 断

胰腺胃泌素瘤。

■ 关键点

• 神经内分泌肿瘤为富血供病变。

• 肾脏肿瘤转移至胰腺，其影像学表现与胰岛细胞瘤难以区分。

• 胰腺癌病灶多呈低或等密度。

病例 63

Sarika N. Joshi

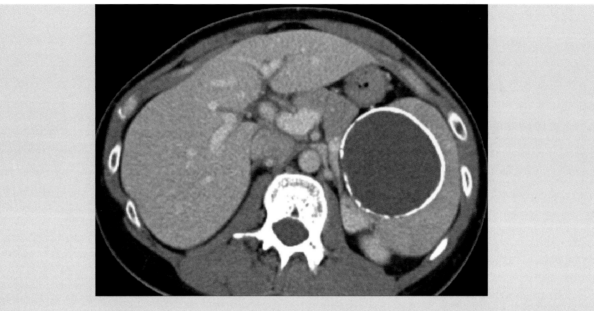

图 63.1 轴位增强 CT 图像显示脾内囊性病变伴外周钙化（图片由 Rocky C.Saenz 提供）

■ 推荐阅读

Boland G. Gastrointestinal Imaging: The Requisites. 4th ed. Philadelphia, PA: Elsevier/Saunders, 2014.

Hamilton JD, Kumaravel M, Censullo ML, et al. Multidetector CT evaluation of active extravasation in blunt abdominal and pelvic trauma patients. Radiographics, 2008, 28(6):1603–1616.

Ricci ZJ, Mazzariol FS, Flusberg M, et al. Improving diagnosis of atraumatic spleniclesions, part II: benign neoplasms/nonneoplastic mass like lesions. Clin Imaging, 2016, 40(4):691–704.

■ 临床表现

31 岁，男性，轻微腹部外伤（图 63.1）。

■ 主要影像学表现

脾囊性病变。

■ Top3 鉴别诊断

• **脾囊肿**：外伤后囊肿约占脾所有囊性病变的 75%。因为囊壁没有上皮层，所以称为假性囊肿。"真正的"上皮性囊肿是先天性的，也称为表皮样囊肿。影像学表现为边界清晰的良性病变，壁薄，内部为液性，无强化。创伤后囊肿可有类似或更复杂的表现，如病变内部密度不均匀，壁厚，伴囊壁钙化。大多数为体检时偶然发现，无临床症状。罕见的较大囊肿破裂或反复感染时需要治疗。

• **脾脓肿**：脾脓肿是最常见的血行播散引起的细菌感染性病变。影像学表现为一个或多个液性低密度影，内部无强化。轴位可更清晰地显示病变周边强化、邻近组织炎性浸润或病变内积气。脓肿破裂是其罕见的并发症，影像表现为邻近的游离积液或包膜下积液。

• **脾梗死**：脾梗死好发于脾外缘，内部无强化，可见包膜强化（由于独立的血供）。亚急性或慢性梗死表现为病变区液体样低密度。梗死的典型影像学改变呈楔形，但脾梗死常呈不规则形或线形。大多为特发性并不伴临床症状，可能的诱发因素有镰状细胞病或栓塞等。

■ 其他鉴别诊断

• **淋巴瘤**：淋巴瘤较大时可出现囊变或少见的内部坏死。临床特征与脾脓肿类似。

• **脾裂伤**：在 CT 上表现为脾实质内呈线性或分支状的不规则低密度区。平扫时病灶为高密度提示血肿，增强后病灶无强化。增强后从动脉期到延迟期仔细观察活动性外渗的形态变化，是影像诊断的关键点。

■ 诊　断

外伤后脾囊肿。

■ 关键点

• 外伤后脾囊肿是最常见的脾囊性病变。
• 囊性病变周围脂肪浸润或内部可见气体时应考虑脓肿。

• 病灶边缘平直更倾向于梗死，而不是肿块或囊性病变。

病例 64

Timothy McKnight

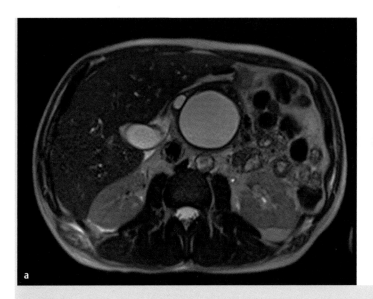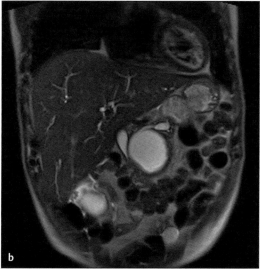

图 64.1 轴位 T2 半傅里叶采集单次激发快速自旋回波序列（half-fourier acquisition single-shot turbo spin echo，HASTE）图像（a）和冠状位 T2 HASTE 序列 MRI 图像（b）均显示胰腺有一个大且孤立的单纯性囊肿，局部占位效应致胆总管和主胰管扩张，冠状位图像可见其与胰管相通

■ 推荐阅读

Kalb B, Sarmiento JM, Kooby DA, et al. MR imaging of cysticlesions of the pancreas. Radiographics, 2009, 29(6):1749–1765.

Sahani DV, Kambadakone A, Macari M, et al. Diagnosis and management of cystic pancreatic lesions. AJR AmJ Roentgenol, 2013, 200(2):343–354.

Zhao K, Adam SZ, Keswani RN, et al. Acute pancreatitis: Revised Atlanta Classification and the role of cross sectional imaging. AJR AmJ Roentgenol, 2015, 205(1):W32–41.

■ 临床表现

48 岁，男性，反复发作性腹痛（图 64.1）。

■ 主要影像学表现

孤立性胰腺单房囊肿。

■ Top3 鉴别诊断

• **假性囊肿**：假性囊肿是胰腺炎的后遗症，为最常见的胰腺囊性病变，常为多发。早期为急性胰腺周围积液，4 周后可形成结缔组织增生的假包膜，内部不伴分隔或壁结节的囊液，常与胰管相通。如合并感染或出血，假性囊肿影像学表现会变得复杂。20%~40% 的慢性胰腺炎患者可伴发假性囊肿。大多数患者无症状，近 40% 的囊肿可自行消退。病变直径 > 4 cm 常会出现并发症和临床症状，需临床干预。

• **黏液性囊性肿瘤**（mucinous cystic neoplasm，MCN）：单房或多房性囊性肿块，伴有分隔，分隔可较厚或钙化，不与主胰管相通，属癌前病变。出现壁内结节则应考虑肿瘤具有侵袭性。MCN 常为少囊性，囊的数量 < 6 个；同时多表现为单个直径 > 2 cm 的大囊。好发于胰体和胰尾部，40~60 岁的中年女性多见。

• **导管内乳头状黏液瘤**（intraductal papillary mucinous neoplasm，IPMN）：分支胰管型 IPMN 表现为单房或簇状多房，病灶常小于 3 cm，可与主胰管相通，20% 可见钙化，极少恶变。主胰管型常表现为不规则的弥漫性胰管扩张，而非局灶性肿块或囊肿。此二者均好发于 60~70 岁的老年患者。如出现病灶大于 3 cm，有壁结节，主胰管扩张大于 1 cm，囊壁增厚或强化，以及进行性的局灶性远端胰腺萎缩等征象，则应高度怀疑肿瘤恶变，需手术切除。

■ 其他鉴别诊断

• **坏死性胰腺炎**：胰腺坏死引起病变区液体聚集，其内成分较复杂，本病包括病程不足 4 周的胰腺急性坏死物聚集，以及超过 4 周的包裹性坏死。病变可累及胰腺实质或胰腺周围脂肪，或两者同时存在（> 75%）。坏死物内可含有部分坏死的脂肪组织或出血。多为无菌性，但可并发感染，病变内积气是其特征性表现，但出现率仅为 15%。

• **囊性神经内分泌肿瘤**（cystic neuroendocrine neoplasm，NEN）：病变直径 > 5 cm 时其内密度多不均匀，可有囊变、坏死或钙化，多为无功能性。肿瘤实性部分血供丰富。以胰岛素瘤最常见（50%），其次为胃泌素瘤（25%）。约 60% 的胃泌素瘤为恶性，而恶性胰岛素瘤仅 10%。相关综合征包括多发性内分泌瘤 1 型、希佩尔 – 林道（van Hippel-Lindau）病、神经纤维瘤病 1 型和结节性硬化症。

■ 诊　断

胰腺假性囊肿。

■ 关键点

• 有胰腺炎病史，影像表现为孤立、单房的囊肿，绝大多数都是假性囊肿。

• 孤立伴有分隔或壁结节，较大的多房性肿块，应考虑 MCN。

• 胰腺炎引起成分复杂的积液，应高度怀疑坏死性胰腺炎或合并感染。

病例 65

Rocky C. Saenz

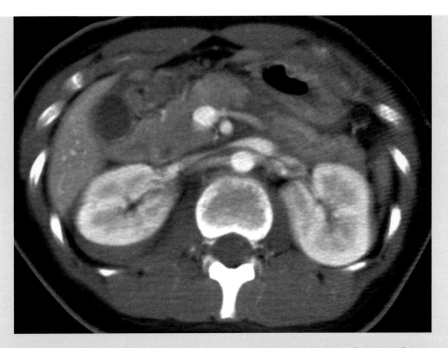

图 65.1 静脉注射对比剂后经胰腺层面的轴位 CT 图示胰腺体部局灶性线样缺损并累及胰管，同平面肠系膜上动脉（SMA）及肠系膜上静脉（SMV）周围脂肪间隙消失，也可见右侧肾脏的包膜下血肿

■ 推荐阅读

Daly KP, Ho CP, Persson DL, et al. Traumatic retroperitoneal injuries: review of multidetector CT findings. Radiographics, 2008, 28(6):1571–1590.

Federle MP, Jeffrey RB, Woodward PJ, et al. Diagnostic Imaging: Abdomen. 2nd ed. Philadelphia, PA: Lippincott Williams & Wilkins, 2009.

■ 临床表现

22 岁，男性，创伤后腹部疼痛（图 65.1）。

■ 主要影像学表现

胰腺实质线样缺损。

■ 诊　断

• **胰腺挫裂伤**：胰腺损伤并不常见，仅占腹部损伤的 5%。主要是由于胰腺位于腹腔的中心位置，在受到钝性损伤时可得到很好的保护，由于这些胰腺损伤是直接钝挫伤或脊柱压迫造成的，所以在瘦弱和年轻缺乏腹腔内脂肪的患者中，胰腺变得相对脆弱。因此，大多数情况下，胰腺损伤常合并其他脏器的损伤。而胰腺体部是最常见的受伤部位，CT 对诊断胰腺损伤的灵敏度和特异度均在 90% 以上。

在 CT 上，累及胰腺实质的血肿和挫伤均表现为混杂低密度。当胰腺和其相邻血管［肠系膜上静脉（superior mesenteric vein，SMV）、肠系膜上动脉（superior mesenteric artery，SMA）和脾静脉］损伤时，其周围脂肪模糊。发生胰腺挫裂伤时，需要仔细观察损伤是否累及胰管。

美国创伤外科协会（American Association for the Surgery of Trauma，AAST）将胰腺损伤分为 I ~ V 分级，其中 III ~ V 级属于重度损伤，包括胰腺实质和胰管损伤，III 级以上损伤会导致患者的死亡率增加，因此需手术干预。

■ 关键点

• 胰腺挫裂伤时，损伤自前缘延伸至后缘提示胰管断裂。

• 胰腺和血管之间的脂肪间隙模糊或消失，应高度怀疑胰腺损伤。

• 胰腺损伤通常合并其他脏器损伤。

病例 66

Sarika N. Joshi

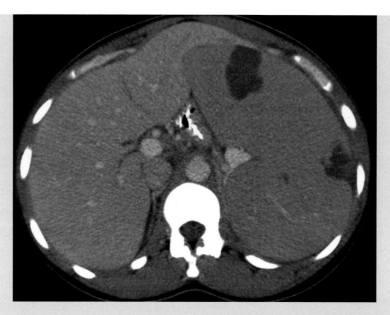

图 66.1　静脉注射和口服对比剂轴位 CT 图像示脾边缘有两个囊性病变，且脾明显增大（图片由 Rocky C. Saenz 提供）

■ 推荐阅读

Federle MP, Jeffrey RB, Woodward PJ, et al. Diagnostic Imaging: Abdomen. 2nd ed. Philadelphia, PA: Lippincott Williams & Wilkins, 2009.

Johnson C. Mayo Clinic Gastrointestinal Imaging Review.

Rochester, MN: MayoClinic Scientific Press, 2005.

Ricci ZJ, Oh SK, Chernyak V, et al. Improving diagnosis of atraumatic spleniclesions, part I: nonneoplastic lesions. Clin Imaging, 2016, 40(4):769–779.

■ 临床表现

41 岁，男性，左上腹部疼痛（图 66.1 ）。

■ 主要影像学表现

脾多发囊性病变。

■ Top3 鉴别诊断

• **微小脓肿**：脾脓肿多由白念珠菌引起，见于免疫力低下的患者，多发、类圆形、直径为 5~10 mm。超声可显示病变中心高回声、边缘低回声环的典型靶征或"牛眼"征。CT 表现为低密度、边缘强化的病变。由于脓肿在 T2 信号上明显增高，MRI 检查对其更为敏感。类似的表现也可见于肝脏和肾脏。

• **棘球蚴病**：也称棘球蚴病，病原菌为细粒棘球绦虫，较少累及脾，若脾受累时常伴发肝内病变。典型的影像学表现是脾内边缘清晰的囊性病变，内部伴或不伴子囊。若内囊壁塌陷可形成"水上荷花"征，边缘钙化常见。若破裂导致其内容物外漏则有过敏性休克的风险，传统的治疗方法为手术，目前也常采用经皮穿刺和（或）药物治疗。

• **囊性转移瘤**：脾转移瘤最常见的原发恶性肿瘤包括黑色素瘤、肺癌和乳腺癌。黑色素瘤内部可发生坏死，有形成囊性变的倾向。转移瘤也可表现为靶征。

■ 其他鉴别诊断

• **淋巴瘤**：淋巴瘤较大时可发生囊变，内部坏死少见。临床表现与脾脓肿类似。

• **脾梗死**：脾梗死的典型表现为形态不规则的、边缘低密度病变。亚急性期到慢性期密度可接近于液体。血液系统疾病和动脉血栓栓塞是其常见病因。

■ 诊　断

脾梗死。

■ 关键点

• 念珠菌感染常见于免疫缺陷的患者。

• 念珠菌微脓肿和转移性病变可见靶征。

• 脾梗死的典型表现为边缘不规则，并分布于外周。

病例 67

Rocky C. Saenz

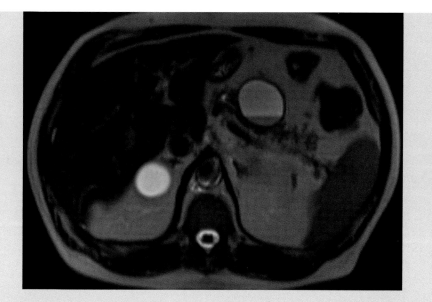

图 67.1 轴位 T2 MRI 示胰腺有一较大囊肿伴液-液平，胰腺实质萎缩；右肾可见一突出于轮廓之外的囊肿

■ 推荐阅读

Kalb B, Sarmiento JM, Kooby DA, et al. MR imaging of cysticlesions of the pancreas. Radiographics, 2009, 29(6):1749–1765.

Sahani DV, Kambadakone A, Macari M, et al. Diagnosis and management of cystic pancreatic lesions. AJR AmJ Roentgenol, 2013, 200(2):343–354.

Zhao K, Adam SZ, Keswani RN, et al. Acute pancreatitis: Revised Atlanta Classification and the role of cross sectional imaging. AJR AmJ Roentgenol, 2015, 205(1):W32–W41.

■ 临床表现

52 岁，男性，反复腹痛（图 67.1）。

■ 主要影像学表现

胰腺囊肿伴液 – 液平面。

■ 诊　断

• **假性囊肿：** 假性囊肿是胰腺最常见的囊性病变，常多发，属胰腺炎并发症，由急性胰周液体集聚形成。胰腺炎发病 4 周后若液体持续存在，则形成可强化的假包膜（内部无分隔和壁结节）。如并发感染或出血，则其成分变得复杂。20%~40% 的慢性胰腺炎患者伴发本病。临床上多无症状，40% 的患者病变可自行消退，其特征性表现为分层状液 – 液平面。当病变大于 4 cm 时，常与胰管相通，易复发。

根据修订的亚特兰大标准命名法，胰腺炎多为间质性水肿型。炎症反复发作可导致蛋白质和碳酸钙阻塞小胰管，造成胰管扩张及胰管周围组织进行性纤维化，形成慢性胰腺炎的典型三联征——胰管扩张（包括分支胰管）、胰腺实质钙化及胰腺萎缩。此类患者通常有慢性酒精中毒、梗阻性胆道结石、长期吸烟或囊性纤维化的病史。若假性囊肿内含有气体，需警惕伴发感染。当病变合并感染或体积增大时，应采取穿刺引流进行处理。

■ 关键点

• 伴液 – 液平面的胰腺囊肿，应考虑假性囊肿。

• 胰腺钙化、萎缩和导管扩张是慢性胰腺炎的特征。

• 假性囊肿内含气需警惕伴发感染。

病例 68

Sarika N. Joshi

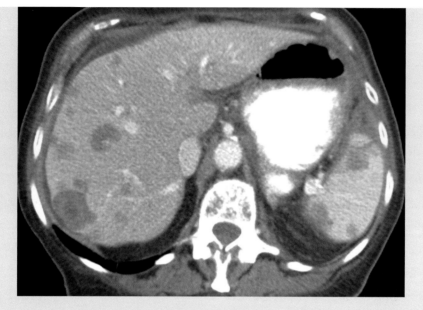

图 68.1 静脉注射和口服对比剂腹部轴位 CT 图示肝脏和脾多发病变，伴腹水（图片由 Rocky C. Saenz 提供）

■ 推荐阅读

Boland G. Gastrointestinal Imaging: The Requisites. 4th ed. Philadelphia, PA: Elsevier, 2014//Saunders Ricci ZJ, Kaul B, Stein MW, et al. Improving diagnosis of atraumatic splenic lesions, Part III: malignant lesions. Clin Imaging, 2016, 40(5):846–855.

Singh AK, Shankar S, Gervais DA, et al. Image guided percutaneoussplenic interventions. Radiographics, 2012, 32(2):523–534.

■ 临床表现

77 岁，女性，腹胀（图 68.1）。

■ 主要影像学表现

脾多发肿块。

■ Top3 鉴别诊断

• **转移瘤**：脾转移瘤多见于广泛播散的恶性肿瘤，单发于脾罕见，常无症状。由于脾血供丰富，因此多为血行转移。其原发肿瘤以黑色素瘤、肺癌和乳腺癌为主。影像学表现因原发肿瘤而不同，CT 上为多发、实性或囊性低密度病变，强化方式多样。以往认为的影像引导下经皮穿刺活检有较高的出血风险，但目前该方法常用于诊断，且并发症发生率较低。

• **淋巴瘤**：是脾最常见的恶性病变，表现为弥漫性、单发、多发和粟粒样，其中钙化常见于治疗后。病变多表现为浸润性或亚厘米级，所以 CT 和 MRI 对其检出灵敏度较低，而 PET/CT 对脾病变有较高的灵敏度和特异度，且有助于分期。若伴发淋巴结肿大，有助于鉴别诊断。

• **结节病**：结节病肝脾受累可见于 50% 以上的尸检标本，常无症状。病变早期影像学发现困难，当出现多发肝脾结节时，CT 表现为多发低密度影，在 MRI 各序列上呈低信号，结节强化较正常脾实质低，且在增强早期显示最清楚，延迟期不易发现病灶。结节病（包括肝脾肿大和淋巴结肿大）的影像学表现均无特异性。

■ 其他鉴别诊断

• **多发性脾梗死**：典型的脾梗死表现为外周的楔形低密度影。不典型表现，如不规则或线性改变也较常见。梗死也可表现得类似肿块，但增强扫描时其内无强化。由于包膜存在独立血供，可出现强化。脾动脉梗死多由血栓引起。静脉血栓多由脾大和弥漫性浸润性疾病所致。

■ 诊　断

卵巢癌脾转移。

■ 关键点

• 脾转移少见，多发生于晚期癌症患者。

• PET/CT 对脾淋巴瘤的诊断灵敏度明显高于 CT 或 MRI。

• 经皮脾穿刺活检和其他干预措施的应用越来越多，并发症发生率低。

病例 69

Stacy J. Ries

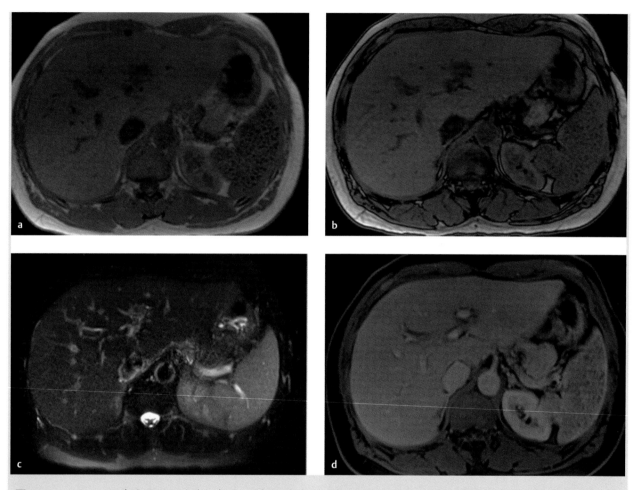

图 69.1 MRI 可见脾弥漫点状结节，在 T1 同相位（a）、反相位（b）、T2 脂肪抑制（c）、T1 脂肪抑制增强（d）序列上均为低信号

■ 推荐阅读

Elsayes KM, Narra VR, Mukundan G, et al. MR imagingof the spleen: spectrum of abnormalities. Radiographics, 2005, 25(4):967–982.

Federle MP, Jeffrey RB, Woodward PJ, et al. Diagnostic Imaging: Abdomen. 2nded. Philadelphia, PA: Lippincott Williams & Wilkins, 2009.

Sagoh T, Itoh K, Togashi K, et al. Gamna Gandy bodies of the spleen: evaluation withMR imaging. Radiology, 1989, 172(3):685–687.

■ 临床表现

64 岁，男性，既往体健（图 69.1）。

■ 主要影像学表现

脾多发低信号灶。

■ Top3 鉴别诊断

• **脾铁质沉着症（Gamna-Gandy 小体）：** 脾实质及血管内弥漫含铁血黄素，钙质的沉积为本病典型的影像学表现，也称为"烟草斑"。常见于肝硬化、门静脉高压（伴或不伴门静脉 / 脾静脉血栓形成），也见于镰状细胞性贫血，以及多次输血继发性铁沉着 / 获得性血色素沉着病、阵发性夜间血红蛋白尿、淋巴瘤和白血病等。超声检查表现为多发高回声病灶，伴或不伴声影。最有诊断价值的 MR 序列是梯度回波序列。

• **脾结核：** 微小结节型（粟粒型）脾结核可

以使 Gamna-Gandy 小体钙化，可能与肝脾肿大有关。急性期表现为中心强化。T1 呈低信号，T2 信号表现多样，部分为 T2 略高信号。在疾病的不同时期，强化方式各一。

• **脾组织胞浆菌病：** 组织胞浆菌病引起的脾病变可见于免疫力正常的人群，免疫力低下者更多见。急性期和亚急性期病灶在 T1、T2 均为低信号。钙化肉芽肿可类似 Gamna-Gandy 小体，在梯度回波成像中最明显。

■ 其他鉴别诊断

• **念珠菌病：** 是免疫功能低下者肝脾感染最常见的病原菌。病变在 T1、T2 上表现为低信号，可出现特征性的环形强化。

• **结节病：** 多见于血管紧张素转换酶

（angiotensin-converting enzyme，ACE）水平升高的非洲裔女性，伴或不伴肺结节表现。钙化的结节类似 Gamna-Gandy 小体，延迟期可轻度强化。

■ 诊　断

脾铁质沉着症（Gamna-Gandy 小体）。

■ 关键点

• 梯度回波成像是检测脾铁质沉着症最具诊断价值的序列。

• 脾结核、念珠菌病和脾结节病可见强化，

此点与脾铁质沉着症相鉴别。

• 组织胞浆菌病和念珠菌病在免疫功能低下者中更常见。

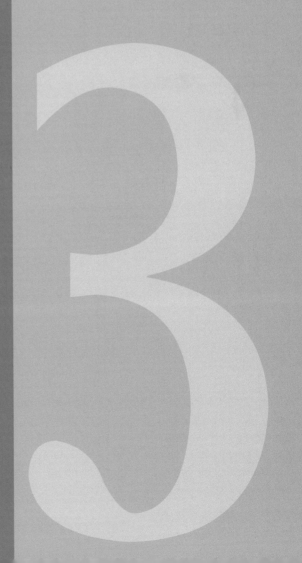

第 3 部分
胃肠道

病例 70

Alex R. Martin

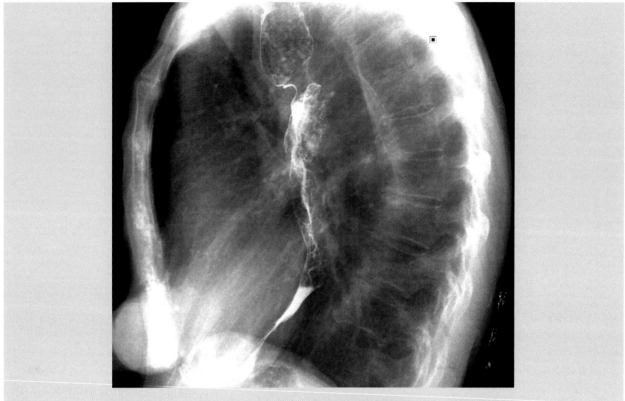

图 70.1 食管钡餐造影侧位 X 线片显示食管突然变窄伴远端长段食管管腔狭窄，黏膜不规则，近端食管扩张

■ 推荐阅读

Collazzo LA, Levine MS, Rubesin SE, et al. Acute radiation esophagitis: radiographic findings. AJR Am J Roentgenol, 1997, 169(4):1067–1070.

Gupta S, Levine MS, Rubesin SE, et al. Usefulness of barium studies for differentiating benign and malignant strictures of the esophagus. AJR Am J Roentgenol, 2003, 180(3):737–744.

Lewis RB, Mehrotra AK, Rodriguez P, et al. From the radiologic pathology archives: esophageal neoplasms: radiologic-pathologic correlation. Radiographics, 2013, 33(4):1083–1108.

■ 临床表现

83 岁，男性，吞咽困难（图 70.1）。

■ 主要影像学表现

远端食管黏膜不规则伴管腔狭窄。

■ Top3 鉴别诊断

• **食管癌**：鳞状细胞癌（squamous cell carcinoma，SCC）是最常见的食管癌，好发于食管中上段，而腺癌常发生在远端食管。鳞状细胞癌最常见的危险因素是吸烟和饮酒，而腺癌常由慢性反流引起的巴雷特（Barrett）食管所致。大多数表现为不规则肿块导致管腔狭窄，伴有溃疡和局限性突起（肩征）。浅表型食管癌可有斑块状、息肉样或溃疡样外观。静脉曲张型食管癌罕见，与食管静脉曲张表现相似，但形态不随管壁蠕动而改变。

• **转移瘤**：最常见的食管转移途径是直接侵犯，血行转移很少见。肺癌和乳腺癌主要通过纵隔淋巴结转移累及食管中段，胃癌则直接侵犯食管下段。胃肠道淋巴瘤很少发生在食管，影像学表现与原发性食管癌难以鉴别。

• **食管良性肿瘤**：约占食管肿瘤的 1/4，通常无症状。平滑肌瘤是食管最常见的间质肿瘤，而胃肠道间质瘤（gastrointestinal stromal tumors，GIST）主要分布在胃肠道的其他部位。其他的良性肿瘤包括腺瘤、息肉和前肠重复囊肿。影像学表现为光滑的壁内或腔内肿块，无溃疡或结节形成。

■ 其他鉴别诊断

• **异物**：除儿童或智力低下者，病史通常具有诊断意义。不透射线的异物很容易通过平片诊断。钡剂检查时，大的食物块可表现为不规则的息肉样肿块。在取出异物后，应评估患者是否存在潜在的食管狭窄或活动障碍。

• **放射性食管炎**：钡剂检查显示与照射野对应的一长段光滑的管腔狭窄，伴有小而浅的溃疡和颗粒状黏膜，类似于环状肿物。此类狭窄通常出现在放射治疗后 4~8 个月，且放射剂量 ≥ 50 Gy 的患者。

■ 诊　断

食管癌。

■ 关键点

• 不规则的食管狭窄与食管癌相关。
• 最常见的食管转移途径是直接侵犯。

• 食管良性肿瘤表现为边缘光滑的特点。

病例 71

Michael Legacy

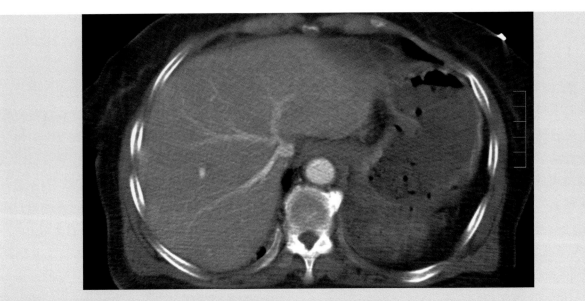

图 71.1 经静脉注射对比剂后上腹部增强 CT 图像示左上腹脂肪间隙模糊（图片由 Rocky C. Saenz 提供）

■ 推荐阅读

Federle MP, Jeffrey RB, Woodward PJ, et al. Diagnostic Imaging: Abdomen. 2nd ed. Philadelphia, PA: Lippincott Williams & Wilkins, 2009.

Pereira JM, Sirlin CB, Pinto PS, et al. Disproportionate fat stranding: a helpful CT sign in patients with acute abdominal pain. Radiographics, 2004, 24(3):703–715.

Thornton E, Mendiratta-Lala M, Siewert B, et al. Patterns of fat stranding. AJR Am J Roentgenol, 2011, 197(1):W1–W14.

■ 临床表现

35 岁，女性，左上腹部疼痛（图 71.1）。

■ 主要影像学表现

左上腹脂肪间隙模糊。

■ Top3 鉴别诊断

• **急性胰腺炎**：最常见的原因是酗酒或胆石症。临床表现为上腹痛，并向背部放射。主要有间质性水肿型和坏死型胰腺炎两种亚型。大多数为间质性水肿型胰腺炎，影像上可见正常胰腺的分叶状轮廓消失，伴胰腺周围脂肪间隙模糊。坏死性胰腺炎则为胰腺实质坏死，无强化且边界不清，胰腺周围脂肪间隙模糊更明显。

• **憩室炎**：憩室病最常累及乙状结肠。CT 可用于急性憩室炎的评估，其表现包括节段性肠壁增厚及邻近结肠周围炎性改变。并发症有气腹、脓肿和瘘管形成。CT 可见以炎性憩室为中心的结肠壁增厚及结肠周围脂肪间隙模糊。

• **穿孔性胃溃疡 / 胃炎**：胃炎可合并溃疡，大多数（95%）为良性溃疡。相关因素包括上腹疼痛、使用非甾体抗炎药（nonsteroidal anti-inflammatory drug，NSAID）和幽门螺杆菌感染。CT 表现为上腹部脂肪间隙模糊、胃壁增厚和腹腔内游离气体（穿孔时）。

■ 其他鉴别诊断

• **脓肿**：CT 表现为局限性低密度液体伴脓腔环形强化，好发于免疫功能低下、糖尿病和术后患者。在脓肿完全形成之前，蜂窝织炎更像局灶性脂肪浸润，没有游离液体的聚集。

• **网膜梗死**：部分大网膜脂肪因动脉损伤而梗死，常发生于右下腹部。临床表现为急性右下腹部疼痛、发热和可触及的肿块。CT 表现为局灶性脂肪浸润。采取保守治疗，以缓解疼痛为主。

■ 诊　断

穿孔性胃溃疡。

■ 关键点

• 胃炎常需要钡餐造影检查进一步评估。
• 胰腺炎是一种临床诊断，CT 仅用于排除其并发症。

• 当脂肪浸润以脂肪为中心而不是器官时，考虑为网膜梗死。

病例 72

Andrew Mizzi

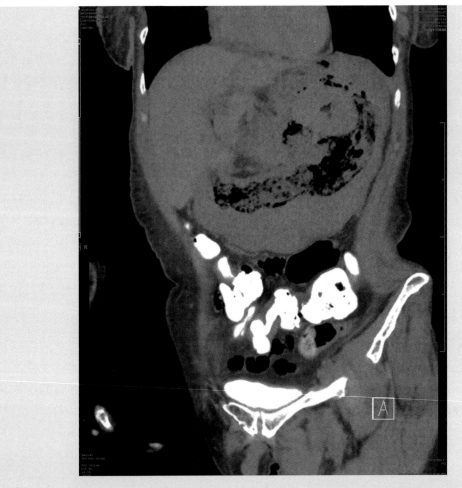

图 72.1 口服对比剂腹部 CT 冠状位重建图像显示，胃大弯侧胃壁明显偏心性增厚伴管腔狭窄（图片由 Rocky C. Saenz 提供）

■ **推荐阅读**

Federle MP, Jeffrey RB, Woodward PJ, et al. Diagnostic Imaging: Abdomen. 2nd ed. Philadelphia, PA: Lippincott Williams & Wilkins, 2009.

Lewis RB, Mehrotra AK, Rodríguez P, et al. From the radiologic pathology archives: gastrointestinal lymphoma: radiologic and pathologic findings. Radiographics, 2014, 34(7):1934–1953.

Whitty LA, Crawford DL, Woodland JH, et al. Metastatic breast cancer presenting as linitis plastica of the stomach. Gastric Cancer, 2005, 8(3):193–197.

■ **临床表现**

83 岁，男性，食欲不佳（图 72.1）。

■ **主要影像学表现**

弥漫性胃壁增厚伴胃腔狭窄（皮革胃）。

■ **Top3 鉴别诊断**

• **胃腺癌**：胃腺癌是最常见的胃恶性肿瘤（＞90%）。当肿瘤侵及胃壁肌层时，会导致肌层功能障碍，抑制了正常的胃扩张功能，导致胃腔变窄，形成皮囊样外观，称为皮革胃。硬化性胃癌（浸润型）占胃癌的 5%~15%，通常起始于幽门并向上方延伸。其危险因素包括亚硝酸盐、高盐饮食和烟熏食品。CT 见胃壁弥漫性增厚，黏膜皱襞消失和胃腔缩小。皮革胃提示疾病已处于晚期。

• **转移瘤**：胃转移瘤罕见，仅见于 2% 的癌症患者，是肿瘤 Ⅳ 期的标志，提示预后不良。胃转移瘤最常见的原发肿瘤是乳腺癌，可表现为多个小病灶或皮革胃（皮囊）外观。最常见的途径是血行转移，原发肿瘤多为恶性黑色素瘤、肺癌和乳腺癌。

• **淋巴瘤**：胃恶性肿瘤排名第二的是淋巴瘤，胃肠道的淋巴瘤好发于胃，最常见的是非霍奇金 B 细胞型淋巴瘤［弥漫性大 B 细胞淋巴瘤（diffuse large B-cell lymphoma，DLBCL）］和结外边缘区黏膜相关淋巴组织［（mucosa associated lymphoid tissue，MALT）淋巴瘤］。胃淋巴瘤也可伴随出现腹部淋巴结明显肿大。Menetrier 病（巨大肥厚性胃炎）引起的胃黏膜皱襞增厚，其表现可类似于胃淋巴瘤。

■ **其他鉴别诊断**

• **结节病**：结节病累及胃肠道少见，但发生时最常累及胃。其累及胃的表现是非特异性的，包括黏膜或胃壁增厚或胃溃疡，常与肺结节病相关。

■ **诊　断**

胃腺癌。

■ **关键点**

• 胃腺癌、淋巴瘤和转移瘤的影像表现类似。

• 皮革胃常使黏膜皱襞消失，而淋巴瘤、Menetrier 病和胃炎常引起黏膜皱襞增厚。

• 胃部肿块或胃壁增厚伴淋巴结明显肿大应考虑淋巴瘤。

病例 73

Vernon F. Williams, Jr.

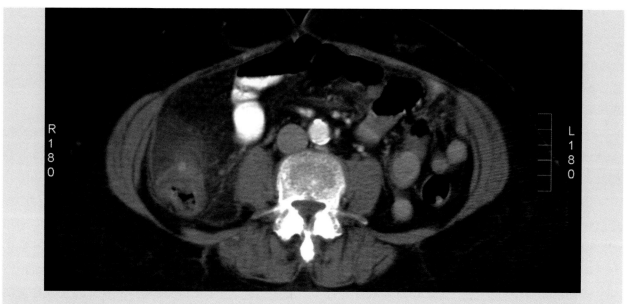

图 73.1 经静脉和口服对比剂中腹部轴位 CT 图像显示右下腹脂肪间隙模糊（图片由 Rocky C. Saenz 提供）

■ 推荐阅读

Choi SH, Han JK, Kim SH, et al. Intussusception in adults: from stomach to rectum. AJR Am J Roentgenol, 2004, 183(3):691–698.

Pereira JM, Sirlin CB, Pinto PS, et al. Disproportionate fat stranding: a helpful CT sign in patients with acute abdominal pain. Radiographics, 2004, 24(3):703–715.

Thornton E, Mendiratta-Lala M, Siewert B, et al. Patterns of fat stranding. AJR Am J Roentgenol, 2011, 197(1): W1–14.

■ 临床表现

55 岁，女性，右下腹部疼痛（图 73.1）。

■ 主要影像学表现

右下腹脂肪间隙模糊。

■ Top3 鉴别诊断

• **炎症性肠病**：克罗恩（Crohn）病是一种透壁的肠壁特发性炎症性肠病，可累及从食管到肛门的任何胃肠道部位（最常见的是回肠末端），表现为"跳跃性病变"。相反，溃疡性结肠炎仅限于黏膜，呈连续性，可累及直肠。本病的影像学表现包括黏膜溃疡（卵石征）、纤维脂肪增生（脂肪浸润）、黏膜皱襞增厚 / 水肿、肠壁强化、肠系膜脂肪增生（梳征）、黏膜下层脂肪增厚 / 水肿（脂肪晕征 / 靶征）。

• **阑尾炎**：急性阑尾炎是阑尾的炎症，是年轻患者腹部手术最常见的原因之一。常发生在阑尾管腔阻塞后（1/3 为阑尾粪石所致），进展为透壁炎症，最终可导致阑尾梗死或穿孔。主要并发症之一是脓肿形成。最具特异性的 CT 表现是阑尾增粗（＞ 6 mm）和周围脂肪间隙模糊，其他表现包括阑尾壁增厚和充血。

• **感染性结肠炎**：感染性结肠炎通常累及长段肠壁。病原体包括寄生虫、原虫、细菌及病毒。影像学表现多种多样，包括肠壁增厚，密度减低，脂肪浸润和水样粪便增加引起的多个气 - 液平面。"手风琴征"是指口服对比剂与极度增厚的结肠袋间形成的一种征象。

■ 其他鉴别诊断

• **憩室炎**：憩室的阻塞可发生在肠道的任何部位，但在远端最常见。憩室炎症可导致糜烂和潜在的微穿孔。CT 表现为高密度憩室旁脂肪间隙模糊，并发症包括脓肿和瘘管形成。

• **网膜梗死**：是引起腹痛的罕见病因，由大网膜扭转或静脉血栓形成 / 功能不全引起，可以自发形成。易感因素包括肥胖、充血性心力衰竭、近期腹部手术 / 创伤或剧烈活动。由于其丰富的胃网膜侧支血管供应，大网膜梗死的发生率低于小肠或结肠梗死。影像学特征包括无强化的网膜脂肪团块。

■ 诊　断

右半结肠憩室炎。

■ 关键点

• 憩室炎表现为憩室周围局限性脂肪模糊。

• 在 CT 上首先识别回盲瓣有助于发现阑尾。

• 克罗恩病最常累及回肠末端，以跳跃性病变为特征。

病例 74

Julia J. Hobson

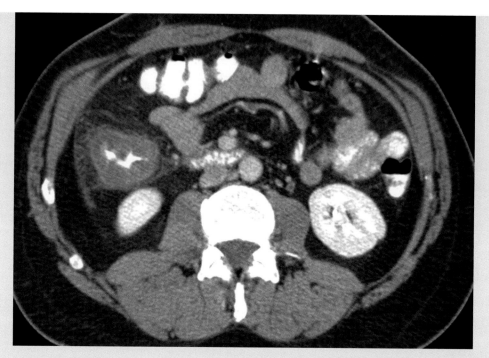

图 74.1 经静脉和口服对比剂的轴位 CT 图像显示盲肠壁明显环形增厚，结肠周围脂肪浸润和管腔狭窄（图片由 Rocky C. Saenz 提供）

■ 推荐阅读

Boyd SK, Cameron-Morrison JD, Hobson JJ, et al. CT imaging of large bowel wall thickening. J Am Osteopath Coll Radiol, 2016, 5(2):14–22.

Fernandes T, Oliveira MI, Castro R, et al. Bowel wall thickening at CT: simplifying the diagnosis. Insights Imaging, 2014, 5(2):195–208.

Iyer RB, Silverman PM, DuBrow RA, et al. Imaging in the diagnosis, staging, and follow-up of colorectal cancer. AJR Am J Roentgenol, 2002, 179(1):3–13.

■ 临床表现

36 岁，男性，白血病，腹痛（图 74.1）。

■ 主要影像学表现

对称性盲肠管壁增厚。

■ Top3 鉴别诊断

• **炎症性肠病**：结肠的特发性炎症性疾病包括克罗恩（Crohn）病和溃疡性结肠炎。常见症状为腹痛和腹泻，伴或不伴血便。克罗恩病可发生在胃肠道的任何部位，但最常累及回肠末端和结肠近端。溃疡性结肠炎多累及结肠远端，结肠近端也可受累，伴有"倒灌"性回肠炎，短段或长段对称性肠壁增厚，肠系膜淋巴结肿大和活动期周围脂肪浸润。克罗恩病的并发症包括肠腔狭窄、脓肿、瘘管和窦道形成。溃疡性结肠炎的并发症包括肠腔狭窄和中毒性巨结肠。慢性溃疡性结肠炎可致结肠袋消失，形成典型的"铅管样"结肠。

• **腺癌**：结肠癌是最常见的癌症之一，早期发现可治愈。大约 1/4 的结肠癌发生在盲肠。癌症早期常在内镜检查时发现，钡剂灌肠可显示斑块样或带蒂息肉。CT 表现为不对称肠壁增厚伴肠腔狭窄。结肠周围脂肪间隙模糊，结肠与邻近结构间脂肪界限消失提示肿瘤向局部浸润。PET-CT 可用于肿瘤分期，有利于为患者制定最佳的治疗方案。

• **盲肠炎**：也称为中性粒细胞减少性结肠炎，是一种坏死性小肠结肠炎，发生于中性粒细胞减少患者，最常见的是白血病化疗患者。临床表现为腹痛、血性腹泻和右下腹疼痛。首选的检查方法是 CT，可见巨大的对称性 / 环形肠壁增厚，伴有黏膜水肿（低密度），累及盲肠（也可累及结肠近端和回肠末端）和邻近结构炎性浸润致脂肪间隙模糊。严重者可发生肠壁坏死和穿孔。

■ 其他鉴别诊断

• **感染性结肠炎**：由细菌、病毒、真菌或寄生虫感染引起的肠壁炎症。耶尔森菌、巨细胞病毒（cytomegalovirus，CMV）、沙门菌、结核分枝杆菌、组织胞浆菌和阿米巴感染通常累及盲肠和结肠近端。CMV 和梭状芽孢杆菌常累及全结肠。

• **阑尾炎**：急性阑尾炎是腹痛的常见原因，需手术治疗。急性阑尾炎的炎症可蔓延至盲肠，导致盲肠壁增厚。此外，盲肠腔和阑尾底壁也会增厚。

■ 诊　断

中性粒细胞减少性结肠炎，盲肠炎。

■ 关键点

• 克罗恩病最常累及回肠末端和结肠近端。
• 1/4 的结肠癌发生在盲肠。

• 中性粒细胞减少引起的炎症通常累及盲肠。

病例 75

Reehan M. Ali

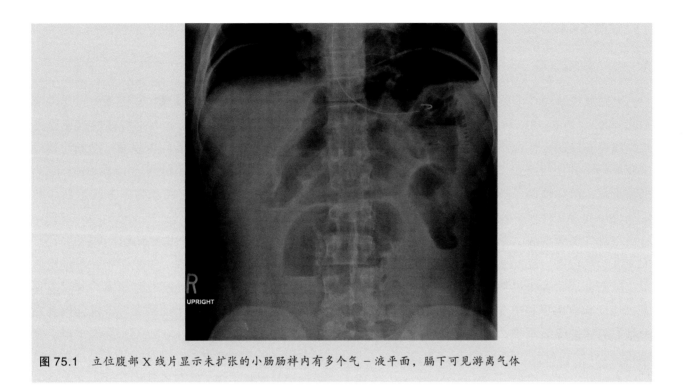

图 75.1 立位腹部 X 线片显示未扩张的小肠肠襻内有多个气－液平面，膈下可见游离气体

■ 推荐阅读

Federle MP, Jeffrey RB, Woodward PJ, et al. Diagnostic Imaging: Abdomen. 2nd ed. Philadelphia, PA: Lippincott Williams & Wilkins, 2009.

Harlow CL, Stears RL, Zeligman BE, et al. Diagnosis of bowel obstruction on plain abdominal radiographs: significance of air-fluid levels at different heights in the same loop of bowel. AJR Am J Roentgenol, 1993, 161(2):291–295.

Silva AC, Pimenta M, Guimarães LS. Small bowel obstruction: what to look for. Radiographics, 2009, 29(2):423–439.

■ 临床表现

63 岁，男性，近期手术后出现腹痛（图 75.1）。

■ 主要影像学表现

小肠气 – 液平面。

■ Top3 鉴别诊断

• **机械性肠梗阻**：最典型的表现是立位腹部 X 线片上可见气 – 液平面。机械性肠梗阻常与不同的气 – 液平面有关，表现为立位腹部平片上气 – 液平面呈"堆叠"或处于不同水平。不同的气 – 液平面高度大于或等于 2 cm，且外壁间测量扩张的小肠袢直径大于 2.5 cm 时对小肠梗阻的阳性预测值最高。最常见的原因是术后粘连（发达国家）和疝（发展中国家）。

• **肠梗阻**：该术语用于描述非机械性梗阻引起的肠蠕动缓慢。典型表现是非绞痛性腹痛，持续时间长，常发生在手术后。由于许多特征类似，

放射学上很难与机械性梗阻区分。与机械性梗阻气 – 液平面处于不同水平相反，非机械性梗阻气 – 液平面在同一水平。CT 示小肠和大肠间缺少过渡点和远端减压袢。药物也可引起非机械性肠梗阻，最常见的是阿片类药物。

• **前哨肠袢**：前哨肠袢是指腹腔内炎症部位邻近局部扩张的小肠环。前哨肠袢常伴有气 – 液平面，不能用于诊断腹腔内病变。因此，当在腹部 X 线片中发现前哨肠袢时，需行横断面成像进一步评估。

■ 其他鉴别诊断

• **炎症**：小肠非扩张肠袢内的气 – 液平面没有临床意义，偶可见于患潜在炎症的胃肠炎患者。

■ 诊　断

术后肠梗阻。

■ 关键点

• 不同水平的气 – 液平面常与机械性小肠梗阻有关。

• 立位腹部 X 线片见同一水平的气 – 液平面，

很可能是由非机械性肠梗阻引起的。

• 前哨肠袢是指在炎性病变周围含有气 – 液平面的扩张小肠袢。

病例 76

Michael L. Schwartz

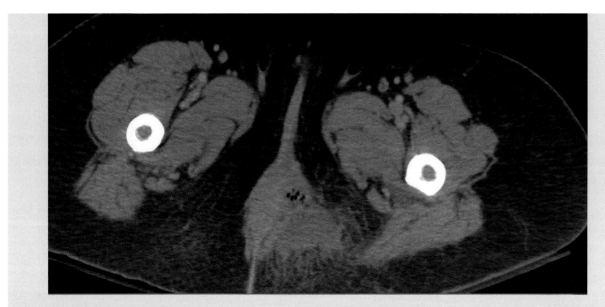

图 76.1 盆腔下部轴位增强 CT 图像示直肠病灶周围有低密度液体集聚和少量气体，直肠周围脂肪浸润（图片由 Rocky C. Saenz 提供）

■ 推荐阅读

Boyd SK, Cameron-Morrison JD, Hobson JJ, et al. CT imaging of large bowel wall thickening. J Am Osteopath Coll Radiol, 2016, 5(2):14–22.

Hayelar M, Griepentrog K. Tailgut cyst: case report and literature review. Int J. Surg Case Rep, 2015, 10:166–168.

Khati NJ, Sondel Lewis N, Frazier AA, et al. CT of acute perianal abscesses and infected fistulae: a pictorial essay. Emerg Radiol, 2015, 22(3):329–335.

O'Malley RB, Al-Hawary MM, Kaza RK, et al. Rectal imaging: part 2, perianal fistula evaluation on pelvic MRI—what the radiologist needs to know. AJR Am J Roentgenol, 2012, 199(1):W43–W53.

■ 临床表现

53 岁，女性，便血（图 76.1）。

■ 主要影像学表现

直肠周围囊肿。

■ Top3 鉴别诊断

• **脓肿**：直肠周围脓肿是直肠周围区域感染灶的聚集，常伴有肛瘘，是由于肛门腺引流障碍而自发发生的。大约 10% 的病例与盆腔感染、创伤、癌症、炎症性肠病及放射治疗有关。典型 CT 表现包括环形强化，液体密度病灶及周围脂肪浸润。超过 80% 的患者会发展成慢性瘘管。抗生素治疗可使部分患者症状自发缓解，而未缓解者仍需手术治疗。

• **重复囊肿**：直肠周围囊肿是罕见的先天性胚胎后肠病变，也称为尾肠重复囊肿或直肠后囊性错构瘤。女性好发，常没有症状。直肠周围囊肿常位于直肠后方，并发症包括感染和出血，有恶性倾向的报道。首选的治疗方法是手术切除。

• **炎症性肠病**：克罗恩病和溃疡性结肠炎均可累及直肠。目前在北美有 50 万人患有克罗恩病，发病高峰在 30 岁左右，临床症状有血性腹泻、小肠功能亢进、腹痛和里急后重。CT 或 MRI 小肠造影技术是最佳的影像学检查方法，优于钡餐造影检查。克罗恩病常累及右半结肠，也可累及胃肠道的任何部位。克罗恩病表现为跳跃的跨壁溃疡，可发展为直肠周围脓肿和瘘管形成。瘘管可发生在肠襻、阴道、膀胱或腹壁 – 皮肤之间。

■ 其他鉴别诊断

• **性病淋巴肉芽肿**：性病淋巴肉芽肿是一种由沙眼衣原体引起的性传播疾病，可导致直肠炎和（或）结肠炎。男性更常见，是黏膜感染的肉芽肿性炎症反应。直肠受累更常见，性病淋巴肉芽肿可导致直肠周围脓肿和瘘管形成。急性期可用四环素治疗。

■ 诊　断

自发性直肠周围脓肿。

■ 关键点

• 大多数直肠周围脓肿是由于肛门腺引流障碍而自发发生的。

• 无炎性改变的直肠后囊肿应考虑为重复囊肿。

• 应仔细观察直肠周围脓肿评估其是否存在瘘管。

病例 77

Jake Figner

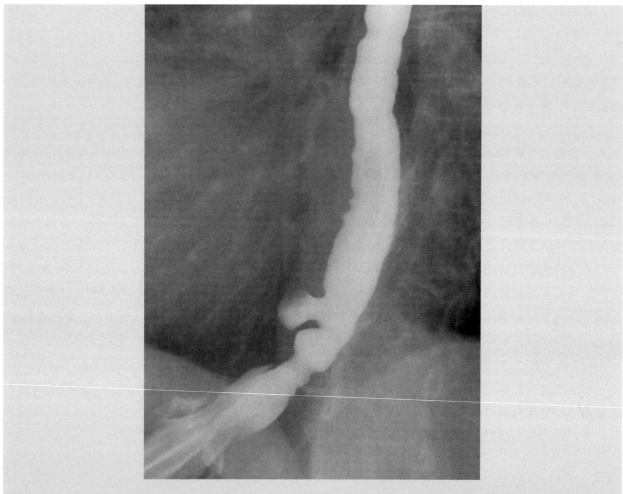

图 77.1 上消化道后斜位 X 线透视图像显示膈肌上方食管远端的局灶性病灶，边界清楚，向外突出（图片由 Sharon Kreuer 提供）

■ 推荐阅读

Dean C, Etienne D, Carpentier B, et al. Hiatal hernias. Surg Radiol Anat, 2012, 34(4):291–299.

Fasano NC, Levine MS, Rubesin SE, et al. Epiphrenic diverticulum: clinical and radiographic findings in 27 patients. Dysphagia, 2003, 18(1):9–15.

Federle MP, Jeffrey RB, Woodward PJ, et al. Diagnostic Imaging: Abdomen. 2nd ed. Philadelphia, PA: Lippincott Williams & Wilkins, 2009.

■ 临床表现

48 岁，女性，全腹痛（图 77.1）。

■ 主要影像学表现

膈肌上方食管远端突起影。

■ Top3 鉴别诊断

• **膈上内压性憩室**：内压性憩室常起源于食管右后外侧壁，不是"真正的"憩室，是黏膜层通过肌层疝出形成。憩室在钡剂造影上观察最好，表现为食管腔局限性外凸。憩室是腔内压力增加导致黏膜通过肌壁突出造成的，与食管运动障碍密切相关。在胸部正位 X 线片上，膈上憩室表现为心脏后肿块，很难与食管裂孔疝区分。

• **食管裂孔疝**：腹部内容物经食管裂孔疝出，大多数为胃食管结合部裂孔上方向上移位（滑动型），也可有胃底上疝，胸部 X 线片上表现为左侧心包后肿块伴气 – 液平。当胃通过食管裂孔向上（食管旁型）时，胃食管结合部可保持在正常位置，这种情况较少发生。钡剂透视显示食管裂孔疝是膈肌上方的含胃黏膜皱褶的囊袋。

• **膨大的膈壶腹**：又称食管前庭，是位于 A 环和 B 环之间的食管部分。膈壶腹是一种正常结构，在某些患者中可能更明显。由于食管下括约肌位置正常，且没有胃黏膜皱褶，与其他病变钡剂透视检查表现不同。

■ 其他鉴别诊断

• **嗜酸性食管炎**：是一种以嗜酸性粒细胞浸润为特征的食管炎症。最具特征性的影像学表现是吞钡时出现的向心性食管狭窄（环形食管）。可发生在胃肠道的任何部位，表现为胃肠道黏膜皱襞增厚和黏膜下水肿。大多数患者有过敏史或食物不耐受。食管活检可以明确诊断。类固醇可用于治疗嗜酸性食管炎，且疗效好。

■ 诊　断

膈上憩室。

■ 关键点

• 膈上憩室常起源于食管右后外侧壁。

• X 线片上食管裂孔疝常在左侧，而膈上憩室常在右侧。

• 膈壶腹是一种正常结构，在某些患者中表现明显。

病例 78

Andrew Mizzi

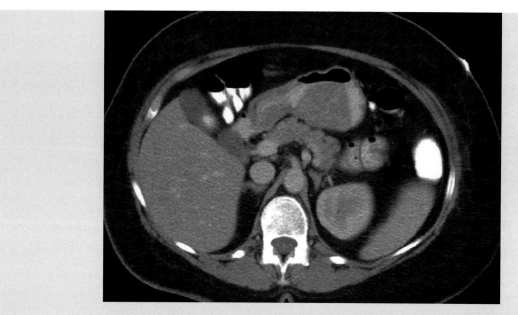

图 78.1 上腹部 CT 图像显示沿胃后壁的局灶性病变（图片由 Rocky C. Saenz 提供）

■ 推荐阅读

Federle MP, Jeffrey RB, Woodward PJ, et al. Diagnostic imaging: abdomen. 2nd ed. Lippincott Williams & Wilkins, 2009.

Lockhead P, El-Omar E. Gastric tumors: an overview. Atlas Genet Cytogenet in Oncol Haematol, 2009, 13(10):761–767.

Shen Y, Kang HK, Jeong YY, et al. Evaluation of early gastric cancer at multidetector CT with multiplanar reformation and virtual endoscopy. Radiographics, 2011, 31(1):189–199.

■ 临床表现

76 岁，男性，上腹部疼痛（图 78.1 ）。

■ 主要影像学表现

胃实性肿块。

■ Top3 鉴别诊断

• **胃腺癌**：腺癌起源于胃上皮细胞，是最常见的胃恶性肿瘤（＞95%）。大多数为偶发性。与幽门螺杆菌感染有关，10%~15% 具有遗传倾向。男性的发病中位年龄为 70 岁，女性为 74 岁。胃腺癌可以发生在胃的任何部位，但约 50% 发生在幽门区，25% 发生在胃体和胃底。胃远端肿块可出现胃出口梗阻。CT 上表现为胃壁局部增厚。其他类型包括息肉样肿块、溃疡样肿块或浸润性病变伴正常皱襞消失。

• **淋巴瘤**：原发性胃淋巴瘤占胃恶性肿瘤的 1%~5%。淋巴瘤是第二常见的胃恶性肿瘤。90% 的原发性胃淋巴瘤是黏膜相关淋巴组织（mucosa associated lymphoid tissue，MALT）或弥漫性大 B 细胞淋巴瘤（diffuse large B-cell lymphoma，DLBCL）。MALT 通常与幽门螺杆菌感染有关。主要是非霍奇金淋巴瘤（non-Hodgkin's lymphoma，NHL）类型。常见于胃窦。在 CT 上，淋巴瘤可表现为局灶性或弥漫性胃壁增厚，通常是 >1 cm 的溃疡性息肉样病变或黏膜下结节样病变。

• **胃肠道间质瘤**（gastrointestinal stromal tumor，GIST）：最常见的间充质起源肿瘤。这些病变大多数发生在胃。它表达酪氨酸激酶生长因子受体，这点将其与平滑肌瘤、平滑肌肉瘤、神经鞘瘤和神经纤维瘤区分开来。在 CT 上，GIST 表现为一个大的外生性、血管丰富的肿块。5%~10% 的病例出现钙化。未见淋巴结肿大。GIST 与 I 型神经纤维瘤病有关。

■ 其他鉴别诊断

• **良性胃息肉**：通常无症状，在钡餐检查中偶然发现。在极少数情况下，它可能会出现上腹痛、胃出口梗阻和呕血。发病率随着年龄的增长而增加。在幽门螺杆菌流行率较低的西方国家，胃底腺息肉占所有胃息肉的 74%；在幽门螺杆菌感染高发的国家，息肉通常是增生和腺瘤。胃底腺息肉具有低度恶性潜能。腺瘤通常见于萎缩性胃黏膜，可能与家族性息肉综合征有关。

• **胃类癌**：散发性胃类癌是胃类癌的一种亚型，通常表现为大的孤立性病变（其他两种亚型表现为多发小病变）。通常在诊断前已经发生转移。总的来说，所有类型的胃类癌都是罕见的肿瘤，占所有胃肿瘤的 1%。

■ 诊　断

胃腺癌。

■ 关键点

• 胃腺癌是最常见的胃恶性肿瘤。

• 玛丽约瑟夫结节（Sister Mary Joseph node）是一种脐部转移性结节，在高达 3% 的腹腔和盆腔恶性肿瘤中可见。

• 胃肠道是淋巴瘤最常见的结外受累部位。

病例 79

Reehan M. Ali

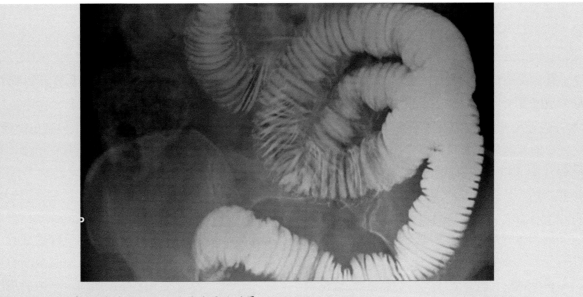

图 79.1 小肠钡餐 X 线片显示小肠皱襞弥漫性增厚

■ 推荐阅读

Eisenberg RL. Thickening of small bowel folds. AJR Am J Roentgenol, 2009, 193(1):W1–W6.

Federle MP, Jeffrey RB, Woodward PJ, et al. Diagnostic Imaging: Abdomen. 2nd ed. Philadelphia, PA: Lippincott Williams & Wilkins, 2009.

Rubesin SE, Rubin RA, Herlinger H. Small bowel malabsorption: clinical and radiological perspectives. Radiology, 1992, 184(2):297–305.

■ 临床表现

61 岁，男性，全腹痛（图 79.1）。

■ 主要影像学表现

弥漫性小肠皱襞增厚。

■ Top3 鉴别诊断

• **炎症**：炎症过程通常会导致不规则的皱襞增厚，皱襞变形并与相邻皱襞形成角度。虽然任何炎症过程都可能导致这种表现，但鉴别它们的关键在于疾病部位、临床病史和其他支持性影像学检查结果。例如，克罗恩（Crohn）病会表现为回肠末端受累及"弦征"，肠襻分离，跳跃性病变，可能形成瘘管。嗜酸性胃肠炎除累及小肠外，还可累及胃。惠普尔（Whipple）病可导致吸收不良综合征，如发热、关节炎和淋巴结肿大。小肠活检显示固有层中有过碘酸希夫（periodic acid-Schiff，PAS）阳性颗粒。

• **出血**：出血导致小肠皱襞均匀、规律地增厚。由于小肠皱襞平行排列，可出现经典的"栅栏"或"硬币堆"征象。肠襻也经常发生分离。这可能由多种原因引起，包括但不限于抗凝治疗、结缔组织疾病、凝血异常、出血性静脉曲张及出血性肿瘤等。

• **水肿**：是小肠壁增厚的另一个常见原因，通常与肝硬化引起的低蛋白血症有关。同样，肾病综合征和蛋白质丢失性肠病也会导致水肿。蛋白质丢失性疾病通常会导致广泛的肠壁增厚，而肿瘤浸润引起的淋巴阻塞和血管神经性水肿会导致类似的表现，但通常是局部的。

■ 其他鉴别诊断

• **淋巴瘤/白血病**：大约 25% 的淋巴瘤患者在尸检时会出现小肠受累。小肠的淋巴瘤/白血病受累通常具有弥漫分布且不规则的特性。由于疾病累及肠系膜，导致肠襻分离。

• **感染**：多种原因造成的小肠皱襞不规则增厚，包括贾拉第虫病（与最近的流行地区旅行史相关）、耶尔森菌结肠炎、类圆线虫病及伤寒。

■ 诊　断

与凝血功能障碍相关的小肠出血。

■ 关键点

• 规则的弥漫性小肠皱襞增厚很可能与出血或水肿有关。

• 炎症是不规则皱襞增厚的最常见原因。

• 缩小鉴别范围依赖于观察受累模式、临床体征/症状及相关的影像学表现。

病例 80

Julia D. Cameron-Morrison

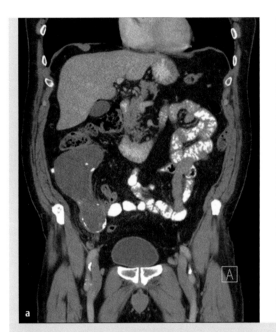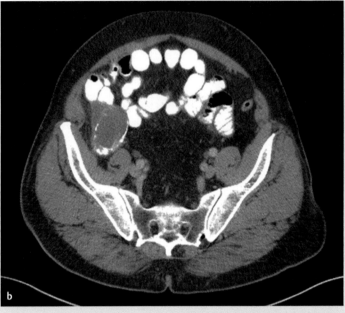

图 80.1 经静脉注射和口服对比剂后腹部和盆腔 CT 冠状位（a）和轴位（b）图像显示，右下腹可见一个大的、边界清楚的盲端管状囊性结构，沿其部分囊壁可见曲线状的钙化，内部可见细微的小片状高密度影

■ 推荐阅读

Beydoun T, Kreuer S. Cystic right lower quadrant mass. J Am Osteopath Coll Radiol, 2012, 1(4):32–34.

Jeong YY, Outwater EK, Kang HK. Imaging evaluation of ovarian masses. Radiographics, 2000, 20(5):1445–1470.

Madwed D, Mindelzun R, Jeffrey RB, Jr. Mucocele of the appendix: imaging findings. AJR Am J Roentgenol, 1992, 159(1):69–72.

Pickhardt PJ, Levy AD, Rohrmann CA, Jr, et al. Primary neoplasms of the appendix: radiologic spectrum of disease with pathologic correlation. Radiographics, 2003, 23(3):645–662.

■ 临床表现

69 岁，男性，右下腹部疼痛（图 80.1）。

■ 主要影像学表现

右下腹囊性肿块伴周围钙化。

■ Top3 鉴别诊断

• **阑尾炎 / 阑尾脓肿**：阑尾炎最常表现为脐周疼痛，最终定位于右下腹。阑尾炎的典型表现包括直径 ≥ 7 mm 的阑尾扩张，周围脂肪炎性渗出，伴或不伴有游离液体和阑尾结石。并发症包括破裂形成脓肿和气腹。

• **阑尾黏液囊肿**：阑尾黏液囊肿通常无症状，是由异常黏液蛋白积聚导致的慢性囊性扩张。有 3 种组织学亚型，包括黏膜增生、黏液性囊腺瘤（最常见）和黏液性囊腺癌。在 CT 上，右下腹可见一个有包膜的圆形或椭圆形薄壁囊性肿块。最常见大小为 3~6 cm，约 50% 可见曲线性的囊壁钙化。破裂时可见腹膜假黏液瘤。

• **盲肠腺癌**：盲肠腺癌的表现与肠道其他部位的结肠肿瘤相似，通常因便血或肠梗阻而发现。病变在发现时可能很大。影像学上可能有透壁浸润、腺病或远处转移征象。相关炎性改变少见。

■ 其他鉴别诊断

• **附件包块**：女性右下腹部疼痛通常源于卵巢或附件，可能的病因包括单纯或复杂性的卵巢囊肿、输卵管卵巢脓肿、子宫内膜异位症，以及良性和恶性卵巢肿瘤。当病变较大时，可能难以定位到附件并且与盲肠 / 阑尾囊性肿块类似。在横断面成像追踪性腺动脉和阔韧带至卵巢，可能有助于定位病变起源。

■ 诊　断

阑尾黏液囊肿，黏液性囊腺瘤。

■ 关键点

• 阑尾肿大合并炎性改变 <2 cm，考虑阑尾炎。

• 阑尾黏液囊肿表现为 >3 cm 的囊性肿块并伴有钙化。

• 腹膜假性黏液瘤与分泌黏蛋白的肿瘤破裂有关。

病例 81

Michael L. Schwartz

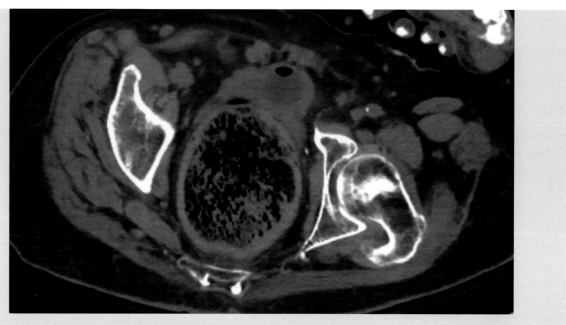

图 81.1 盆腔下部 CT 平扫图像显示直肠扩张，伴有异常的对称性壁增厚和后部脂肪内条索影（图片由 Rocky C. Saenz 提供）

■ 推荐阅读

Boyd SK, Cameron-Morrison JD, Hobson JJ, et al. CT imaging of large bowel wall thickening. J Am Osteopath Coll Radiol, 2016, 5(2):14–22.

Choi JS, Lim JS, Kim H, et al. Colonic pseudoobstruction: CT findings. AJR Am J Roentgenol, 2008, 190(6):1521–1526.

Heffernan C, Pachter HL, Megibow AJ, et al. Stercoral colitis leading to fatal peritonitis: CT findings. AJR Am J Roentgenol, 2005, 184(4):1189–1193.

■ 临床表现

66 岁，男性，腹胀和盆腔疼痛（图 81.1）。

■ 主要影像学表现

明显的直肠扩张伴有粪便嵌塞和肠壁增厚。

■ Top3 鉴别诊断

• **粪石性结肠炎**：是一种继发于粪便嵌塞（粪便瘤）伴发腔内压力升高所致的大肠炎。粪便瘤导致直肠及直肠周围的脂肪浑浊，直肠壁弥漫性或局部增厚（如有粪石溃疡）。并发症包括穿孔、腹膜炎，死亡率高。通常见于老年、长期残疾和（或）住院患者。在年轻患者中，病因主要是麻醉药品滥用。

• **假性结肠梗阻（Ogilvie 综合征）/肠梗阻**：直肠和结肠扩张，无阻塞性病变（肿瘤、感染或炎症）。结肠梗阻可使直肠扩张，盲肠最为明显。病因包括外伤、代谢紊乱、外科手术后、传染病

及心脏病等。假性结肠梗阻（Ogilvie 综合征）是一种致命的急性结肠扩张，没有潜在的机械性病变。CT 显示管腔扩张但没有突然的狭窄点。

• **炎症性肠病**：克罗恩（Crohn）病和溃疡性结肠炎都会导致肠壁增厚。溃疡性结肠炎多见于左半结肠，克罗恩病多见于右半结肠。壁增厚在克罗恩病中更为突出，通常 >10 mm。溃疡性结肠炎的并发症包括结肠狭窄或固定且扩张的结肠（"铅管"征）。溃疡性结肠炎的典型表现是左半结肠和直肠的向心性壁增厚。

■ 其他鉴别诊断

• **腺癌**：腺癌是最常见的结直肠恶性肿瘤。典型的 CT 表现为直肠壁不规则、不对称的增厚和管腔狭窄。并发症包括由肿块样壁增厚导致的近端梗阻。通常伴有周围脂肪间隙浸润和腺病。

• **直肠炎**：直肠内膜的炎症可以是急性或慢性的。在横断面成像上，直肠壁增厚呈典型的同心圆状，没有管腔扩张。病因包括放射治疗、性传播感染、炎性疾病、缺血及外伤等。

■ 诊　断

粪石性结肠炎。

■ 关键点

• 在无并发症的粪便嵌塞时，直肠壁很薄，这与粪石性结肠炎不同。

• 直肠炎的直肠壁增厚，但没有管腔扩张，

这与粪石性结肠炎不同。

• 术后患者的腹胀通常是由肠梗阻引起的。

病例 82

Jake Figner

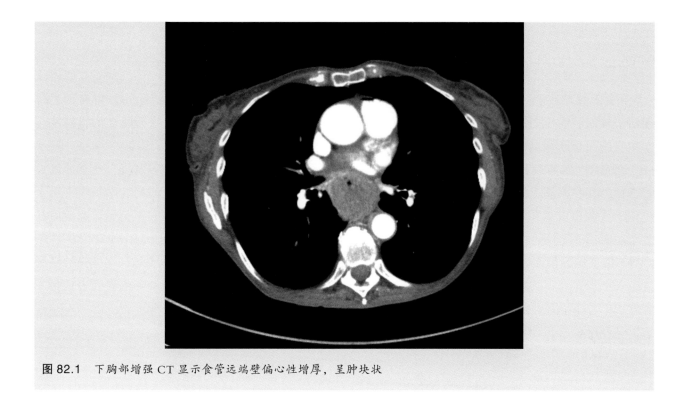

图 82.1 下胸部增强 CT 显示食管远端壁偏心性增厚，呈肿块状

■ 推荐阅读

Bhalla M, Silver RM, Shepard JA, et al. Chest CT in patients with scleroderma: prevalence of asymptomatic esophageal dilatation and mediastinal lymphadenopathy. AJR Am J Roentgenol, 1993, 161(2):269–272.

Federle MP, Jeffrey RB, Woodward PJ, et al. Diagnostic Imaging: Abdomen. 2nd ed. Philadelphia, PA: Lippincott Williams & Wilkins, 2009.

Hong SJ, Kim TJ, Nam KB, et al. New TNM staging system for esophageal cancer: what chest radiologists need to know. Radiographics, 2014, 34(6):1722–1740.

Reinig JW, Stanley JH, Schabel SI. CT evaluation of thickened esophageal walls. AJR Am J Roentgenol, 1983, 140(5):931–934.

■ 临床表现

88 岁，女性，吞咽困难（图 82.1）。

■ 主要影像学表现

食管远端壁偏心性增厚。

■ Top3 鉴别诊断

• 食管癌：最常见的食管癌类型是鳞状细胞癌（squamous cell carcinoma，SCC）。SCC 通常见于近端 2/3，而腺癌更常见于远端 1/3。腺癌是第二常见的癌症类型。两者都可以表现为环形或不对称的管壁增厚。纵隔淋巴结肿大提示局部转移。食管 SCC 的危险因素包括吸烟、饮酒、贲门失弛缓症和长期食管炎。腺癌与胃食管反流和 Barrett 化生的关系更为密切。

• 食管炎：食管的炎症，最常由胃食管反流引起，但也可能继发于感染、化疗、摄入腐蚀性物质或放疗等。CT 可显示管壁增厚，黏膜下水肿（主要征象）和增厚的皱襞。食管钡餐检查表现为"粗糙"的外观。

• 食管静脉曲张：扩张和迂曲的侧支静脉可能由于门静脉压力增加而"上行"或由于上腔静脉梗阻而"下行"。静脉曲张在 CT 上表现为具有小叶样轮廓的壁增厚。食管钡餐造影可见迂曲的射线可穿透的充盈缺损。静脉曲张出血是最严重的并发症。治疗方法包括血压控制或血管结扎。经颈静脉肝内门体静脉分流术（transjugular intrahepatic portosystemic shunt，TIPS）可用于缓解门静脉高压症。如果食管表现出静脉曲张样外观且在使用对比剂后没有扩张，则应考虑静脉曲张样癌。

■ 其他鉴别诊断

• 淋巴瘤和转移：食管转移最常见的方式是直接侵犯，淋巴或血行扩散也有可能。胃癌和肺癌是食管转移最常见的原发肿瘤。累及食管的淋巴瘤最常见于非霍奇金淋巴瘤。食管是胃肠道淋巴瘤累及最少的部位。原发性食管淋巴瘤可见于获得性免疫缺陷综合征（AIDS）患者。

■ 诊　断

食管腺癌。

■ 关键点

• SCC 与吸烟和饮酒密切相关，通常见于食管近端 2/3。

• 腺癌通常是慢性胃食管反流病（gastroesophageal reflux disease，GERD）进展为巴雷特（Barrett）食管和腺癌的结果，多见于食管远端 1/3。

• 食管静脉曲张可"下行"或"上行"，表现为蛇形充盈缺损。如果食管不扩张，应考虑静脉曲张样癌。

• 食管是胃肠道淋巴瘤中最不易累及的部位。肺癌或胃癌的直接侵袭是最常见的食管转移。

病例 83

Rocky C. Saenz

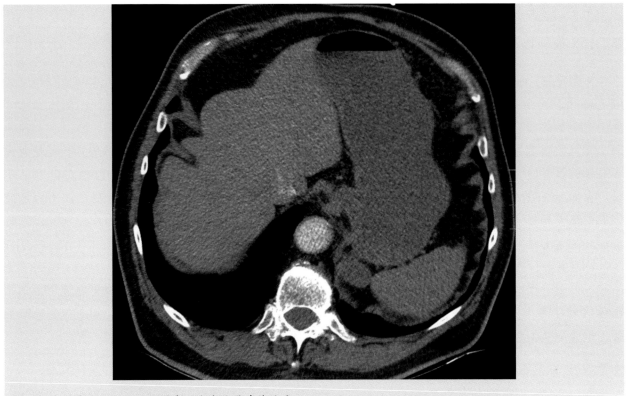

图 83.1 腹部增强 CT 显示胃底后方有边界清楚的病灶

■ **推荐阅读**

Federle MP, Jeffrey RB, Woodward PJ, et al. Diagnostic Imaging: Abdomen. 2nd ed. Philadelphia, PA: Lippincott Williams & Wilkins, 2009.

Schwartz AN, Goiney RC, Graney DO. Gastric diverticulum simulating an adrenal mass: CT appearance and embryogenesis. AJR Am J Roentgenol, 1986, 146(3):553–554.

■ 临床表现

43 岁，男性，腹痛（图 83.1）。

■ 主要影像学表现

胃后部病变。

■ Top3 鉴别诊断

• **胃憩室**：胃憩室并不少见，最常见的位置是心脏区域。诊断的关键是肉眼可见憩室与胃连接。这可以在 CT 上通过口服对比剂或钡餐透视得到证实。通常这些都是真正的憩室并且延伸到所有的 3 层胃壁。

• **肾上腺肿块**：肾上腺最常见的肿块是腺瘤，腺瘤占肾上腺肿瘤的 90% 以上。肾上腺病变的第二大常见原因是转移。肾上腺嗜铬细胞瘤是富血管的病灶，通常 > 3 cm。肾上腺原发肿瘤通常是 > 6 cm 的大病灶。CT 肾上腺增强扫描对鉴别腺瘤和转移瘤的灵敏度最高。

• **副脾**：是先天性的良性脾组织，最常见于脾门周围。诊断的关键是注意 CT 密度或 MRI 信号强度与正常脾相同。10%~30% 的患者伴有副脾。脾切除术后副脾会肥大。

■ 诊　断

胃憩室。

■ 关键点

• 胃憩室可通过钡餐检查来证实。

• 胃后肿块伴气 – 液平面是憩室。

• MRI 化学位移成像很容易诊断富含脂质的肾上腺腺瘤。

病例 84

Reehan M. Ali

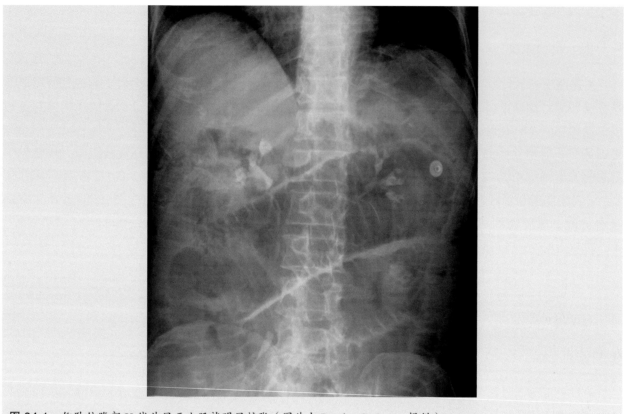

图 84.1 仰卧位腹部 X 线片显示小肠袢明显扩张（图片由 Rocky C. Saenz 提供）

■ 推荐阅读

Federle MP, Jeffrey RB, Woodward PJ, et al. Diagnostic Imaging: Abdomen. 2nd ed. Philadelphia, PA: Lippincott Williams & Wilkins, 2009.

Lappas JC, Reyes BL, Maglinte DD. Abdominal radiography findings in small-bowel obstruction: relevance to triage for additional diagnostic imaging. AJR Am J Roentgenol, 2001, 176(1):167–174.

Silva AC, Pimenta M, Guimarães LS. Small bowel obstruction: what to look for. Radiographics, 2009, 29(2):423–439.

■ 临床表现

83 岁，男性，晨起腹胀（图 84.1）。

■ 主要影像学表现

小肠祥扩张。

■ Top3 鉴别诊断

• **机械性梗阻**：从外壁测量小肠祥时，直径 > 2.5 cm 诊断为扩张。在站立位的腹部平片上可以看到气 – 液平面。CT 可用于进一步明确梗阻程度（低位部分梗阻、高位部分梗阻或完全梗阻），并确定梗阻部位以帮助制定手术计划。通常采用随访观察用于确定小肠部分或完全梗阻，文献报道口服对比剂后延迟 CT 扫描也可确定。最常见的原因绝大多数是术后粘连（发达国家）和疝气（发展中国家）。

• **肠梗阻**：非机械性梗阻引起的肠蠕动障碍。由于许多特征重叠，在 X 线片上很难与机械性梗阻区分开来。临床资料有助于鉴别，患者通常表现为非绞痛性腹痛，这种疼痛持续时间长，常发生在手术后。CT 也可显示小肠和大肠缺乏局部狭窄和远端扩张。另外，药物也可导致肠梗阻，最常见的是阿片类药物。

• **硬皮病**：由于胶原蛋白的沉积导致的系统性硬化症。除小肠扩张外，还可导致由绒毛萎缩和隐窝肥大引起的空肠 / 回肠逆蠕动，进而导致慢性液体积聚。典型的表现为肠系膜边缘可见囊袋样改变。结合相关的影像学表现，如食管扩张和肺纤维化有助于诊断。

■ 其他鉴别诊断

• **小肠吸收障碍**：小肠吸收障碍是由空肠黏膜皱襞缺失引起的，导致空肠的无特征性外观，表现为自身的"铸型"，称为"蜡模征"。

■ 诊　断

小肠梗阻。

■ 关键点

• 小肠扩张，直径 > 2.5 cm。

• 寻找梗阻部位和远端扩张的小肠祥以鉴别机械性梗阻。

• 炎症导致的小肠扩张需结合其他影像学征象来帮助诊断。

病例 85

Kathy M. Borovicka

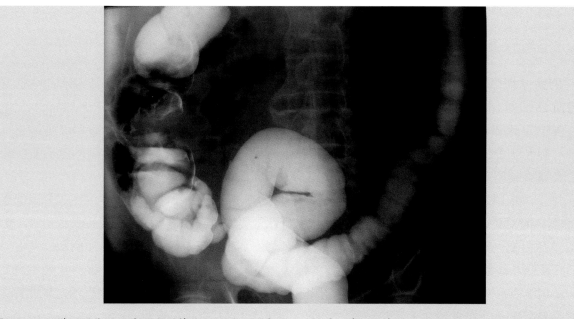

图 85.1 钡灌肠图像显示盲肠黏膜持续不规则，肠壁偏心性增厚，管腔变窄（图片由 Rocky C. Saenz 提供）

■ 推荐阅读

Boyd SK, Cameron-Morrison JD, Hobson JJ, et al. CT imaging of large bowel wall thickening. J Am Osteopath Coll Radiol, 2016, 5(2):14–22.

Federle MP, Jeffrey RB, Woodward PJ, et al. Diagnostic Imaging: Abdomen. 2nd ed. Philadelphia, PA: Lippincott Williams & Wilkins, 2009.

Hoeffel C, Crema MD, Belkacem A, et al. Multi-detector row CT: spectrum of diseases involving the ileocecal area. Radiographics, 2006, 26(5):1373–1390.

■ 临床表现

70 岁，女性，"铅笔"样便伴腹痛（图 85.1）。

■ 主要影像学表现

盲肠壁不对称增厚。

■ Top3 鉴别诊断

• 腺癌：腺癌是最常见的结肠癌，盲肠占结肠腺癌的 25%。盲肠病变体积很大但不会引起阻塞时，可引发肠套叠。CT 表现包括较短肠段内的非对称性肠壁增厚，从异常肠壁突然变为正常肠壁，以及邻近轻微脂肪浸润。当病变较大时，可呈巨大息肉状。在 10% 的病例中，这些盲肠肿块可以延伸并累及回肠末端，导致回肠末端充血和水肿。在钡餐检查中，可见管腔狭窄。

• 憩室炎：憩室在结肠远端最常见，在盲肠较少见。识别盲肠憩室时关键 CT 表现是不对称或环形肠壁增厚，以及盲肠周围炎性改变。在盲肠憩室处观察正常阑尾和结肠旁炎症，除外阑尾炎。并发症包括穿孔、气腹和脓肿形成。

• 感染性结肠炎：感染导致局部或弥漫性肠壁增厚并伴有溃疡。已知某些微生物可影响右半结肠，偶尔扩散到回肠末端，并且可能影响远端结肠，包括沙门菌病（伤寒）、耶尔森菌小肠结肠炎、结核病、巨细胞病毒感染、组织胞浆菌病、毛霉菌病及阿米巴病等。CT 可显示黏膜皱襞增厚，管壁增厚，水肿或痉挛导致的结肠袋消失，溃疡和管腔狭窄。不同病原菌导致的病变外观略有不同。

■ 其他鉴别诊断

• 炎性疾病：克罗恩（Crohn）病影响回肠末端和盲肠。在疾病的急性期可有肠壁增厚、壁水肿伴层状强化、肠系膜脂肪模糊和淋巴结的跳跃性病变等，也可见到瘘管形成、窦道和脓肿等并发症。溃疡性结肠炎是一种全结肠炎，涉及从直肠到盲肠的整个结肠。在钡灌肠检查中可见到减少的结肠袋和溃疡形成。溃疡性结肠炎患者患结肠癌的风险高于克罗恩病，25% 的溃疡性结肠炎病例患有多发癌。

• 淋巴瘤：盲肠是结肠原发性淋巴瘤最常见的部位，可延伸至回肠末端和阑尾。表现为单个或多个节段对称的环形壁增厚，壁厚明显时可达 1.5~7 cm。潜在的并发症包括肠动脉瘤样扩张和溃疡，与其他肠袢形成瘘管。也可伴有明显的淋巴结肿大。

■ 诊　断

腺癌。

■ 关键点

• 盲肠癌病灶较大时可导致肠套叠。

• 克罗恩病在右半结肠更常见，而溃疡性结肠炎多见于左半结肠和直肠。

• 憩室炎只有在存在憩室时才应考虑。

病例 86

Julia D. Cameron-Morrison

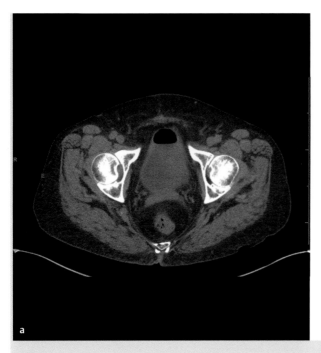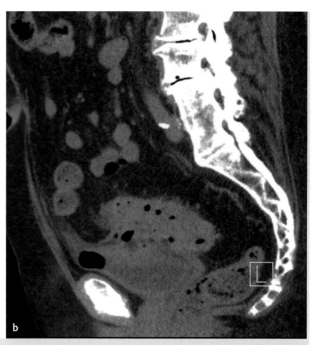

图 86.1 盆腔 CT 平扫轴位（a）和矢状位（b）图像显示膀胱内气－液平面和膀胱上壁增厚，乙状结肠炎症表现为膀胱和结肠间的脂肪间隙消失

■ 推荐阅读

Boyd SK, Cameron-Morrison JD, Hobson JJ, et al. CT imaging of large bowel wall thickening. J Am Osteopath Coll Radiol, 2016, 5(2):14–22.

Federle MP, Jeffrey RB, Woodward PJ, et al. Diagnostic Imaging: Abdomen. 2nd ed. Philadelphia, PA: Lippincott Williams & Wilkins, 2009.

Yu NC, Raman SS, Patel M, et al. Fistulas of the genitourinary tract: a radiologic review. Radiographics, 2004, 24(5):1331–1352.

■ 临床表现

74 岁，女性，尿路感染，既往子宫切除病史（图 86.1）。

■ 主要影像学表现

无插管情况下膀胱内气体。

■ Top3 鉴别诊断

• **憩室炎**：憩室炎是结肠膀胱瘘形成的最常见原因，约有 50% 的病例与憩室炎有关。虽然男性更常见，但总体而言，子宫切除术后的女性患病风险增加。很少直接可见瘘管。间接征象包括膀胱内气体伴局灶性膀胱壁增厚和（或）结肠炎症改变，伴结肠和膀胱之间脂肪间隙消失。膀胱造影或灌肠造影偶可显示瘘管。

• **替代排尿导尿术**：器械操作可以将气体引入膀胱，最常见于插入或拔出导尿管后。膀胱腔内存在 Foley 导管球囊可以证实。无膀胱壁增厚，无膀胱周围脂肪受累可排除炎症。

• **膀胱炎**：见于产气细菌引起的膀胱感染，可见膀胱内气体和膀胱壁增厚，类似瘘。CT 检查显示膀胱周围脂肪模糊但不累及邻近肠管。

■ 其他鉴别诊断

• **炎症性肠病**：瘘管的形成是克罗恩病（Crohn）的一种并发症。虽然最常累及回肠末段，但肠道的任何部位均可发生。除了结肠膀胱瘘的继发症状外，克罗恩病的典型表现还包括环周肠壁增厚，常伴有跳跃性病灶、肠系膜充血、肠壁脂肪浸润及肠管狭窄。

• **肿瘤 / 癌**：泌尿生殖系统肿瘤和胃肠道肿瘤均与结肠膀胱瘘有关。CT 上可见瘘管的间接征象，包括膀胱内气体；在周围没有炎症改变的情况下，会出现相应的膀胱和（或）结肠壁增厚；还可见淋巴结肿大。

■ 诊　断

子宫切除后继发结肠膀胱瘘。

■ 关键点

• 膀胱内可见气体时，需结合近期手术史。
• 子宫切除会增加女性结肠膀胱瘘的风险。

• 瘘管很少可直接显示，因此继发征象有助于诊断。

病例 87

Jake Figner

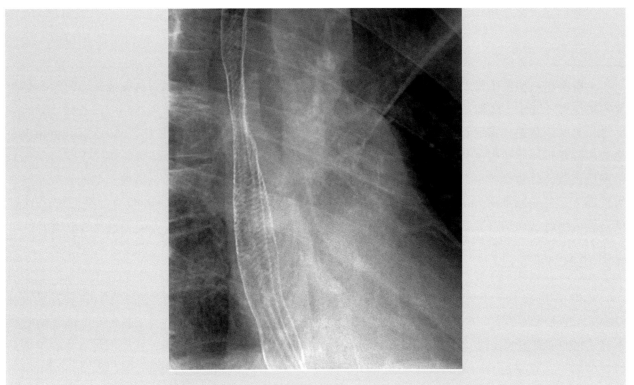

图 87.1 上消化道造影食管远段侧位透视片显示食管横行皱襞，管腔大小正常（图片由 Rocky C. Saenz 提供）

■ 推荐阅读

Levine MS, Goldstein HM. Fixed transverse folds in the esophagus: a sign of reflux esophagitis. AJR Am J Roentgenol, 1984, 143(2):275–278.

Picus D, Frank PH. Eosinophilic esophagitis. AJR Am J Roentgenol, 1981, 136(5):1001–1003.

Samadi F, Levine MS, Rubesin SE, et al. Feline esophagus and gastroesophageal reflux. AJR Am J Roentgenol, 2010, 194(4):972–976.

■ 临床表现

28 岁，女性，下胸部疼痛（图 87.1）。

■ 主要影像学表现

食管横行皱襞或线。

■ Top3 鉴别诊断

• **猫食管**：食管横行线，累及食管全周。横纹的特点是一过性、纤细（1~2 mm），几乎总是与胃食管反流有关。猫食管因其形态与猫的食管相似而得名。横行皱襞通常在吞咽时消失。

• **食管蹼**：食管蹼是引起不同程度食管狭窄的黏膜皱襞。常表现为纤细的（宽 1~2 mm）层状充盈缺损，但也可以表现为边缘透光环。食管蹼通常无症状，可发生于食管的任何部位，最常见于上段食管。食管蹼可合并慢性胃食管反流、普卢默 – 文森（Plummer-Vinson）综合征和嗜酸性食管炎。

• **弥漫性食管痉挛（diffuse esophageal spasm，DES）**：DES 导致不规则食管运动，可引起非心源性胸痛或吞咽困难。透视的主要影像学特征包括横行条带和非蠕动性收缩，伴对比剂顺行和逆行运动。与猫食管相比，横行条带更大，可能会导致典型的"螺旋状"或"念珠状"食管。

■ 其他鉴别诊断

• **嗜酸性食管炎**：嗜酸性食管炎是一种伴有特征性嗜酸性粒细胞浸润的食管炎症。最具特征性的影像学表现为吞钡时出现向心性食管狭窄（环状食管）。可发生于胃肠道的任何部位，表现为肠内黏膜皱襞增厚和黏膜下水肿。大多数患者有过敏或食物不耐受病史。明确诊断需要行食管活检。嗜酸性食管炎对类固醇治疗反应良好。

■ 诊　断

猫食管。

■ 关键点

• 猫食管几乎总是合并胃食管反流。横行皱襞是一过性的，吞咽时可消失。

• 造影可见巨大横行皱襞伴双向蠕动，提示 DES。

• 食管蹼常合并食管炎、普卢默 – 文森综合征和慢性反流。

病例 88

Vernon F. Williams, Jr.

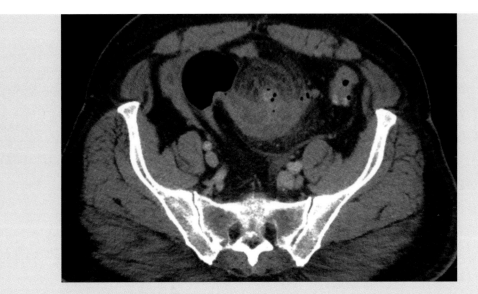

图 88.1 轴位增强 CT 图像显示乙状结肠有一对憩室，周围脂肪模糊（图片由 Rocky C. Saenz 提供）

■ 推荐阅读

Boyd SK, Cameron-Morrison JD, Hobson JJ, et al. CT imaging of large bowel wall thickening. J Am Osteopath Coll Radiol, 2016, 5(2):14–22.

Pereira JM, Sirlin CB, Pinto PS, et al. Disproportionate fat stranding: a helpful CT sign in patients with acute abdominal pain. Radiographics, 2004, 24(3):703–715.

Thornton E, Mendiratta-Lala M, Siewert B, et al. Patterns of fat stranding. AJR Am J Roentgenol, 2011, 197(1):W1–W14.

■ 临床表现

44 岁，男性，下腹部疼痛（图 88.1）。

■ 主要影像学表现

结肠周围脂肪模糊。

■ Top3 鉴别诊断

• **憩室炎**：憩室阻塞最常见于乙状结肠，可导致炎症，引起糜烂和潜在穿孔。脂肪模糊远比相邻的肠壁反应性增厚范围大，两者不成比例。影像学特征包括"逗号"征（乙状结肠肠系膜根部积液）和"蜈蚣"征（肠系膜血管充血）。并发症包括脓肿和瘘管。憩室炎出现并发症可能需要干预。

• **肠脂垂炎**：肠脂垂是来源于结肠浆膜表面充满脂肪的腹膜囊，带有血管柄（两条动脉和一条静脉）。肠脂垂活动有限，容易扭转。CT 显示椭圆形脂肪团伴周围脂肪模糊。这是一种自限性疾病，影像学表现往往比临床症状持续时间长（首次出现后持续长达 18 个月）。缺血性损伤后，肠脂垂可钙化，钙化的肠脂垂脱落形成腹腔游离体。

• **急性结肠炎**：结肠炎的原因很多，可导致左下腹脂肪模糊。病因包括缺血、感染、辐射、肿瘤、炎症性肠病及粪便嵌塞。临床表现往往多种多样，病史有助于确诊。肠道缺血通常是动脉粥样硬化、栓塞 / 血栓性疾病或低灌注的结果。缺血性结肠炎早期 CT 表现与其他原因所致的结肠炎重叠，但在晚期可以观察到肠壁积气和门静脉内气体。

■ 其他鉴别诊断

• **腺癌**：表现为局限性肠壁增厚和结肠周围脂肪浸润，类似结肠炎。继发区域淋巴结肿大和远处转移提示癌可能。对于疑诊患者应结合结肠镜检查和癌胚抗原（CEA）水平。

• **炎性疾病**：克罗恩（Crohn）病和溃疡性结肠炎是一类引起肠壁炎症的特发性疾病。溃疡性结肠炎的炎症局限于黏膜层，而克罗恩病的炎症是透壁性的。溃疡性结肠炎起始于直肠，向结肠近段扩展，无跳跃性病变（与克罗恩病相比）。慢性期导致结肠僵直、扩张（"铅管"样）。如果溃疡性结肠炎累及回肠末端，会导致回肠扩张，被称为"倒灌性"回肠炎。溃疡性结肠炎也会增加 10% 的结肠癌风险（而克罗恩病不会）。

■ 诊　断

乙状结肠憩室炎。

■ 关键点

• 憩室周围脂肪模糊是憩室炎。

• 肠脂垂炎最常累及左侧结肠。

• 溃疡性结肠炎可增加癌症风险。

病例 89

Andrew Mizzi

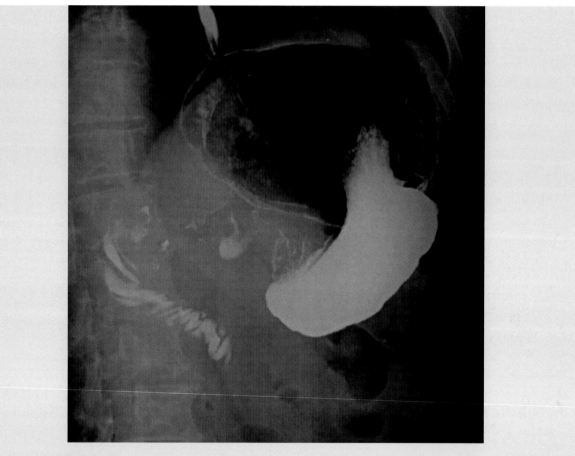

图 89.1 上消化道钡餐透视正位图像显示胃远端大弯侧有一个局灶性溃疡，伴黏膜不规则和十二指肠壁增厚（图片由 Rocky C. Saenz 提供）

■ 推荐阅读

Federle MP, Jeffrey RB, Woodward PJ, et al. Diagnostic Imaging: Abdomen. 2nd ed. Philadelphia, PA: Lippincott Williams & Wilkins, 2009.

Guniganti P, Bradenham CH, Raptis C, et al. CT of gastric emergencies. Radiographics, 2015, 35(7):1909–1921.

Rubesin SE, Levine MS, Laufer I. Double-contrast upper gastrointestinal radiography: a pattern approach for diseases of the stomach. Radiology, 2008, 246(1):33–48.

■ 临床表现

53 岁，男性，上腹部疼痛（图 89.1）。

■ 主要影像学表现

胃溃疡。

■ Top3 鉴别诊断

• **消化性溃疡病**：溃疡是黏膜局部破损累及黏膜肌层和深层。胃和十二指肠溃疡通常表现为餐后上腹部疼痛。钡餐透视在显示溃疡方面比 CT 成像更准确。典型的良性溃疡通常为光滑的凹陷，放射状黏膜皱襞，溃疡突出在胃腔轮廓之外。当钡餐检查怀疑有消化性溃疡病时，可通过内镜检查确定。幽门螺杆菌感染是所有消化性溃疡患者需要进行的一项重要检测项目。消化性溃疡的并发症包括胃肠道出血和呕血。患者接受抗幽门螺杆菌感染治疗，并建议避免使用非甾体抗炎药。CT 成像在检测溃疡方面较差，但在检测与穿孔相关的游离气体和液体积聚等并发症方面表现出色。

• **克罗恩病**：克罗恩（Crohn）病是炎症性肠病的一种形式，是累及小肠的最常见的炎症性疾病。克罗恩病可影响从口腔至肛门的消化道的任何部位。肉芽肿性炎症从黏膜下层开始，最终可贯穿肠壁全层，可引起水肿、溃疡和纤维化。慢性期表现为狭窄和瘘管。主要影响年轻人，但可能发病较晚。影像学上，克罗恩病最常见于回肠末段，表现为狭窄（"线样"征）和（或）瘘管形成，也可见狭窄对侧缘的囊袋状突出。口腔溃疡见于早期克罗恩病的黏膜糜烂。较大的溃疡可见于消化道的任何部位。手术治疗的患者复发率很高。

• **胃腺癌**：胃腺癌是最常见的胃恶性肿瘤（>90%）。原发性胃腺癌也可引起局部溃疡。钡剂透视显示恶性溃疡的典型表现为分叶状皱襞、不规则的溃疡形状和溃疡边缘的结节，可投影于胃腔轮廓内外。硬癌占所有病例的 5%~15%，表现为皮革胃。腺癌的危险因素包括亚硝酸盐、盐和烟熏食品。

■ 其他鉴别诊断

• **胃炎**：急性胃炎包括多种原因引起的胃黏膜炎症。可以是影像学检查偶然发现，也可以因上腹部疼痛、恶心、呕吐和食欲缺乏时检查发现。胃炎可由感染（幽门螺杆菌最常见）、系统性疾病、巨大创伤、自身免疫或食入腐蚀性物质物引起，也可见于免疫抑制状态或嗜酸性胃炎。

■ 诊　断

克罗恩病继发胃溃疡。

■ 关键点

• 胃炎最常见的原因是幽门螺杆菌感染。

• 良性溃疡的典型表现为胃放射状黏膜皱襞伴胃溃疡突出于胃腔轮廓之外。

• 恶性溃疡具有分叶状皱襞，溃疡形状不规则，溃疡边缘结节，可投影于胃腔内外。

病例 90

Vernon F. Williams, Jr.

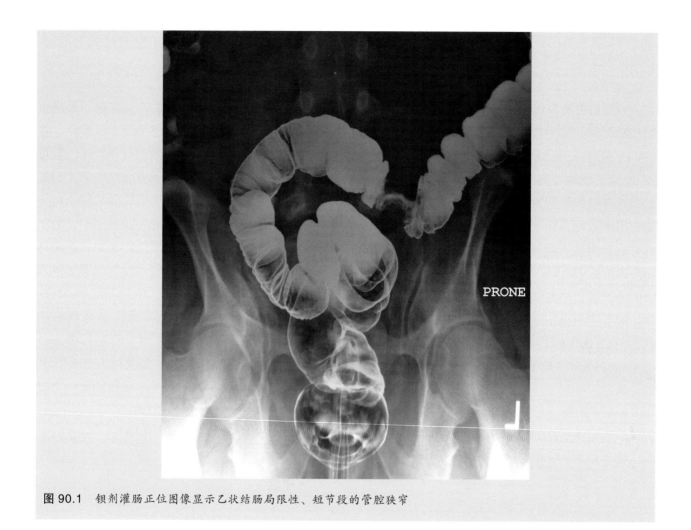

图 90.1 钡剂灌肠正位图像显示乙状结肠局限性、短节段的管腔狭窄

■ **推荐阅读**

Boyd SK, Cameron-Morrison JD, Hobson JJ, et al. CT imaging of large bowel wall thickening. JAOCR, 2016, 5(2):14–22.

Horton KM, Abrams RA, Fishman EK. Spiral CT of colon cancer: imaging features and role in management. Radiographics, 2000, 20(2):419–430.

Macari M, Balthazar EJ. CT of bowel wall thickening: significance and pitfalls of interpretation. AJR Am J Roentgenol, 2001, 176(5):1105–1116.

Woodward PJ, Sohaey R, Mezzetti TP, Jr. Endometriosis: radiologic-pathologic correlation. Radiographics, 2001, 21(1):193–216, 288–294.

■ 临床表现

69 岁，女性，便秘、腹痛（图 90.1）。

■ 主要影像学表现

结肠短节段管腔狭窄。

■ Top3 鉴别诊断

• **恶性肿瘤**：原发性或转移性结直肠恶性肿瘤，最常见的原发性恶性肿瘤是腺癌。影像学特征为局限性肠壁软组织不规则或不对称性增厚伴肠腔狭窄。钡剂灌肠可见"苹果核"征。钙化和低密度淋巴结可见于黏液亚型。并发症包括瘘管、梗阻和肠套叠。淋巴瘤是另一种罕见的累及大肠的原发性恶性肿瘤，通常累及结肠多段。可转移到结肠的原发性恶性肿瘤包括卵巢癌（直接浸润）和胃癌（种植转移）。

• **炎性疾病**：良性炎症性肠病，如溃疡性结肠炎和克罗恩（Crohn）病，影像上可类似肿瘤。

克罗恩病主要累及右半结肠和回肠末段。肠壁增厚主要发生于肠壁的肠系膜侧。影像学特征包括不连续受累（"跳跃性病变"）、瘘管、狭窄、脓肿（透壁炎症）及肠系膜脂肪增生。

• **感染性结肠炎**：感染性结肠炎是局部肠壁增厚的最常见原因，通常是憩室炎的后遗症。影像学特征为结肠气－液平面，肠壁增厚和黏膜明显强化。可以是长节段，也可以是局限性。肠结核罕见，也可累及回盲部，有类似克罗恩病的间断受累。阿米巴结肠炎是由溶组织内阿米巴引起的，不累及回肠的特点有别于克罗恩病。

■ 其他鉴别诊断

• **子宫内膜异位症**：子宫内膜异位症可局部穿透胃肠道器官。1/4 的子宫内膜异位症患者会出现子宫内膜植入胃肠道。最常见于靠近骨盆的肠段，很少累及末端回肠的近段（直肠乙状结肠 > 阑尾 > 盲肠 > 回肠远段）。异位内膜最终侵蚀

浆膜下，导致固有肌层增厚和纤维化。异位内膜周期性出血的炎症反应会导致粘连、狭窄和梗阻等并发症。

• **子宫术后**：结肠吻合术可导致局部结肠狭窄。确定狭窄部位的术后变化和手术史可帮助确诊。

■ 诊　断

腺癌。

■ 关键点

• 结肠恶性肿瘤钡剂灌肠可表现为"苹果核"征。

• 子宫内膜异位症好发于直肠乙状结肠，很

少累及小肠。

• 肠壁增厚时，行结肠镜检查和活检有助于排除恶性病变。

病例 91

Michael L. Schwartz

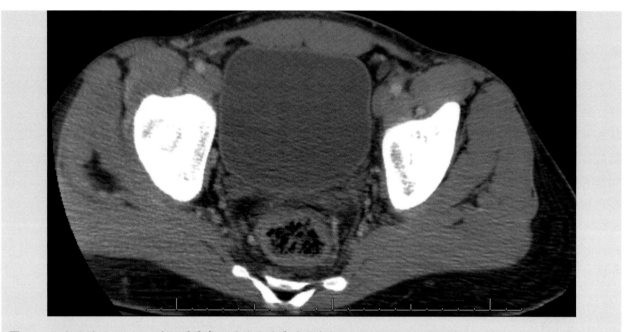

图 91.1 盆腔增强 CT 显示直肠壁异常，对称性增厚（图片由 Rocky C. Saenz 提供）

■ 推荐阅读

Boyd SK, Cameron-Morrison JD, Hobson JJ, et al. CT imaging of large bowel wall thickening. J Am Osteopath Coll Radiol, 2016, 5(2):14–22.

Federle MP, Jeffrey RB, Woodward PJ, et al. Diagnostic Imaging: Abdomen. 2nd ed. Philadelphia, PA: Lippincott Williams & Wilkins, 2009.

Jhaveri KS, Hosseini-Nik H. MRI of rectal cancer: an overview and update on recent advances. AJR Am J Roentgenol, 2015, 205(1):W42–W55.

■ 临床表现

27 岁，男性，鲜血便（图 91.1）。

■ 主要影像学表现

直肠壁对称性增厚。

■ Top3 鉴别诊断

• **直肠炎**：直肠内的炎症可以是急性或慢性。在 CT 成像中，直肠壁增厚的典型表现为壁厚 > 6 mm，并伴有直肠周围脂肪密度增高。症状包括直肠疼痛、血便和便意急迫。直肠和直肠周围脓肿是进展期感染、克罗恩（Crohn）病和免疫功能低下患者的并发症。病因包括放射治疗、性传播疾病、炎症性疾病、缺血及创伤。对于血供丰富的直肠来说，缺血性直肠炎是非常罕见的。慢性放射性直肠炎通常在放射治疗后 9~14 个月发病，也可于几十年后发生。

• **炎症性肠病**：克罗恩病和溃疡性结肠炎均会引起肠壁增厚。溃疡性结肠炎累及直肠，并向近段肠管连续扩展，可累及整个结肠，而克罗恩病通常不累及直肠且不连续。溃疡性结肠炎的肠壁增厚可以是对称性和弥漫性的。患者出现逐渐恶化的出血性腹泻、小肠蠕动频繁、便意急迫、下腹绞痛、发热及体重减轻，关节炎是最常见的肠外表现。溃疡性结肠炎患者罹患结直肠癌的风险增加，与疾病的严重程度和持续时间直接相关。另一常见并发症是结肠狭窄或结肠强直，扩张（"铅管"征）。溃疡性结肠炎的典型表现为左半结肠和直肠肠壁向心性增厚。

• **腺癌**：腺癌是最常见的结直肠恶性肿瘤，与产生黏蛋白的腺体有关。典型的 CT 表现为不均匀强化的不规则肿块，伴直肠壁不对称增厚和管腔狭窄。并发症包括梗阻、穿孔和瘘管形成。病情进展时会出现转移灶和淋巴结肿大。转移最常见于肝脏。MRI 是最准确的分期方法。治疗取决于疾病的分期。

■ 其他鉴别诊断

• **淋巴瘤**：结肠淋巴瘤不常见。可表现为肠壁增厚，但主要表现为巨大病变伴广泛淋巴结肿大。原发性淋巴瘤预后差，5 年生存率仅为 50%。

• **内痔**：内痔是指在肛肠交界处上方延伸超过 3 cm 的巨大分叶状皱襞。增强 CT 显示扩张血管类似肿块或壁增厚，但通常还可以通过其典型的匍匐状外观而诊断。病因包括排便过于用力或过久，妊娠导致静脉回流减少。

■ 诊　断

直肠炎。

■ 关键点

• 尽管意见尚未统一，但通常认为直肠肠壁厚度超过 6 mm 是异常改变。

• 巨大的直肠肿块伴广泛的淋巴结肿大，应考虑淋巴瘤。

• 直肠壁增厚并延续至降结肠，需要考虑溃疡性结肠炎。

病例 92

Reehan M. Ali

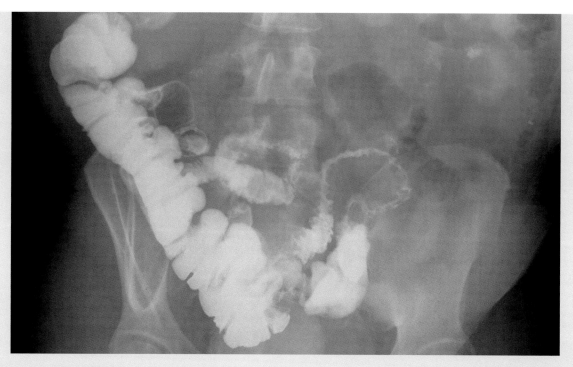

图 92.1　小肠钡剂造影显示左侧盆腔内一段较长的肠壁增厚，累及回肠，还可见另一段较短的管腔狭窄段（图片由 Rocky C. Saenz 提供）

■ **推荐阅读**

Childers BC, Cater SW, Horton KM, et al. CT evaluation of acute enteritis and colitis: is it infectious, inflammatory or ischemic? Radiographics, 2015, 35(7):1940–1941.

Federle MP, Jeffrey RB, Woodward PJ, et al. Diagnostic Imaging: Abdomen. 2nd ed. Philadelphia, PA: Lippincott Williams & Wilkins, 2009.

Wittenberg J, Harisinghani MG, Jhaveri K, et al. Algorithmic approach to CT diagnosis of the abnormal bowel wall. Radiographics, 2002, 22(5):1093–1107, discussion 1107–1109.

■ 临床表现

36 岁，男性，大便带血，疼痛（图 92.1）。

■ 主要影像学表现

长节段小肠肠壁增厚。

■ Top3 鉴别诊断

• **缺血性肠炎**：肠壁增厚是肠缺血最常见但最不具特异性的征象之一。CT 表现取决于肠损伤的病理阶段，可以从轻微的肠壁水肿到透壁梗死。除肠壁增厚外，其他表现包括肠系膜水肿和腹水。肠气囊肿症，肠系膜和门静脉内积气提示严重缺血，达到该阶段时，肠壁通常变薄。

• **炎症性肠病**：克罗恩（Crohn）病可能影响肠道的任何部分，最常见的是累及右半结肠和回肠末端。在 CT 上肠壁增厚通常被描述为"晕征"或"靶征"，伴高密度黏膜层、低密度壁内水肿和高密度浆膜层分层结构。黏膜充血是疾病活动性更敏感的指标，在 CT 小肠造影上很容易诊断。肠外发现垂直于肠道的肠系膜内直血管充血有关的"梳征"有助于诊断。

• **感染性肠炎**：与感染性结肠炎相比，感染性肠炎患者的肠壁仅轻度增厚。由于壁内水肿，强化可以是均匀的或条状的。不同的病原菌有不同的累及模式。由贾第虫和类圆线虫引起的寄生虫性肠炎累及近段小肠，而沙门菌和耶尔森菌等细菌感染则累及远段小肠。结核、斑疹伤寒和阿米巴病通常累及远段回肠和盲肠。

■ 诊　断

克罗恩病。

■ 关键点

• 认识克罗恩病的典型征象，包括肠道和肠外表现。

• 除非证实其他原因，气囊肿症提示肠管缺血。

• 小肠受累的分布可为感染性肠炎的致病微生物提供诊断线索。

病例 93

Rocky C. Saenz

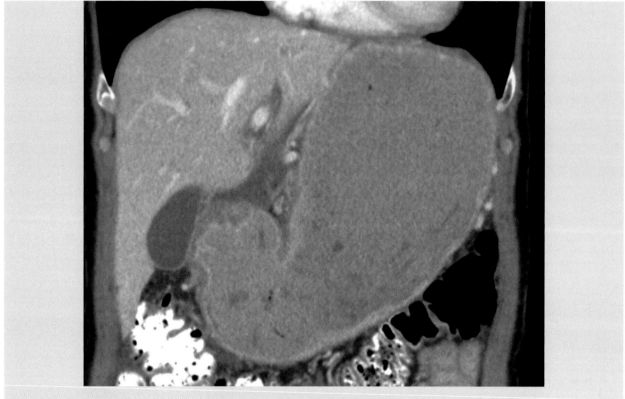

图 93.1 经静脉注射和口服造影剂 CT 结肠造影显示胃腔扩张伴食物残渣，胃窦壁偏心性增厚

■ **推荐阅读**

Federle MP, Jeffrey RB, Woodward PJ, et al. Diagnostic Imaging: Abdomen. 2nd ed. Philadelphia, PA: Lippincott Williams & Wilkins, 2009.

Kim JH, Song HY, Shin JH, et al. Metallic stent placement in the palliative treatment of malignant gastric outlet obstructions: primary gastric carcinoma versus pancreatic carcinoma. AJR Am J Roentgenol, 2009, 193(1):241–247.

Ripollés T, García-Aguayo J, Martínez MJ, et al. Gastrointestinal bezoars: sonographic and CT characteristics. AJR Am J Roentgenol, 2001, 177(1): 65–69.

■ 临床表现

43 岁，男性，腹痛（图 93.1）。

■ 主要影像学表现

胃腔扩张伴食物残渣。

■ Top3 鉴别诊断

• **胃轻瘫**：由于蠕动减少而引起的胃扩张，可导致食物和液体滞留。CT 显示扩张的胃腔内有食物残渣，这是非特异性表现。可以通过核素胃排空试验确诊。风险因素包括神经系统疾病、糖尿病（最常见的病因）和使用镇静剂（第二常见的病因）。胃轻瘫可以通过药物成功治疗。

• **胃腺癌**：胃腺癌占胃恶性肿瘤的 90% 以上，最常发生于远端胃，并引起胃出口梗阻。CT 上可见扩张的胃，胃腔内有食物残渣，远端有向心性或偏心性局灶性肿块样胃壁增厚。30% 的胃癌患者为无法治愈的进展期。当进展期胃癌引起出口梗阻时，可以用金属支架治疗。

• **胃石**：表现为胃腔内良性肿块样的胃内容物，继发于慢性摄入但未消化的胃内容物。危险因素包括胃手术后、咀嚼不良和胃轻瘫。CT 上可见扩张的胃，腔内有肿块样残渣。荧光透视检查显示胃石是可移动的。根据其内容胃石可分为药物胃石（药物）、植物胃石（蔬菜）、乳糖胃石（乳制品，多见于幼儿 / 婴儿）及毛发胃石（头发）。治疗包括内镜灌洗和碎石，对巨大梗阻性胃石进行手术干预。

■ 诊　断

胃腺癌。

■ 关键点

• 胃腺癌表现为远端胃壁向心性或偏心性、局灶性肿块样增厚。

• 胃轻瘫和胃石患者的胃壁薄而均匀。

• 胃轻瘫可以通过核素胃排空试验证实。

病例 94

Kathy M. Borovicka

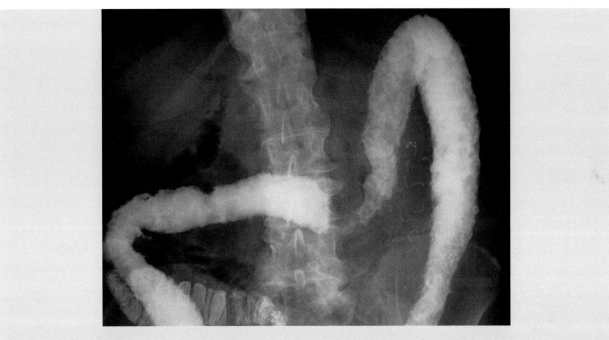

图 94.1 乙状结肠局部透视图像显示结肠局灶性狭窄，同时可见结肠呈弓形改变（图片由 Rocky C. Saenz 提供）

■ **推荐阅读**

Boyd SK, Cameron-Morrison JD, Hobson JJ, et al. CT imaging of large bowel wall thickening. J Am Osteopath Coll Radiol, 2016, 5(2):14–22.

Federle MP, Jeffrey RB, Woodward PJ, et al. Diagnostic Imaging: Abdomen. 2nd ed. Philadelphia, PA: Lippincott Williams & Wilkins, 2009.

Shin JH, Kim JH, Song HO. Interventional management of benign strictures of the gastrointestinal tract from the stomach to the colon. Gastrointestinal Intervention, 2013, 2(1):7–11.

■ 临床表现

44 岁，女性，左腹部疼痛（图 94.1）。

■ 主要影像学表现

结肠狭窄。

■ Top3 鉴别诊断

• **腺癌**：腺癌是最常见的结肠癌。钡剂灌肠检查可以显示管腔狭窄的程度，典型改变为"苹果核"征，表现为病灶处肠管突然变窄，具有凸出的边缘。癌症通常累及较短的肠段（< 10 cm）。PET-CT 用于分期、治疗评估和生存监测。

• **炎性疾病**：长期炎症状态的后遗症，如克罗恩（Crohn）病和溃疡性结肠炎可导致狭窄。与癌变的突发性狭窄相比，这些狭窄通常更加平滑、细长。在钡餐检查中，慢性炎症疾病的其他特征包括管腔狭窄、结肠缩短、铅管样结肠（溃疡性结肠炎）、结肠袋消失及骶前间隙增宽（> 1.5 cm）。

溃疡性结肠炎患者罹患结肠癌的风险增加，25% 的溃疡性结肠炎患者同时患有多种癌变。

• **缺血后改变**：影像学上表现为分层样改变。约 12% 的缺血性结肠炎会导致狭窄，表现为良性外观，边缘光滑，逐渐变细。灌注不足是出血、创伤、感染性休克和心脏疾病等诱发的致病因素。左侧结肠灌注不足常见于老年人，右侧结肠受累则常见于年轻患者。急性期影像学可显示水肿引起的肠壁密度降低，黏膜下出血引起的高密度改变，对称性的环形肠壁增厚，肠壁积气和肠系膜静脉积气可引起指压状改变。

■ 其他鉴别诊断

• **术后改变**：结肠吻合术可导致结肠狭窄。手术史有助于确定术后狭窄部位的变化和正确诊断。手术用于对保守治疗无效的良性胃肠道狭窄患者。不能耐受手术的患者可进行透视引导或内镜引导下的球囊或探条扩张术。在急性期可使用支架植入来治疗结肠狭窄。

• **放疗后改变**：50% 的患者在盆腔放疗后会发生结肠炎性改变。急性炎症导致结肠炎伴肠壁增厚和结肠周围炎症。慢性辐射后改变发生在放射治疗后的 6~24 个月，继发于辐射引起的动脉内膜炎。良性狭窄呈光滑锥形改变。病史有助于正确诊断。

■ 诊　断

溃疡性结肠炎伴乙状结肠狭窄。

■ 关键点

• 不规则狭窄、突然变窄、边缘凸出通常为恶性。

• 积气是缺血性结肠炎的表现。
• 溃疡性结肠炎通常会造成结肠良性狭窄。

病例 95

Paul B. DiDomenico

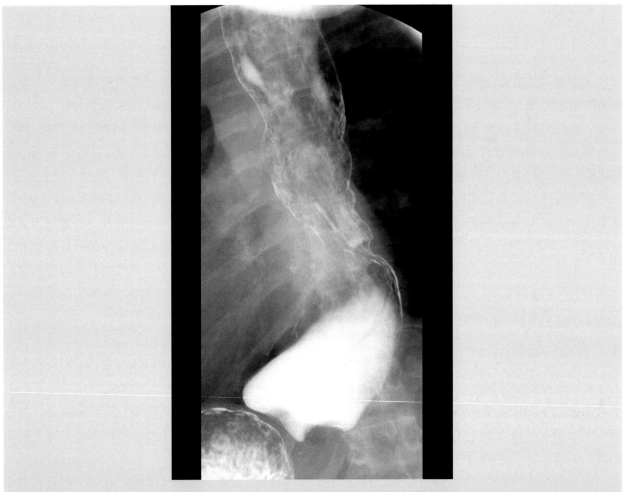

图 95.1 食管造影轻微倾斜的正位图像显示，扩张的食管在远端胃食管交界处呈"鸟嘴状"（图片由 Rocky C. Saenz 提供）

■ 推荐阅读

Federle MP, Jeffrey RB, Woodward PJ, et al. Diagnostic Imaging: Abdomen. 2nd ed. Philadelphia, PA: Lippincott Williams & Wilkins, 2009.

Levine MS, Rubesin SE. Diseases of the esophagus: diagnosis with esophagography. Radiology, 2005,
237(2):414–427.

Woodfield CA, Levine MS, Rubesin SE, et al. Diagnosis of primary versus secondary achalasia: reassessment of clinical and radiographic criteria. AJR Am J Roentgenol, 2000, 175(3):727–731.

■ 临床表现

慢性吞咽困难患者（图 95.1）。

■ 主要影像学表现

食管扩张。

■ Top3 鉴别诊断

• **贲门失弛缓症**：贲门失弛缓症是一种食管肌间神经丛病变，会导致下食管括约肌不能松弛。食管下括约肌持续收缩导致食管远端平滑变细呈典型的"鸟嘴"样外观，食管近端扩张，蠕动减少或消失。原发性（特发性）贲门失弛缓症是由于神经丛退化，而继发性贲门失弛缓症则是由于浸润性肿瘤或感染（如美洲锥虫病或真菌感染）对肌间神经丛的破坏所致。治疗方案包括钙通道阻滞剂、气囊扩张术或 Heller 肌切开术。

• **硬皮病**：硬皮病是一种平滑肌纤维化导致的胶原血管疾病。它影响由平滑肌构成的食管远端 2/3 部分，导致运动障碍和扩张。食管下括约肌无力和胃食管交界处扩张，有助于与贲门失弛缓症鉴别。然而，由此产生的慢性反流可能导致类似贲门失弛缓症的消化性狭窄。

• **食管癌 / 胃癌**：食管远端或贲门恶性肿瘤可在胃食管连接处引起占位效应，导致食管下段逐渐狭窄、运动障碍和扩张。病变处黏膜不规则、"肩"征，以及相关病史对恶性肿瘤具有提示作用，但最终诊断需要依靠内镜检查和活检。

■ 其他鉴别诊断

• **食管炎伴狭窄**：食管裂孔疝常伴有长期食管反流，可导致食管远端消化性狭窄。钡餐造影显示食管远端短段狭窄。食管运动正常伴有轻微扩张。

• **术后改变（迷走神经切断术）**：迷走神经切断术被认为是继发于胃食管连接处神经元损伤或纤维化的贲门失弛缓症的次要发病原因。这些改变导致食管远端狭窄，近端扩张。

■ 诊　　断

贲门失弛缓症。

■ 关键点

• 食管造影显示食管远端平滑变细（"鸟嘴"样改变），这是失弛缓症的一个关键征象。

• 硬皮病常使食管远端瘢痕形成，导致胃食管连接处扩张和慢性反流。

• 食管造影显示食管远端不规则变细，这是一个值得关注的征象。

病例 96

Andrew Mizzi

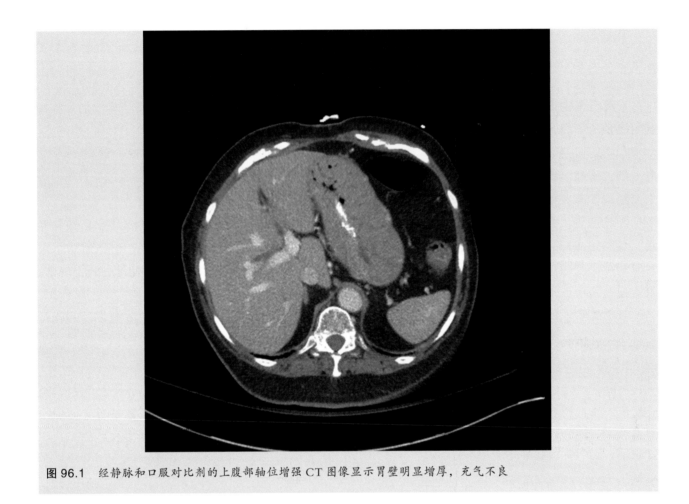

图 96.1 经静脉和口服对比剂的上腹部轴位增强 CT 图像显示胃壁明显增厚，充气不良

■ 推荐阅读

Federle MP, Jeffrey RB, Woodward PJ, et al. Diagnostic Imaging: Abdomen. 2nd ed. Philadelphia, PA: Lippincott Williams & Wilkins, 2009.

Friedman J, Platnick J, Farruggia S, et al. Ménétrier disease.

Radiographics, 2009, 29(1):297–301.

Horton KM, Hruban RH, Yeo C, et al. Multi-detector row CT of pancreatic islet cell tumors. Radiographics, 2006, 26(2):453–464.

■ 临床表现

73 岁，女性，上腹部疼痛（图 96.1）。

■ 主要影像学表现

胃壁明显增厚。

■ Top3 鉴别诊断

• **胃腺癌**：胃腺癌是胃部最常见的恶性肿瘤，其可类似于食管癌或其他邻近器官的癌症，肿瘤侵犯边界，会直接扩散到胃腔。幽门螺杆菌感染与胃癌的发生有关。胃癌好发于远端胃，可表现为胃出口梗阻。

• **淋巴瘤**：浸润性胃淋巴瘤会导致胃皱襞扩大。可出现多处溃疡，息肉样胃淋巴瘤可表现为多个腔内肿块。胃壁不均匀增厚和强化不明显有助于淋巴瘤的诊断。胃周脂肪通常不受侵犯。淋巴瘤也可能出现明显的腹部淋巴结肿大。

• **Menetrier 病**：Menetrier 病（肥厚性胃炎）

是一种罕见的肥厚性胃病。需要注意的是，与引起胃炎的其他疾病不同，Menetrier 病不是胃部的炎症性疾病。它的特点是胃黏膜皱襞过度增生导致的胃壁增厚，可导致胃黏膜增厚褶皱。Menetrier 病会减少胃酸形成，与胃中过多的黏液产生和低蛋白血症有关。腹水可能是蛋白质丢失造成的。发病呈双峰分布，儿童发病高峰年龄在 10 岁以下，成人发病高峰在 55 岁以上。在年轻人群中，它可能与巨细胞病毒（cytomegalovirus，CMV）感染有关；在中老年人群中，它与表皮生长因子受体的激活、幽门螺杆菌感染及遗传相关。

■ 其他鉴别诊断

• **胃炎**：急性胃炎包括许多原因引起的胃黏膜炎症。它可以在影像学上偶然发现，或在上腹部疼痛、恶心 / 呕吐和食欲缺乏时检查被发现。胃炎可由感染（幽门螺杆菌）、全身性疾病或大面积创伤、自身免疫或腐蚀性物质摄入引起。也可见于免疫抑制状态或嗜酸性胃炎患者。

• **佐林格 – 埃利森（Zollinger-Ellison）综合征**：

佐林格 – 埃利森综合征是由于胰腺肿瘤分泌胃泌素刺激胃酸分泌从而导致胃肠道黏膜溃疡。可偶发，也可是常染色体显性家族性多发性内分泌肿瘤 1 型综合征。患者表现为多发性胃肠道溃疡，最常见于十二指肠和小肠。在 CT 上表现为增厚的皱褶或多发性胃部肿块。

■ 诊　断

Menetrier 病。

■ 关键点

• Menetrier 病与炎症性疾病的鉴别点是胃酸形成减少和低钠血症。

• 胃腺癌是最常见的恶性肿瘤。

病例 97

Julia J. Hobson

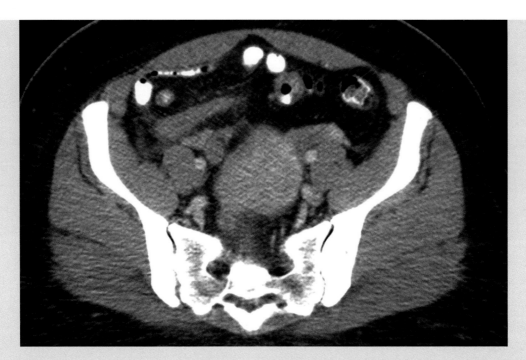

图 97.1 经静脉和口服对比剂轴位增强 CT 图像显示，阑尾壁增厚和阑尾周围脂肪模糊（图像由 Rocky C. Saenz 提供）

■ 推荐阅读

Beydoun T, Kreuer S. Cystic right lower quadrant mass. J Am Osteopath Coll Radiol, 2012, 1(4):32–34.

Boyd SK, Cameron-Morrison JD, Hobson JJ, et al. CT imaging of large bowel wall thickening. J Am Osteopath Coll Radiol, 2016, 5(2):14–22.

Pickhardt PJ, Levy AD, Rohrmann CA, Jr, et al. Primary neoplasms of the appendix: radiologic spectrum of disease with pathologic correlation. Radiographics, 2003, 23(3):645–662.

■ 临床表现

24 岁，女性，右下腹部疼痛（图 97.1）。

■ 主要影像学表现

阑尾壁增厚。

■ Top3 鉴别诊断

• **阑尾炎**：阑尾炎是急性腹痛的常见原因，需要紧急手术，约 12% 的男性和 25% 的女性曾患急性阑尾炎。症状包括厌食伴腹痛，疼痛从脐周开始并向右下腹部转移（转移性右下腹部疼痛）。实验室检查显示白细胞计数升高。CT 扫描提示急性阑尾炎的征象包括阑尾直径 > 6 mm，阑尾壁增厚，显著强化，周围炎性渗出。并发症包括阑尾穿孔和阑尾周围脓肿形成。治疗方法是手术切除阑尾。

• **阑尾肿瘤**：阑尾肿瘤不常见，仅在约 1% 的阑尾切除标本中可见。阑尾原发恶性肿瘤中，黏液性肿瘤最常见，其次为腺癌和类癌。CT 上，黏液性肿瘤表现为阑尾壁不规则的囊性肿块。如果看到曲线状附壁钙化，高度提示黏液性肿瘤，但这仅在约 50% 的病例中可见。如果肿瘤破裂，胶质物质在腹膜内积聚形成腹膜假性黏液瘤，影像学表现为实体器官周围呈扇形分布的低密度影。腺癌为软组织肿块，若伴有炎症和脂肪间隙消失，提示局部浸润。阑尾类癌通常在阑尾切除术时偶然发现。

• **结肠癌**：结肠腺癌是西方国家最常见的胃肠道恶性肿瘤。腺癌引起的盲肠壁增厚可导致阑尾腔阻塞，引起阑尾扩张，并伴有或不伴有阑尾壁增厚或周围炎症。影像检查可发现远处转移，包括肠系膜淋巴结和肝脏转移。腺癌可通过内镜检查和活检确诊。

■ 其他鉴别诊断

• **炎性肠病**：阑尾可能与炎性肠病有关，但并不常见。患者可能有与急性阑尾炎相似的体征和症状，伴有急性右下腹部疼痛，或者出现慢性和间歇性的右下腹部疼痛。影像学检查也表现为阑尾壁增厚和周围炎症。

■ 诊　断

急性阑尾炎。

■ 关键点

• 急性阑尾炎是右下腹部疼痛和阑尾壁增厚的常见原因。

• 黏液性肿瘤是阑尾最常见的原发性恶性肿瘤。

• 炎性肠病可能累及阑尾，症状可类似于急性阑尾炎。

病例 98

Reehan M. Ali

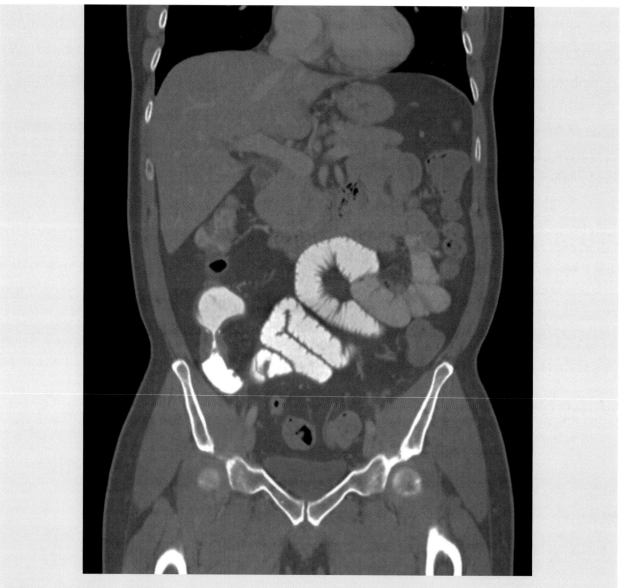

图 98.1 经口服对比剂下腹部冠状位 CT 图像显示累及回盲部的短节段肠管狭窄

■ 推荐阅读

Federle MP, Jeffrey RB, Woodward PJ, et al. Diagnostic Imaging: Abdomen. 2nd ed. Philadelphia, PA: Lippincott Williams & Wilkins, 2009.

Macari M, et al. A pattern approach to the abnormal small bowel: a multitechnique imaging approach. AJR, 2007,

188:1344–1355.

Wittenberg J, Harisinghani MG, Jhaveri K, et al. Algorithmic approach to CT diagnosis of the abnormal bowel wall. Radiographics, 2002, 22(5):1093–1107, discussion 1107–1109.

■ 临床表现

41 岁，男性，右下腹部疼痛（图 98.1 ）。

■ 主要影像学表现

局部肠壁增厚。

■ Top3 鉴别诊断

• **腺癌**：最常发生于十二指肠，其次是空肠近端。典型的 CT 表现为局灶性肠壁不对称增厚。肠壁显示不均匀强化，CT 小肠造影更容易发现溃疡。肿瘤可阻塞致肠管狭窄，引起小肠梗阻。

• **克罗恩（ Crohn ）病**：克罗恩病应与任何部位的小肠增厚进行鉴别。典型表现为肠壁呈"晕"或"靶"状，可见交替的黏膜增厚、肠壁内水肿和浆膜增厚。病变处于活动期的特征性表现是黏膜充血，在 CT 小肠造影上很容易诊断。

肠外表现有助于诊断，包括"梳征"，与肠系膜内垂直于肠管的系膜血管充血有关。

• **缺血性肠炎**：分为急性期和慢性期，急性缺血性肠炎更为常见，且病死率高，因此早期诊断具有重要意义。CT 表现取决于肠道损伤的病理阶段，其范围从轻度肠壁水肿到透壁梗死，除肠壁增厚外，其他表现还包括肠系膜水肿和腹水。完全性小肠梗阻是一种特殊情况，也可导致缺血性肠炎。

■ 诊　断

克罗恩病。

■ 关键点

• 了解克罗恩病的典型肠内、肠外表现。
• CT 小肠造影可帮助鉴别各种病因。

• 当怀疑急性缺血性肠病时，一定要再次行影像学检查以发现可能的血栓性血管闭塞。

病例 99

Sharon Kreuer

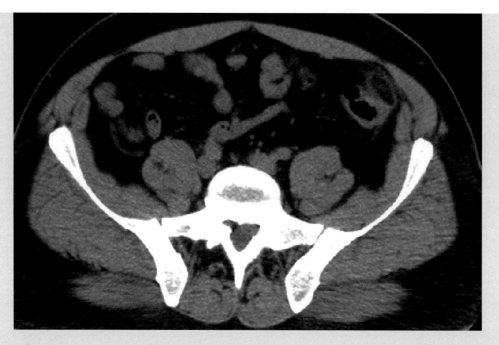

图 99.1 下腹部 CT 平扫显示左下腹部结肠周围脂肪堆积明显，乙状结肠周围包裹卵圆形脂肪密度影（图像由 Rocky C. Saenz 提供）

■ **推荐阅读**

Boyd SK, Cameron-Morrison JD, Hobson JJ, et al. CT imaging of large bowel wall thickening. J Am Osteopath Coll Radiol, 2016, 5(2):14–22.

Dalrymple NC, Leyendecker JR, Oliphant M. Problem Solving in Abdominal Imaging. 1st ed. Philadelphia, PA: Mosby Elsevier, 2009.

Sing AK, Gervais DA, Hahn PF. Acute epiploic appendagitis and its mimicks. Radiographics, 2005, 25(6):1521–1534.

■ 临床表现

36 岁，男性，左下腹部疼痛（图 99.1）。

■ 主要影像学表现

结肠周围脂肪间隙内局限包裹的脂肪密度影。

■ Top3 鉴别诊断

• **肠脂垂炎**：肠脂垂是结肠浆膜表面的脂肪突起。肠脂垂在乙状结肠处最多，其血管蒂扭转，可导致坏死和炎症。肠脂垂沿结肠排列成两排，从盲肠延伸到直肠乙状结肠交界处（直肠没有肠脂垂）。典型 CT 表现是结肠周围炎症伴中央脂肪密度。肠脂垂炎是一种自限性疾病，治疗的目标是缓解疼痛。

• **憩室炎**：结肠憩室炎表现为黏膜糜烂和微穿孔，最常见于乙状结肠。短节段肠壁增厚伴结肠周围炎症和少量肠腔外积气（气腹）是单纯性憩室炎的表现，可使用抗生素进行保守治疗。当

出现更广泛的气腹、结肠周围脓肿、瘘管或门静脉血栓性静脉炎伴肝脓肿时，需要手术干预或经皮引流。

• **溃疡性结肠炎**：溃疡性结肠炎是一种炎症性肠病，可能累及整个结肠，包括直肠和回肠末端。CT 上不易发现浅表、非透壁性溃疡，本病的继发影像征象包括假息肉样结肠壁增厚、融合性溃疡、溃疡间正常黏膜的强化（表现为靶征或层状），偶见肠腔狭窄。此类患者罹患结直肠癌和中毒性巨结肠的风险更高。最终治疗方式是结肠切除术。

■ 其他鉴别诊断

• **假膜性结肠炎**：假膜性结肠炎是一种典型的全结肠炎，由难辨梭状芽孢杆菌在抗生素治疗后过度生长引起。其 CT 表现为结肠壁明显增厚，继发于黏膜水肿并伴有少量肠系膜炎症。肠壁增

厚表现为"手风琴样""息肉样"或"指压状"外观。严重的并发症包括中毒性巨结肠和穿孔。一线治疗方法为支持治疗和抗生素治疗。

■ 诊　断

肠脂垂炎。

■ 关键点

• 肠脂垂炎表现为结肠周围炎症伴中央脂肪坏死，具有自限性。

• 憩室炎类似于肠脂垂炎，两者均好发于乙状结肠。

• 溃疡性和假膜性结肠炎更常见于全结肠炎症。

病例 100

Andrew Mizzi

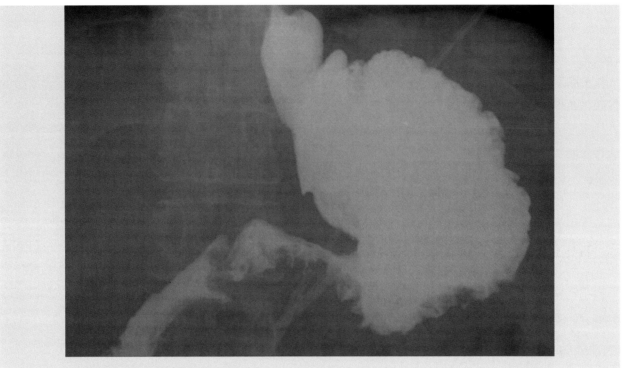

图 100.1　上消化道造影图像显示沿胃大弯有两个大的充盈缺损，胃膨胀性差（图片由 Rocky C. Saenz 提供）

■ 推荐阅读

Federle MP, Jeffrey RB, Woodward PJ, et al. Diagnostic Imaging: Abdomen. 2nd ed. Philadelphia, PA: Lippincott Williams & Wilkins, 2009.

Horton KM, Fishman EK. Current role of CT in imaging of the stomach. Radiographics, 2003, 23(1):75–87.

Lo Re G, Federica V, Midiri F, et al. Radiological Features of Gastrointestinal Lymphoma. Gastroenterol Res Pract, 2016, 2016:2498143.

■ 临床表现

73 岁，女性，上腹部疼痛（图 27.1）。

■ 主要影像学表现

胃多发病变。

■ Top3 鉴别诊断

• **胃腺癌**：胃腺癌是胃部最常见的恶性肿瘤，可类似食管癌或其他邻近器官的癌症，当病变边界消失时，会直接蔓延至胃腔。幽门螺杆菌感染与胃癌的发生相关。胃癌好发于胃远端，可表现为胃出口梗阻。

• **淋巴瘤**：浸润性胃淋巴瘤会导致胃皱襞扩大。可出现多处溃疡性病变，息肉样胃淋巴瘤可表现为多个管腔内肿块。均匀的胃壁增厚和不明显强化有助于淋巴瘤的诊断。胃周脂肪通常不受侵犯。淋巴瘤也可能出现明显的腹部淋巴结肿大。Menetrier 病可因胃黏膜皱褶增厚而类似于胃淋巴瘤。

• **转移瘤**：转移到胃部的疾病相对少见，它通常是疾病晚期预后不良的表现。最常见的导致胃转移的原发病变是食管癌、恶性黑色素瘤、肺癌、宫颈癌、乳腺癌（最常见）、结肠癌及睾丸癌，转移可单发或多发。CT 表现取决于原发灶的来源，如食管直接侵袭，表现为胃近端息肉样或分叶样肿块；卵巢来源的网膜转移形成的肿块可推压胃壁形成压迹；乳腺癌转移可表现为多发小病灶或皮革胃（皮囊）样外观，侵袭性小叶癌比侵袭性导管癌更容易转移到胃；恶性黑色素瘤可以表现为"牛眼"靶样病变或空洞性结节性病变。胃转移性病灶并不常见，仅见于 2% 的癌症患者。

■ 其他鉴别诊断

• **胃肠道间质瘤（gastrointestinal stromal tumor，GIST）**：GIST 是胃肠道最常见的间叶性肿瘤，高达 70% 的 GIST 会影响到胃。CT 典型表现是一个巨大的外生性肿块。大肿块可能会影响胃的大部分。由于坏死和出血，常表现为异质性。高达 50% 的病例可能会发生溃疡。钙化不太常见，约见于 10% 的病例。

■ 诊　断

乳腺癌胃转移。

■ 关键点

• 胃腺癌是最常见的恶性肿瘤。

• 仅在肿瘤播散患者中考虑胃转移瘤。

• 乳腺癌是胃转移瘤的最常见原因。

病例 101

Michael L. Schwartz

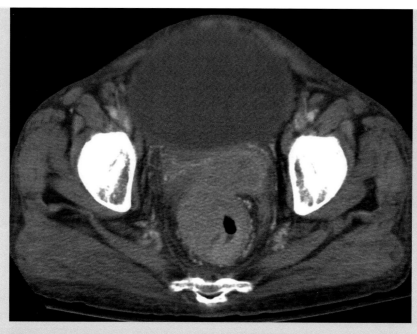

图 101.1 经静脉对化剂盆腔轴位增强 CT 图像显示，直肠壁显著偏心性增厚，直肠前部和子宫下段之间的脂肪间隙消失（图片由 Rocky C.Saenz 提供）

■ 推荐阅读

Federle MP, Jeffrey RB, Woodward PJ, et al. Diagnostic Imaging: Abdomen. 2nd ed. Philadelphia, PA: Lippincott Williams & Wilkins, 2009.

Jaffe T, Thompson WM. Large-bowel obstruction in the adult: classic radiographic and CT findings, etiology, and mimics. Radiology, 2015, 275(3):651–663.

Jhaveri KS, Hosseini-Nik H. MRI of rectal cancer: an overview and update on recent advances. AJR Am J Roentgenol, 2015, 205(1):W42–55.

■ 临床表现

53 岁，女性，鲜血便（图 101.1）。

■ 主要影像学表现

直肠壁非对称性增厚。

■ Top3 鉴别诊断

• **腺癌**：腺癌是最常见的直肠恶性肿瘤，与产生黏蛋白的腺体有关。发病率随年龄增长而增加。超过 90% 的癌症由腺瘤性息肉发展而来。典型 CT 表现是不均匀强化的不规则软组织肿块，伴有直肠壁非对称性增厚和管腔狭窄。并发症包括肠梗阻、肠穿孔和瘘管形成。疾病进展可呈现为鞍形、苹果核形或地毯形病灶。治疗方法为直肠系膜切除、新辅助放射治疗和化疗。

• **息肉**：息肉是腔内病变，分为肿瘤性和非肿瘤性。息肉是结肠最常见的良性肿瘤。乙状结肠是其最常见的发病部位，其次为直肠。一般来说，息肉越大，肿瘤的可能性就越高。1~2 cm 的息肉有 10%~20% 的恶变率，而小于 1 cm 的息肉仅有 1% 的恶变率。因此，大于 1 cm 的息肉通常要通过结肠镜切除。

• **壁内肿块**：包括壁内平滑肌瘤、脂肪瘤和神经鞘瘤，它们都是典型的边缘光滑的肿块。子宫内膜异位症也可导致壁外肿块（第三常见的良性肿瘤）。创伤可导致壁内血肿。最常见的壁内肿块是脂肪瘤，也是第二常见的良性肿瘤。在 CT 图像上看到肿瘤内的脂肪密度有助于诊断。

■ 其他鉴别诊断

• **淋巴瘤**：结肠是继胃和小肠之后第三常见的胃肠道淋巴瘤发病部位。非霍奇金淋巴瘤（non-Hodgkin's lymphoma，NHL）最为常见。病变呈典型的大病灶，伴有管腔扩张及局限性或广泛性肿大淋巴结。通常没有结肠梗阻的证据。原发性结肠淋巴瘤预后较差，5 年生存率仅为 50%。

• **结肠炎**：结肠炎或直肠炎可以表现为肿块。在 CT 上，直肠壁厚度达到 3~6 mm 为可疑病变，大于 6 mm 为异常。克罗恩（Crohn）病和免疫功能低下的患者易伴发直肠和直肠周围脓肿。直肠乙状结肠孤立性感染性结肠炎通常与放线菌病、淋病、衣原体（性病淋巴肉芽肿）感染、结核、疱疹及梅毒有关。

■ 诊　断

腺癌。

■ 关键点

• 直肠壁增厚超过 6 mm 为异常。
• 直肠巨大肿块伴淋巴结肿大时，应考虑淋巴瘤。
• 多发结肠病变时考虑家族性息肉病。

病例 102

Kathy M. Borovicka

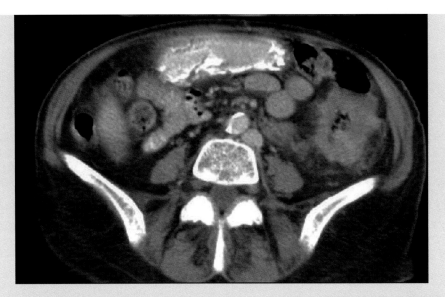

图 102.1 经静脉及口服对比剂低位盆腔增强 CT 轴位图像显示乙状结肠偏心性增厚，结肠旁可见脂肪条索影（图片由 Rocky C. Saenz 提供）

■ **推荐阅读**

Boyd SK, Cameron-Morrison JD, Hobson JJ, et al. CT Imaging of Large Bowel Wall Thickening. J Am Osteopath Coll Radiol, 2016, 5(2):14–22.

Horton KM, Corl FM, Fishman EK. CT evaluation of the colon: inflammatory disease. Radiographics, 2000, 20(2):399–418.

Horton KM, Abrams RA, Fishman EK. Spiral CT of colon cancer: imaging features and role in management. Radiographics, 2000, 20(2):419–430.

Lips LMJ, Cremers PTJ, Pickhardt PJ, et al. Sigmoid cancer versus chronic diverticular disease: differentiating features at CT colonography. Radiology, 2015, 275(1):127–135.

■ 临床表现

73 岁，男性，鲜血便（图 102.1）。

■ 主要影像学表现

非对称性乙状结肠肠壁增厚。

■ Top3 鉴别诊断

• 腺癌：结肠癌最常见的病理类型是腺癌，其也常见于乙状结肠。CT 特征包括局灶性软组织肿块，局灶性不对称性肠壁增厚和管腔狭窄。不对称性结节状肠壁增厚、增厚节段无憩室及"肩征"，则高度提示癌而非憩室炎。如果肿瘤壁受累导致结肠周围脂肪浸润，则可类似于憩室炎。CT 可以显示受累节段的长度、周围结构受累和远处转移（肝脏是最常见的转移部位）。

• 憩室炎：憩室炎在西方国家更常见，乙状结肠是最常见的发病部位。这些黏膜和黏膜下层疝入肌层可能导致肌层增生肥大。CT 表现包括节段性肠壁增厚、充血及邻近的结肠周围脂肪条索影。并发症包括穿孔、气腹、脓肿和瘘管。憩室炎比癌症更常伴发肠系膜根部积液和乙状结肠肠系膜血管充血。

• 息肉：息肉是腔内病变，分为肿瘤性和非肿瘤性，是结肠最常见的良性肿瘤。乙状结肠是其最常见的发病部位，其次为直肠。最常见的类型是腺瘤，最常见的亚型是管状腺瘤。小于 1 cm 的息肉有 1% 的恶性率。在 CT 上，息肉可表现为肠壁的偏心性增厚或肿块样外观。

■ 其他鉴别诊断

• 结肠炎：结肠炎可呈类肿块样表现。在 CT 上，结肠壁厚度超过 3 mm 是异常的。结肠炎有许多原因，包括感染、炎症、创伤、辐射及缺血。衣原体感染、淋病和疱疹病毒感染可累及直肠乙状结肠，其他感染源通常累及乙状结肠以上的肠管。盆腔脏器的放疗可能导致乙状结肠和直肠结肠炎。直肠乙状结肠和脾曲是结肠的分水岭，这些区域易发生缺血，尤其是在老年患者，严重时可能会出现与坏死相关的积气，需要手术干预。

• 淋巴瘤：胃肠道淋巴瘤很少发生在结肠。结肠中最常见的受累部位是盲肠。病变可表现为平均厚度为 5 cm 的局灶性壁增厚，伴有淋巴结肿大。

■ 诊　断

腺癌。

■ 关键点

• 结肠炎通常累及肠壁范围较长（>10 cm），而癌累及肠壁范围较局限。

• 当诊断为憩室炎时，后续应进行结肠镜检查随访以排除癌症的可能性。

• 结肠炎多表现为向心性肠壁增厚，而癌多为偏心性肠壁增厚。

病例 103

Shaun Loh

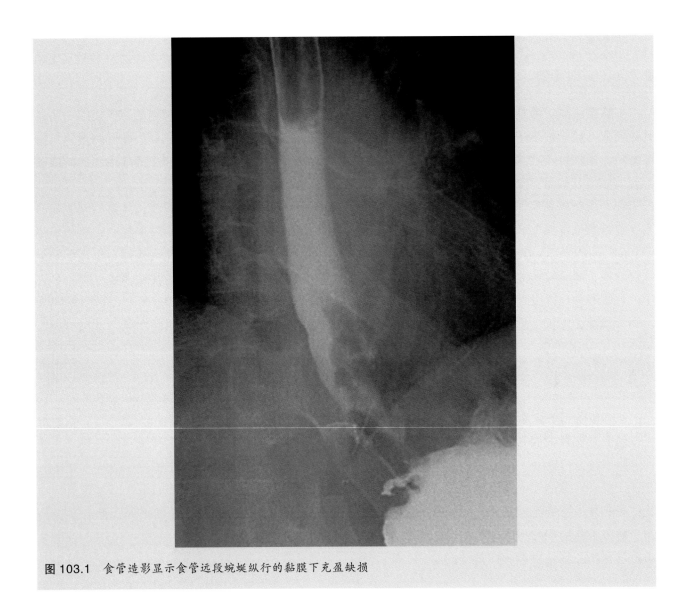

图 103.1 食管造影显示食管远段蜿蜒纵行的黏膜下充盈缺损

■ 推荐阅读

Federle MP, Jeffrey RB, Woodward PJ, et al. Diagnostic Imaging: Abdomen. 2nd ed. Philadelphia, PA: Lippincott Williams & Wilkins, 2009.

Kim YJ, Raman SS, Yu NC, et al. Esophageal varices in cirrhotic patients: evaluation with liver CT. AJR Am J Roentgenol, 2007, 188(1):139–144.

Matsumoto A, Kitamoto M, Imamura M, et al. Three-dimensional portography using multislice helical CT is clinically useful for management of gastric fundic varices. AJR Am J Roentgenol, 2001, 176(4):899–905.

■ 临床表现

40岁，男性，咽喉部"食物黏滞感"2周（图103.1）。

■ 主要影像学表现

食管黏膜下皱襞增厚。

■ Top3 鉴别诊断

• **静脉曲张**：静脉曲张是门静脉高压症的常见并发症，通常继发于慢性肝病。根据其病理生理学改变分为上行性静脉曲张和下行性静脉曲张。上行性更常见，累及食管远端，由门静脉高压引起。门静脉高压时，压力的增加会导致门静脉血液通过侧支循环向上流动，经奇静脉流向上腔静脉（superior vena cava，SVC），上行性静脉曲张可致胃肠道出血。另一类型易累及食管近端的下行性静脉曲张罕见，SVC的阻塞导致血液通过奇静脉向下流向下腔静脉（inferior vena cava，IVC）和门静脉。上腔静脉梗阻的常见原因包括肺癌、纵隔炎、胸骨后甲状腺肿或胸腺瘤。下行性静脉曲张可能出现SVC综合征，包括面部、眶周或颈部肿胀。食管静脉曲张的典型影像学表现为纵向、蛇形、透光性充盈缺损，其大小随患者的体位和呼吸时相的变化而变化。

• **反流性食管炎**：食管炎的炎性改变和黏膜下水肿可以表现为增厚、迂曲的褶皱，类似静脉曲张。然而，食管炎增厚的皱襞外观相对固定，不随患者的体位和呼吸的变化而变化。充分结合临床病史和内镜检查将有助于两者的鉴别。

• **静脉曲张样食管癌**：食管癌是胃肠道常见的恶性肿瘤。晚期食管癌可表现为浸润性、息肉样、溃疡性或静脉曲张性病变。静脉曲张性病变是最少见的亚型，由于肿瘤在黏膜下扩散，它在食管造影上常表现为增厚、僵硬、蛇形、纵行的充盈缺损，经常与静脉曲张混淆，两者不同之处在于静脉曲张性肿瘤具有固定的形态，且不因食管蠕动、呼吸运动或患者体位的变化而变化。需经内镜活检确诊。

■ 其他鉴别诊断

• **淋巴瘤**：淋巴瘤很少累及食管，一旦累及则通常伴发身体其他部位的淋巴瘤。大多数食管淋巴瘤是从贲门或胃底直接播散而来。当淋巴瘤以黏膜下方式浸润时，会表现为固定的、蜿蜒的纵行皱襞。内镜活检有助于诊断。

■ 诊 断

食管静脉曲张。

■ 关键点

• 门静脉高压导致上行性静脉曲张，而SVC阻塞导致下行性静脉曲张。

• 食管静脉曲张的形态、大小会随着患者体位的变化而变化。

• 反流性食管炎可表现为黏膜异常和皱襞增厚。

• 静脉曲张样食管癌是最少见的肿瘤亚型。

病例 104

Reehan M. Ali

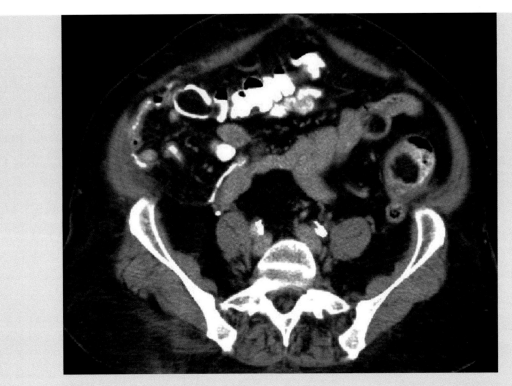

图 104.1 下腹部 CT 显示小肠内有两处脂肪密度病灶，乙状结肠另有一处脂肪密度病灶（图片由 Rocky C. Saenz 提供）

■ 推荐阅读

Fang SH, Dong DJ, Chen FH, et al. Small intestinal lipomas: diagnostic value of multi-slice CT enterography. World J Gastroenterol, 2010, 16(21):2677–2681.

Federle MP, Jeffrey RB, Woodward PJ, et al. Diagnostic Imaging: Abdomen. 2nd ed. Philadelphia, PA: Lippincott Williams & Wilkins, 2009.

Macari M, et al. A pattern approach to the abnormal small bowel: a multitechnique imaging approach. AJR, 2007, 188:1344–1355.

■ 临床表现

55 岁，男性，全腹痛（图 104.1）。

■ 主要影像学表现

富脂肪性肠腔内肿块。

■ Top3 鉴别诊断

• **脂肪瘤**：脂肪瘤是小肠内最常见的含脂肪性腔内肿块，但总体上仍是一种罕见病。在 CT 上表现为边界清晰的管腔内脂肪密度肿块。在所有 MR 序列上，病变符合脂肪信号。需要注意的是，在 CT 上脂肪也可能是诊断肠套叠的关键点。CT 小肠造影是影像诊断的金标准。

• **肠套叠**：肠套叠是指肠祥"套入"与其相连的肠腔内，通常是由肠道肿块或炎症形成了肠套叠起点而引起的。肠套叠可含有内陷的肠系膜脂肪，类似小肠脂肪瘤的表现。利用多平面重组 CT 图像区分这两种病变很有价值。小肠肠套叠通常是自限性的。

• **血管平滑肌脂肪瘤**：极为罕见，仅有少数病例报告。通常发生在回肠，与肾血管平滑肌脂肪瘤具有类似的影像学特征。患者可出现肠套叠和出血。影像诊断的关键在于识别肿瘤中的血管、平滑肌和脂肪等不同组织类型。

■ 诊　断

脂肪瘤。

■ 关键点

• 诊断小肠脂肪瘤的关键在于识别其内的脂肪成分。

• CT 小肠造影是影像诊断的金标准。

• 小肠脂肪瘤是良性的，不需要进一步检查。

病例 105

Julia D. Cameron-Morrison

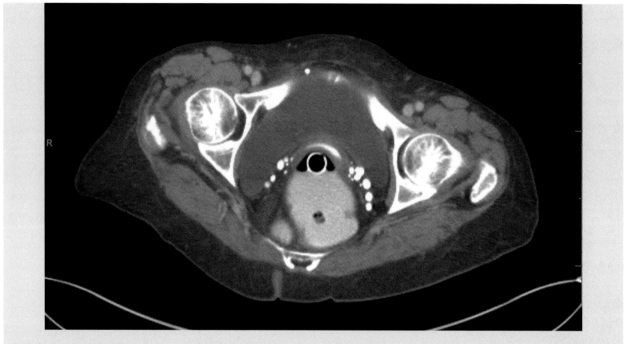

图 105.1 静脉和直肠造影下盆腔轴位 CT 图像显示阴道内可见对比剂

■ 推荐阅读

Boyd SK, Cameron-Morrison JD, Hobson JJ, et al. CT Imaging of Large Bowel Wall Thickening. J Am Osteopath Coll Radiol, 2016, 5(2):14–22.

Federle MP, Jeffrey RB, Woodward PJ, et al. Diagnostic Imaging: Abdomen. 2nd ed. Philadelphia, PA: Lippincott Williams & Wilkins, 2009.

Yu NC, Raman SS, Patel M, et al. Fistulas of the genitourinary tract: a radiologic review. Radiographics, 2004, 24(5):1331–1352.

■ 临床表现

81 岁，女性，下腹部疼痛（图 105.1）。

■ 主要影像学表现

直肠造影时阴道内可见对比剂。

■ Top3 鉴别诊断

• **子宫切除后并发症**：子宫切除术后并发症是直肠阴道瘘最常见的病因，通常来自术后炎症病变的扩散。阴道出现粪便排泄物是最常见的临床表现，有时可能与粪尿混淆。其他常见表现包括盆腔/腹痛，胀气和阴道黏液。在 CT 图像上，阴道残端经常会表现为直肠和膀胱之间的炎性肿块。钡灌肠或盆腔 CT 下直肠造影可以显示瘘管。

• **憩室炎**：憩室炎是引起结肠阴道瘘的第二常见原因。子宫切除术后，即使结肠与阴道两者距离较远，也会增加结肠阴道瘘的发病风险。很少能直接看到瘘管，通常仅在直肠造影时可见。阴道和结肠之间可出现继发脓肿。此外，还有憩室炎的典型表现，如结肠壁增厚和周围炎症改变，合并结肠和阴道之间脂肪间隙消失。

• **肿瘤/癌**：泌尿生殖系统肿瘤和胃肠道肿瘤均可伴发结肠阴道瘘。病变有肿瘤的影像学表现，如局部膀胱或结肠壁增厚，且周围无炎症改变。可见继发性淋巴结肿大。

■ 其他鉴别诊断

• **炎症性肠病**：瘘管形成是克罗恩（Crohn）病的一种已知并发症。虽然它最常见于回肠末端，但肠道任何部分都可能受累。克罗恩病的典型表现包括环周肠壁增厚，常伴有跳跃性病变、肠系膜充血、肠壁脂肪浸润及狭窄。

■ 诊　断

憩室炎继发结肠阴道瘘。

■ 关键点

• 钡灌肠和盆腔 CT 的直肠造影可显示瘘管。

• 子宫切除术后，即使结肠与阴道两者距离较远，也会增加结肠阴道瘘的发病风险。

• 应仔细观察结肠和阴道之间是否形成脓肿，并伴有正常脂肪间隙消失。

病例 106

Reehan M. Ali

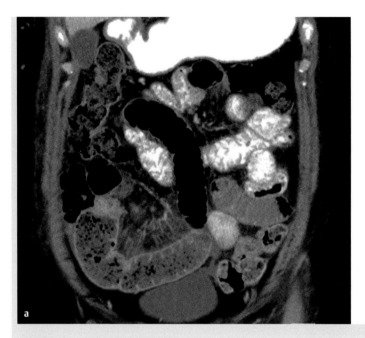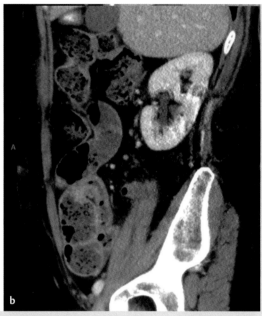

图 106.1　腹部增强 CT 冠状位（a）和矢状位（b）图像可见明显快速强化的肿块，累及回肠并形成肠梗阻（图片由 Rocky C. Saenz 提供）

■ 推荐阅读

Federle MP, Jeffrey RB, Woodward PJ, et al. Diagnostic Imaging: Abdomen. 2nd ed. Philadelphia, PA: Lippincott Williams & Wilkins, 2009.

Macari M, et al. A pattern approach to the abnormal small bowel: a multitechnique imaging approach. AJR, 2007, 188:1344–1355.

McLaughlin PD, Maher MM. Primary malignant diseases of the small intestine. AJR Am J Roentgenol, 2013, 201(1):W9–14.

■ 临床表现

61 岁，男性，无临床症状，血清嗜铬粒蛋白 A 升高（图 106.1）。

■ 主要影像学表现

小肠实性肿块。

■ Top3 鉴别诊断

• **转移瘤**：转移瘤是最常见的小肠恶性肿瘤，远比原发性恶性肿瘤常见。肿瘤可以通过直接扩散、淋巴转移、腹腔内种植或血行播散等方式扩散。腹腔内种植是最常见的播散方式。最常见的可播散至小肠的原发性恶性肿瘤可源于结肠、卵巢和阑尾。由于这些转移瘤通常呈息肉状种植在小肠的肠系膜边缘，因此易出现肠套叠等并发症。

• **类癌**：是过去几十年中发病率不断上升的肿瘤，已超过腺癌成为最常见的小肠肿瘤。回肠远端是类癌的第二常见部位（阑尾居首位）。现在十二指肠区类癌也越来越多见。其典型表现为较大的肠系膜肿块，伴结缔组织增生和邻近小肠袢回缩。高达 70% 的病例可能存在钙化。与其他小肠原发肿瘤相比，类癌更容易发生肝转移。

• **腺癌**：目前小肠腺癌的发病率已被类癌超越，约占所有小肠肿瘤的 25%~40%。腺癌大多数发生在十二指肠，多经内镜检查发现。空肠是其第二常见发病部位。腺癌的典型表现为局部环周肿块，合并边缘"肩征"，可伴有小肠梗阻。导致肠套叠的息肉样肿块较少见。病变常表现为中度强化，可转移至肝脏和腹膜。肠系膜脂肪浸润和淋巴结转移导致的脂肪条索影更支持腺癌的诊断而非淋巴瘤。

■ 其他鉴别诊断

• **淋巴瘤**：淋巴瘤约占所有小肠肿瘤的 20%，最常见于回肠远端。影像学上的典型表现为厚壁浸润性肿块，可导致不伴肠梗阻的小肠扩张。肠腔内息肉样肿块少见。腺癌较大时和淋巴瘤有类似的影像学特征。同时发现肠系膜或腹膜后淋巴结肿大及脾大，更支持淋巴瘤。

• **胃肠道间质瘤**：占所有小肠肿瘤的 9%。最常见于胃，其次是空肠和回肠。小于 2 cm 的肿瘤通常是良性的，而大于 5 cm 的肿瘤往往是恶性的。典型表现为境界清晰的外生性肿块，与肠系膜有明显区别。

■ 诊　断

类癌。

■ 关键点

• 转移瘤是最常见的小肠恶性肿瘤。

• 类癌是最常见的原发性小肠恶性肿瘤。

• 伴有脾大和淋巴结肿大的小肠肿块更支持淋巴瘤的诊断。

病例 107

Julia D. Cameron-Morrison

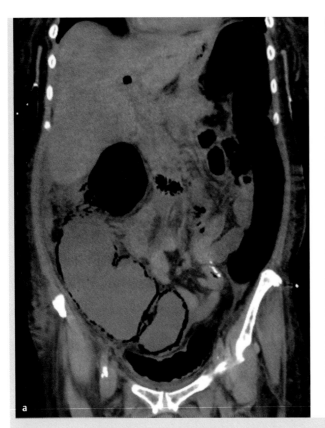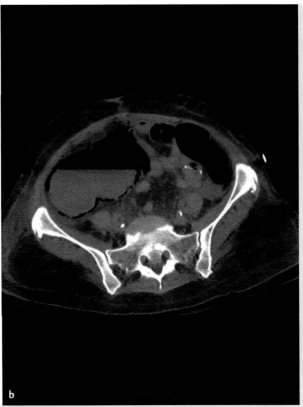

图107.1 腹部和盆腔CT平扫冠状位（a）和轴位（b）图像显示右半结肠壁内气体影，盲肠前方有多个点状游离气体影，可见微量游离液体

■ 推荐阅读

Boyd SK, Cameron-Morrison JD, Hobson JJ, et al. CT imaging of large bowel wall thickening. J Am Osteopath Coll Radiol, 2016, 5(2):14–22.

Horton KM, Corl FM, Fishman EK. CT evaluation of the colon: inflammatory disease. Radiographics, 2000, 20(2):399–418.

Ho LM, Paulson EK, Thompson WM. Pneumatosis intestinalis in the adult: benign to life-threatening causes. AJR Am J Roentgenol, 2007, 188(6):1604–1613.

■ 临床表现

67 岁，女性，腹痛和腹胀（图 107.1）。

■ 主要影像学表现

肠壁积气。

■ Top3 鉴别诊断

• **肠坏死**：肠壁积气有多种病因，如不及早发现，可导致严重后果甚至死亡。最常见的病因是肠坏死，可由缺血或梗死、感染及腐蚀性物质摄入引起。影像学表现取决于病因类型，其中缺血最常见。当继发于肠坏死时，肠壁内的积气通常呈线状。有助于诊断肠坏死的相关影像学特征包括肠壁增厚、气腹、门静脉气体、CT 血管造影图像上的血管阻塞等，以及肠黏膜无强化或强化不明显。

• **医源性**：肠壁积气的医源性原因包括内镜检查后、术后和药物诱导。病程相对缓和。内镜检查后和术后变化均是由于肠黏膜破坏和腔内空气增加所导致，而药物会增加黏膜通透性并降低免疫反应，从而导致肠壁中形成气体（细菌性）。结合病史及近期手术史对确定病因至关重要。

• **假性积气**：肠内容物导致气体受限于黏膜表面，可类似于肠积气的外观，最常见于升结肠。在 CT 图像上，气体通常位于非内容物附着侧结肠壁，附着侧肠壁未见气体，此征象有助于区分假性与真性积气。

■ 其他鉴别诊断

• **原发性肠积气**：原发性肠积气约占 15%。多为特发性，与家族性息肉病综合征有一定关联。CT 上可见浆膜下层或黏膜下层多个薄壁、非交通性充气囊腔，肌层和黏膜层正常。排除导致继发性肠积气的病因后，可考虑本病。无明显临床症状。

■ 诊　断

肠坏死致肠壁积气。

■ 关键点

• 肠壁积气是影像学表现，而不是诊断。
• 根本病因和患者的临床状况决定其预后。
• 乳酸水平通常伴随肠缺血或坏死而升高。

• 在附着侧肠壁内寻找空气，以排除假性积气。

病例 108

Reehan M. Ali

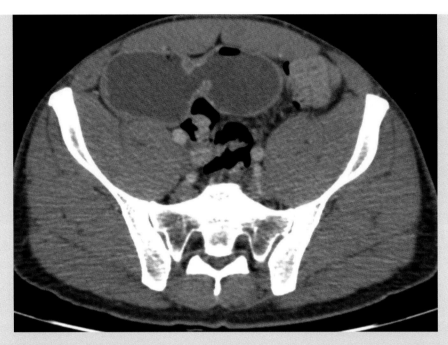

图 108.1 经静脉和口服对比剂后下腹部轴位 CT 小肠造影显示，回肠节段性肠腔狭窄（图片由 Rocky C. Saenz 提供）

■ 推荐阅读

Chang CW, Wong JM, Tung CC, et al. Intestinal stricture in Crohn's disease. Intest Res, 2015, 13(1):19–26.

Federle MP, Jeffrey RB, Woodward PJ, et al. Diagnostic Imaging: Abdomen. 2nd ed. Philadelphia, PA: Lippincott Williams & Wilkins, 2009.

Jayanthi V, Girija R, Mayberry JF. Terminal ileal stricture. Postgrad Med J, 2002, 78(924):627–631.

■ 临床表现

29 岁，男性，怀疑阑尾炎（图 108.1）。

■ 主要影像学表现

小肠狭窄。

■ Top3 鉴别诊断

• **克罗恩（Crohn）病**：CT 小肠造影可用于区分活动期炎性狭窄和纤维性狭窄。活动期克罗恩病的 CT 特征为分层现象，即高密度的黏膜层、低密度的黏膜下组织水肿和高密度的浆膜层（靶征）。黏膜充血是活动期的敏感指标，在 CT 小肠造影上很容易诊断。肠外发现有助于诊断，包括与垂直于肠道的肠系膜内直肠血管充血有关的"梳征"。活动性狭窄是可逆的，而无强化的狭窄是不可逆的。

• **感染后狭窄**：影像学检查不能明确地区分不同狭窄的病因，大部分的描述取决于患者的临床情况和病史。结核分枝杆菌是引起小肠狭窄最常见的微生物之一，常累及回肠末端。寻找克罗恩病的肠外征象或结核分枝杆菌其他全身受累的证据，有助于鉴别诊断。

• **放射治疗后狭窄**：CT 小肠造影是诊断狭窄最可靠的检查方法。病史在放疗后狭窄的鉴别诊断中起着重要作用。多无临床症状，当管腔狭窄进展到不全性或完全性肠梗阻时可出现腹痛。

■ 其他鉴别诊断

• **转移瘤**：转移瘤是最常见的小肠恶性肿瘤。最常见的转移方式是腹腔种植，其原发性恶性肿瘤常为结肠癌、卵巢癌和阑尾癌。常表现为团块状，种植于小肠的肠系膜边缘，也可表现为局部管壁环形增厚，相应管腔变窄，类似于狭窄。

■ 诊　断

克罗恩病。

■ 关键点

• 克罗恩病是小肠狭窄最常见的病因。
• CT 小肠造影有助于确定可逆性和不可逆性狭窄。

• 病史在鉴别诊断中起着重要的作用，如感染和放射治疗。

病例 109

Julia J. Hobson

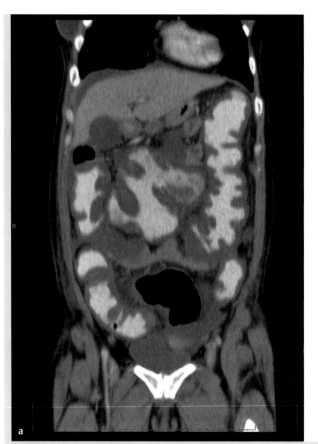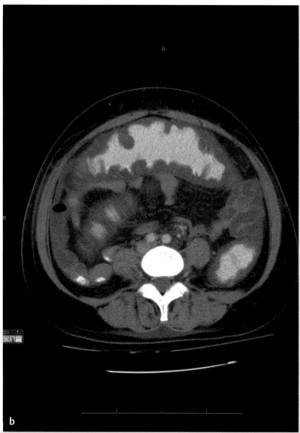

图 109.1 经静脉和口服对比剂后腹部冠状位 CT 图像（a）显示左右结肠肠壁增厚。轴位 CT 图像（b）显示横结肠和左半结肠肠壁增厚，腹腔内可见游离液体（图片由 Rocky C. Saenz 提供）

■ 推荐阅读

Boyd SK, Cameron-Morrison JD, Hobson JJ, et al. CT Imaging of large bowel wall thickening. J Am Osteopath Coll Radiol, 2016, 5(2):14–22.

Horton KM, Corl FM, Fishman EK. CT evaluation of the colon: inflammatory disease. Radiographics, 2000, 20(2):399–418.

Sheiman L, Levine MS, Levin AA, et al. Chronic diverticulitis: clinical, radiographic, and pathologic findings. AJR Am J Roentgenol, 2008, 191(2):522–528.

■ 临床表现

56 岁，女性，便血、腹痛（图 109.1）。

■ 主要影像学表现

结肠壁长节段增厚。

■ Top3 鉴别诊断

• **炎性肠病**：炎性肠病包括克罗恩（Crohn）病和溃疡性结肠炎。常见症状有腹痛、腹泻、便血及吸收不良。CT、MR 显示急性期肠壁增厚和炎性改变，并发症包括脓肿和瘘管形成。钡剂检查可见黏膜异常、管腔狭窄和瘘管形成。

• **感染性结肠炎**：感染性结肠炎是由病原体（细菌、病毒、真菌或寄生虫）引起的结肠炎症。影像学表现为结肠壁节段性增厚伴邻近炎症浸润，提示感染性结肠炎。可根据结肠的受累部位判断致病菌。右半结肠炎多见于耶尔森菌、沙门菌、巨细胞病毒、结核分枝杆菌及阿米巴，志贺氏菌或血吸虫好侵犯左半结肠。广泛结肠炎常合并艰难梭菌、大肠杆菌和弯曲杆菌。确诊需要依靠实验室检查。

• **缺血性结肠炎**：缺血性结肠炎好发于老年人群，肠缺血的主要原因是结肠的血液供应受损，如血栓栓塞性疾病、静脉血栓形成和低灌注状态。临床症状包括腹痛和血性腹泻。影像学检查显示血管分布区结肠肠壁环形增厚。并发症为肠梗死和肠穿孔，两者均需手术治疗。

■ 其他鉴别诊断

• **憩室炎**：憩室是结肠黏膜和黏膜下层在黏膜肌层薄弱处疝出形成的囊状突起。发达国家憩室病很常见，好发于 50 岁以上的人群（50%）。单个憩室阻塞时会发生憩室炎，导致其内压力增加和微穿孔。影像学表现为结肠憩室，管壁增厚和结肠周围炎症可提示憩室炎，可并发脓肿、瘘管形成（常见于膀胱）和肠穿孔。钡剂灌肠可显示慢性疾病的长节段狭窄。

■ 诊　断

感染性结肠炎（艰难梭状芽孢杆菌）。

■ 关键点

• 广泛结肠炎通常是感染引起的。
• 晚期缺血性结肠炎肠壁内可见气体。

• 肠壁增厚呈血管分布，应考虑缺血性结肠炎。

病例 110

Eleanor L. Ormsby

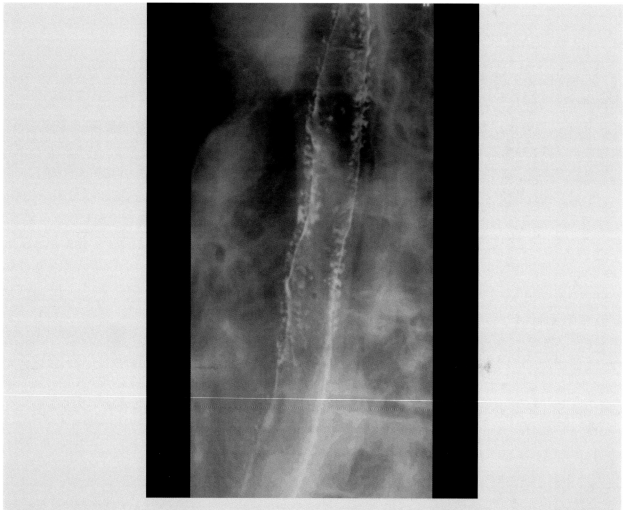

图 110.1 食管钡餐造影斜位图像显示，食管中段壁内多发小囊袋状改变的假性憩室（图片由俄亥俄州辛辛那提大学放射学系提供）

■ **推荐阅读**

Lee SS, Ha HK, Byun JH, et al. Superficial esophageal cancer: esophagographic findings correlated with histopathologic findings. Radiology, 2005, 236(2):535–544.

Levine MS, Moolten DN, Herlinger H, et al. Esophageal intramural pseudodiverticulosis: a reevaluation. AJR Am J Roentgenol, 1986, 147(6):1165–1170.

McGettigan MJ, Menias CO, Gao ZJ, et al. Imaging of drug-induced complications in the gastrointestinal system. Radiographics, 2016, 36(1):71–87.

■ 临床表现

42 岁，男性，吞咽困难（图 110.1）。

■ 主要影像学表现

食管假性憩室。

■ Top3 鉴别诊断

• **反流性食管炎**：假性憩室是指食管壁内扩张的黏膜下层腺体内填充造影剂，并通过排泄管与食管腔内相通，继发于慢性刺激和食管炎。由于胃酸刺激食管黏膜，反流性食管炎常累及食管远端。食管造影显示远端皱襞增厚，溃疡（常为线状），良性狭窄（典型者始于胃食管交界处正上方）和（或）壁内假性憩室。食管裂孔疝常与胃食管反流有关。

• **念珠菌性食管炎**：由于慢性食管炎，食管假性憩室利于念珠菌的生长，好发于免疫功能低下的患者，尤其是获得性免疫缺陷综合征（AIDS）患者。食管淤滞，如贲门失弛缓症或硬皮病患者，可发展为念珠菌性食管炎。食管造影可显示弥漫性黏膜结节、溃疡、纵向斑块和假性憩室。

• **浅表扩散型癌**：浅表扩散癌是一种不常见的鳞状细胞癌（squamous cell carcinoma，SCC），其特征是食管小斑块状黏膜结节，可见局灶性坏死、溃疡及假性憩室。明确诊断需内镜活检。

■ 其他鉴别诊断

• **药物性食管炎**：大多数药物性食管炎患者没有潜在的食管疾病。四环素、抗坏血酸和硫酸铁等多种药物可引起食管炎。食管造影显示单发或多发浅表溃疡，若主动脉弓水平或食管远端伴黏膜皱襞增厚，可出现食物通过短暂延迟。偶可见假性憩室。停药后，复查食管造影显示病变完全愈合。

■ 诊　断

念珠菌性食管炎。

■ 关键点

• 食管的透壁炎症可使黏膜下腺体扩张，并形成假性憩室。

• 免疫功能低下的患者出现食管黏膜斑块和假性憩室时，需考虑念珠菌性食管炎。

• 假性憩室病患者应行内镜检查以排除浅表扩散型癌。

病例 111

Alex R. Martin

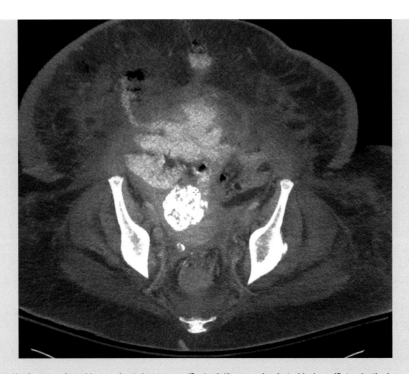

图 111.1 经口服和静脉注入对比剂后，盆腔轴位 CT 厚层图像显示含对比剂的肠管经腹壁进入皮下多处脂肪层内，并伴有皮下气肿；图中也可见钙化的子宫肌瘤

■ 推荐阅读

Lee JK, Stein SL. Radiographic and endoscopic diagnosis and treatment of enterocutaneous fistulas. Clin Colon Rectal Surg, 2010, 23(3):149–160.

Rahman FN, Stavas JM. Interventional radiologic management and treatment of enterocutaneous fistulae. J Vasc Interv Radiol, 2015, 26(1):7–19, quiz 20.

Tonolini M, Magistrelli P. Enterocutaneous fistulas: a primer for radiologists with emphasis on CT and MRI. Insights Imaging, 2017, 8(6):537–548.

■ 临床表现

36 岁，女性，腹腔引流术后（图 111.1）。

■ 主要影像学表现

肠管内对比剂进入皮下脂肪间隙。

■ Top3 鉴别诊断

• **术后**：是肠外瘘（enterocutaneous fistula，ECF）最常见的原因，占 3/4 以上，肿瘤术后发生率最高。瘘管常延伸至切口处，可在术后 1 周内出现。

• **炎症性肠病**：可自发或术后继发，均由特征性肠壁炎症引起的克罗恩（Crohn）病所致。

克罗恩瘘最常累及终末回肠。

• **恶性肿瘤**：肿瘤直接扩散或继发感染可形成 ECF。由于结直肠肿瘤的早期诊断和治疗，肿瘤相关肠瘘越来越少见。恶性肿瘤（最常见的是腺癌）晚期常伴发 ECF，死亡率较高。

■ 其他鉴别诊断

• **其他炎症**：ECF 可继发于憩室炎、放射治疗或感染晚期等炎症。脓毒症、营养不良和代谢紊乱会增加发病率。瘘管造影很容易就能显示其

与肠管相通。CT、MRI 可提供更多的疾病信息。经保守治疗，1/3~2/3 的 ECF 病例可痊愈，否则需手术治疗。

■ 诊　断

术后肠外瘘（ECF）。

■ 关键点

• 在术后 ECF 中，既往手术后遗症较明显。
• 患有 ECF 的健康年轻人，应考虑炎症性肠病。

• 有 ECF 且无炎症性肠病史或既往手术史的成年患者，应排除恶性肿瘤。

病例 112

Andrew Mizzi

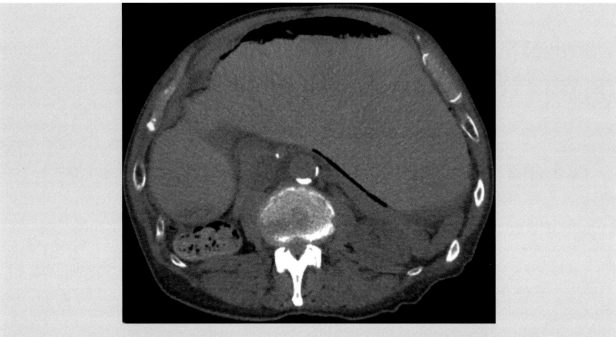

图 112.1　经口服对比剂上腹部 CT 图像显示胃扩张，非依赖壁和右前壁积气（图片由 Rocky C. Saenz 提供）

■ 推荐阅读

Federle MP, Jeffrey RB, Woodward PJ, et al. Diagnostic Imaging: Abdomen. 2nd ed. Philadelphia, PA: Lippincott Williams & Wilkins, 2009.

Johnson PT, Horton KM, Edil BH, et al. Gastric pneumatosis: the role of CT in diagnosis and patient management.

Emerg Radiol, 2011, 18(1):65–73.

Wong YY, Chu WCW. Emphysematous gastritis associated with gastric infarction in a patient with adult polycystic renal disease: CT diagnosis. AJR Am J Roentgenol, 2002, 178(5):1291.

■ 临床表现

53 岁，男性，在重症监护室发生感染性休克（图 112.1）。

■ 主要影像学表现

胃壁积气（气肿）。

■ Top3 鉴别诊断

• **气肿性胃炎**：是一种罕见疾病，由感染性病原体在胃壁产生气体引起，可危及生命。感染源包括产气微生物（如大肠杆菌和产气荚膜梭菌）和其他微生物（包括溶血性链球菌、金黄色葡萄球菌和魏氏梭菌）。确认胃壁内有气体即可诊断本病。此外，门静脉系统中也可见气体。死亡率很高（60%~80%）。因此，气肿性胃炎患者病情危重。针对感染源的抗生素治疗疗效优于手术治疗。

• **医源性或创伤性损伤**：与气肿性胃炎相比，胃壁内气体更常来源于机械性损伤，包括胃减压管放置、内镜检查（如胃腔过度扩张）、胃束带减重术及车祸造成的胸 / 腹部损伤（创伤致气体进入胃壁）。临床上，与气肿性胃炎相比，该类患者病情并不严重。CT 表现为胃壁内沿着依赖或非依赖壁的线性气体（非依赖壁更敏感）。

• **腐蚀性**：进食腐蚀性物质（如强酸和碱）破坏胃黏膜使气体浸润胃壁，损伤的胃黏膜常导致感染和气肿性胃炎并发症。病史和临床表现有助于诊断及治疗。

■ 诊　断

气肿性胃炎。

■ 关键点

• 诊断气肿性胃炎应除外胃内和门静脉积气。
• 缺血和梗阻也可引起胃气肿。

• CT 图像上胃非依赖壁积气的表现用于诊断胃壁积气最准确。

病例 113

Robert A. Jesinger

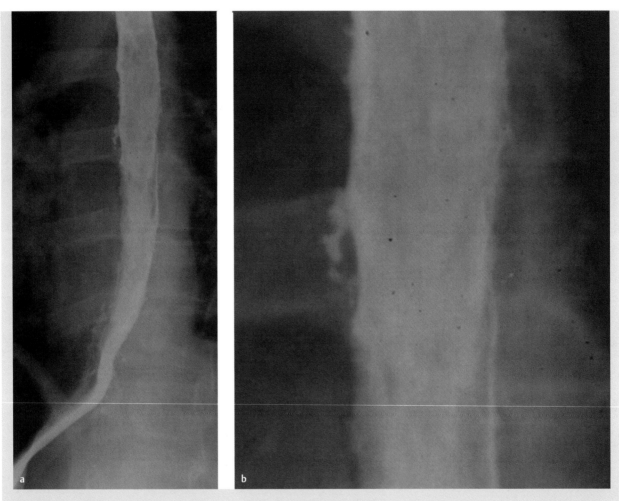

图 113.1 口服钡剂后，食管造影检查食管充盈相（a）和局部放大图像（b）显示食管中部有一个大溃疡，还可见一些较小的溃疡和食管纵向皱襞增厚（图片由俄亥俄州辛辛那提大学放射学系提供）

■ 推荐阅读

McGettigan MJ, Menias CO, Gao ZJ, et al. Imaging of drug-induced complications in the gastrointestinal system. Radiographics, 2016, 36(1):71–87.

Young CA, Menias CO, Bhalla S, et al. CT features of esophageal emergencies. Radiographics, 2008, 28(6):1541–1553.

■ 临床表现

35 岁，男性，胸痛伴吞咽困难（图 113.1）。

■ 主要影像学表现

食管溃疡。

■ Top3 鉴别诊断

• **反流性食管炎**：胃酸反流刺激食管远端黏膜，可形成食管黏膜糜烂及溃疡形成。反流性食管炎的主要影像学表现包括食管纵向黏膜褶皱增厚、聚集，食管黏膜糜烂或溃疡形成，食管蠕动减弱及病变区食管扩张不良。食管中段狭窄常见于严重的慢性反流。透视下动态观察有助于对巴雷特（Barrett）食管、食管裂孔疝及食管反流进行仔细评估。

• **病毒性食管炎**［巨细胞病毒（cytomegalovirus，CMV）、人类免疫缺陷病毒（human immunodeficiency virus，HIV）、单纯疱疹病毒（herpes simplex virus，HSV）］：病毒性食管炎的典型表现是正常食管黏膜上散在分布溃疡形成，通常发生在免疫抑制患者，尤其是在 HIV 感染的情况下。HSV 溃疡往往是多发的、小的、散在分布和局灶性的，而由 CMV 和 HIV 引起的溃疡通常范围较大。尽管通过溃疡的影像学特征表现可能判断出病毒的来源，但血清学或病理活检才能最终明确诊断，指导治疗。

• **药物性食管炎**：如果药片在食管腔内下行受阻，可能会导致食管损伤和溃疡形成。通常由于食管动力障碍或食管阻塞，导致食管黏膜长时间直接接触药物，从而形成溃疡。可引起黏膜损伤的常见药物包括抗生素（多西环素、四环素、克林霉素）、抗炎药物和补充剂（氯化钾、维生素 C）。

■ 其他鉴别诊断

• **腐蚀性食管炎**：腐蚀性食管炎是接触性损伤，通常与碱性物质有关。许多家用和园艺化学品（碱）一旦摄入，可引起食管浅表和深层液化坏死，导致溃疡和长节段瘢痕形成；酸性烧伤较少发生，通常导致轻度的浅表黏膜烧伤。

• **食管癌**：在鉴别诊断黏膜破坏和溃疡时，应始终考虑到恶性肿瘤。巴雷特食管化生所致的原发性鳞状细胞癌（squamous cell carcinoma，SCC）和腺癌均可发生溃疡。食管中段侵袭性恶性肿瘤可侵蚀到气管支气管树，导致瘘管形成。

■ 诊　断

病毒性食管炎（HSV）。

■ 关键点

• 黏膜溃疡、皱襞增厚、蠕动不良和扩张性差是食管炎的主要表现。

• HSV 通常引起多发性小溃疡；CMV 和 HIV 通常导致大溃疡。

• 氯化钾长期滞留引起的食管接触性损伤，可导致局灶性溃疡。

• 食管癌和淋巴瘤是溃疡的潜在病因。

病例 114

Brian J. Lewis

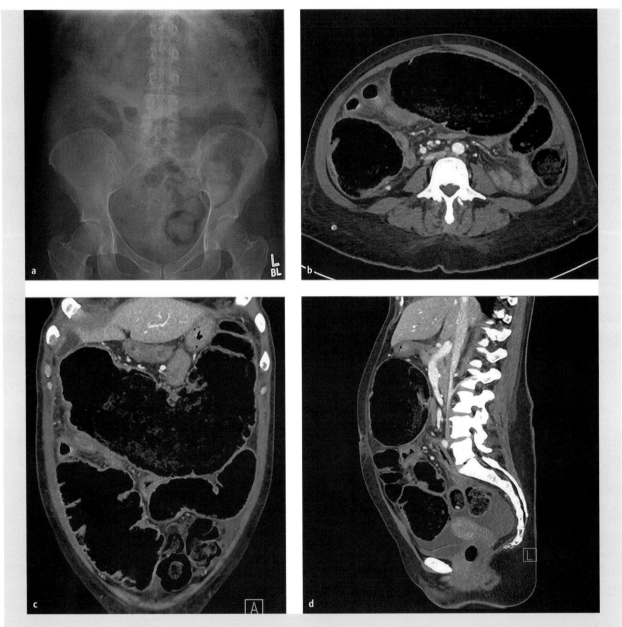

图 114.1 腹部正位 X 线片（a）显示结肠明显扩张，肠腔内容物增多，横结肠为著。腹部和骨盆的轴位（b）、冠状位（c）和矢状位（d）对比增强 CT 图像显示，结肠明显扩张，黏膜不规则和壁变薄，相邻脂肪模糊，肠襻增厚，盆腔内可见游离液体。此外，图 a 可见双侧输卵管结扎术后改变（图片由医学博士 Dell Dunn 提供）

■ 推荐阅读

Jaffe T, Thompson WM. Large bowel obstruction in the adult: classic radiographic and CT findings, etiology, and mimics. Radiology, 2015, 275(3):651–663.

Thoeni RF, Cello JP. CT imaging of colitis. Radiology, 2006, 240(3):623–638.

■ 临床表现

50 岁，女性，腹痛和腹胀（图 114.1）。

■ 主要影像学表现

结肠扩张。

■ Top3 鉴别诊断

• **结肠梗阻**：结肠癌是最常见的梗阻原因，占 50% 以上，好发于乙状结肠和结肠脾曲。肿块较大时，可引起管腔阻塞并伴病变中央坏死，结肠周围脂肪浸润，类似于憩室炎伴脓肿，结肠周围淋巴结短径 ≥ 1 cm 时，转移可能性大。反复发作的憩室炎伴狭窄形成是结肠梗阻的少见原因。粘连是小肠梗阻的常见原因，是大肠梗阻的罕见原因。穿孔是一种少见但紧急的并发症，常发生在盲肠严重扩张时。

• **肠扭转**：是指肠管扭转导致受累肠管梗阻和扩张。乙状结肠扭转常见于结肠冗余且易活动的老年患者，而盲肠和横结肠扭转多继发于肠系膜先天性缺陷，导致活动度增加。盲肠和乙状结肠扭转的典型表现是"咖啡豆"征，影像检查可见与咖啡豆相似的并列扩张肠管。"鸟嘴"征是由于梗阻点平滑变细所致。对于乙状结肠扭转，"倒 U"征是指乙状结肠的扩张环指向右上腹。CT 常显示"旋涡"征是由于肠梗阻处肠管和血管呈螺旋状聚集导致。

• **假性结肠梗阻（Ogilvie 综合征）**：是指结肠非机械性扩张或突发扭转，好发于长期卧床或病情严重的老年患者。病因不明，多认为是由于副交感神经活动减少所致。发病部位多见于结肠脾曲。其最严重的并发症是盲肠缺血和穿孔。

■ 其他鉴别诊断

• **中毒性巨结肠**：中毒性巨结肠是指由潜在的结肠炎（最常见的是伪膜性结肠炎或炎性肠病）引起的严重且可能危及生命的结肠扩张。CT 显示结肠扩张（横结肠 >6 cm），黏膜不规则，肠壁增厚伴指压征，或肠壁变薄扩张。盲肠扩张 >12 cm 时穿孔风险显著增加，中毒性巨结肠应避免钡灌肠检查。

■ 诊 断

中毒性巨结肠（炎症性肠病的并发症）。

■ 关键点

• 结肠癌是结肠梗阻最常见的病因。
• "咖啡豆"征是盲肠或乙状结肠扭转的典型影像学表现，而乙状结肠扭转的典型影像学表现为"倒 U"征。

• 怀疑结肠炎引起中毒性巨结肠时，应避免钡灌肠检查。

病例 115

Shaun Loh

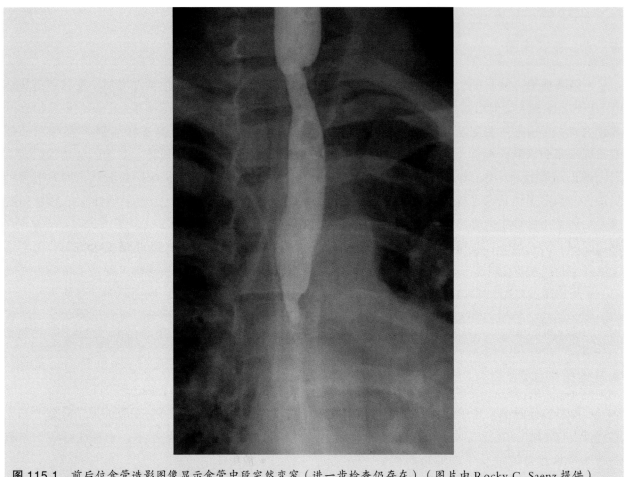

图 115.1 前后位食管造影图像显示食管中段突然变窄（进一步检查仍存在）（图片由 Rocky C. Saenz 提供）

■ 推荐阅读

Luedtke P, Levine MS, Rubesin SE, et al. Radiologic diagnosis of benign esophageal strictures: a pattern approach. Radiographics, 2003, 23(4):897–909.

■ 临床表现

24 岁，男性，吞咽困难（图 115.1）。

■ 主要影像学表现

食管狭窄。

■ Top3 鉴别诊断

• **反流性食管炎**：是食管狭窄最常见的原因之一。典型表现为食管远端光滑，"鸟嘴状"狭窄。不对称的瘢痕形成可致偏心性狭窄。食管多发狭窄之间可见囊袋状改变。

• **药物引起的狭窄**：四环素和多西环素是最常见的与药物性食管炎相关的药物，常引起浅表溃疡，其愈合后不会导致食管狭窄。其他药物，如奎尼丁、氯化钾、阿仑膦酸盐和非甾体抗炎药（nonsteroidal anti-inflammatory drugs，NSAID），可引起食管近端较大的溃疡和狭窄。由于邻近结构（如主动脉弓或左主支气管）的外源性压迫，片剂药物可滞留在食管内。

• **食管癌**：食管癌最常见的病理学类型是鳞状细胞癌（squamous cell carcinoma，SCC）。其危险因素包括吸烟、饮酒、摄入腐蚀性物质、贲门失弛缓症及普卢默 – 文森（Plummer-Vinson）综合征，巴雷特（Barrett）食管炎引起的腺癌占大多数。影像表现为食管管腔狭窄（最常见）、长节段环状缩窄性病变或息肉样腔内充盈缺损。病变预后差，5 年生存率仅为 5%。

■ 其他鉴别诊断

• **医源性[鼻胃管（nasogastric tube，NGT）]**：NGT 可致食管下端括约肌闭合不全，使酸性胃内容物反流入食管远端，造成食管黏膜损伤和管腔狭窄，常见于 NGT 放置时间过长。

• **腐蚀性物质摄入**：摄入强酸或碱性物质可引起较长节段且对称的食管狭窄，通常在损伤后数月至数年出现。狭窄可呈"线状"，表现为弥漫性长节段性狭窄、轮廓不规则和溃疡形成。治疗方法包括食管扩张或食管切除术。在损伤后会增加恶性肿瘤的发生风险。

• **放射性改变**：常发生于胸部及颈部肿瘤放射治疗后，表现为长节段、向心性狭窄。

■ 诊　断

化学物质摄入导致的狭窄。

■ 关键点

• 反流性食管炎引起的狭窄表现为食管远端光滑，"鸟嘴状"狭窄。

• 药物滞留在食管内可引起溃疡和狭窄。

• 食管癌常导致食管不规则狭窄。

• 长时间放置 NGT 会引起食管黏膜损伤和狭窄形成。

病例 116

Paul B. DiDomenico

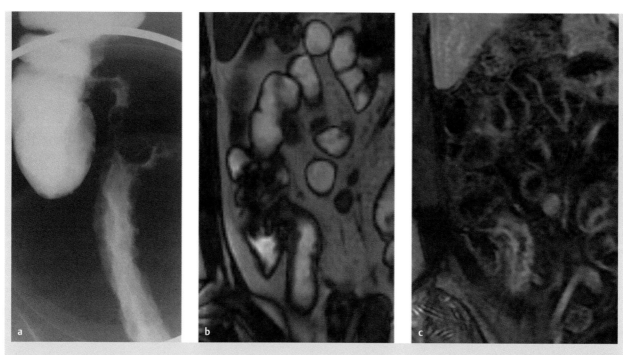

图116.1 相同诊断的两例患者。患者A小肠造影右下腹部点压放大图（a）显示末端回肠不规则增厚、狭窄。患者B冠状位高分辨率 T2 MR 图像（FIESTA）（b）显示回肠末端肠壁增厚，管腔变窄。患者B冠状位脂肪抑制 T1 增强图像（c）显示回肠末端肠壁增厚并强化（图 b 和图 c 由医学博士 Dell Dunn 提供）

■ 推荐阅读

Furukawa A, Saotome T, Yamasaki M, et al. Cross-sectional imaging in Crohn disease. Radiographics, 2004, 24(3):689–702.

Thoeni RF, Cello JP. CT imaging of colitis. Radiology, 2006, 240(3):623–638.

■ 临床表现

患者表现为腹泻、腹痛（图 116.1）。

■ 主要影像学表现

回肠末端肠壁增厚。

■ Top3 鉴别诊断

• **炎症性肠病**：在两种主要类型的特发性炎症性肠病［溃疡性结肠炎和克罗恩（Crohn）病］中，克罗恩病的特征是好发于回肠末端，引起穿透性炎症、肠壁增厚及纵行溃疡。追踪研究表明，肠系膜脂肪（"爬行脂肪"）增生可导致肠祥分离。瘘管和窦道常继发于穿透性炎症，其特征为病变呈跳跃（不连续）分布。以上征象可与溃疡性结肠炎进行鉴别，其特征是结肠病变连续性分布，从结肠远端受累开始并向近端进展。25% 的溃疡性结肠炎可致远端回肠扩张，称为"倒灌性"回肠炎。

• **感染**：一些感染好发于回肠末端，其中包括沙门菌、弯曲杆菌、耶尔森菌及结核分枝杆菌。

免疫抑制患者［人类免疫缺陷病毒 / 获得性免疫缺陷综合征（HIV/AIDS）］也增加了隐孢子虫和巨细胞病毒（cytomegalovirus，CMV）机会性感染的风险。这些感染的影像学特征通常是非特异性的，诊断需结合粪便分析、黏膜活检和（或）对经验性抗菌治疗的反应。

• **淋巴瘤**：约 1/3 的非霍奇金淋巴瘤（non-Hodgkin's lymphoma，NHL）会累及小肠，回肠是最常见的受累部位。影像学表现多样，其典型表现为结节 / 息肉样或弥漫性浸润性肠壁增厚。累及回肠末端时，肠壁增厚，肠腔狭窄，类似于克罗恩病。

■ 其他鉴别诊断

• **缺血**：肠系膜上动脉（superior mesenteric artery，SMA）缺血可致肠壁水肿、增厚，偶见出血。肠系膜和门静脉系统 CT 可见肠壁内气体（积气）。增强扫描有助于显示血栓或动脉粥样硬化性疾病（atherosclerotic disease，ASD）所致的血管闭塞。

• **转移瘤**：转移瘤可通过直接侵犯、腹膜种植转移（胃肠道或泌尿生殖系统原发肿瘤）及血行播散（恶性黑色素瘤、肺癌或乳腺癌）累及回肠末端。

■ 诊 断

克罗恩病。

■ 关键点

• 典型克罗恩病累及回肠末端，慢性炎症可致管腔狭窄及瘘管形成。

• CMV 或隐孢子虫感染回肠末端，应进行 HIV 评估。

• 回肠壁结节状增厚应考虑恶性肿瘤，如淋巴瘤和转移瘤。

病例 117

Grant E. Lattin, Jr.

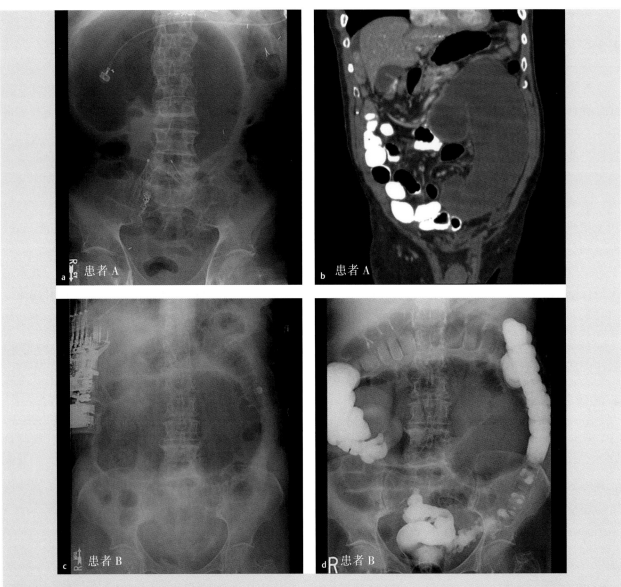

图 117.1 腹部平片（a）显示左上腹部可见咖啡豆状扩张肠袢。冠状位 CT 重建图像（b）证实扩张盲肠扭转，位于右半结肠以上。另一例诊断相同的患者腹部平片（c）和钡剂灌肠（d）图像示扭转位于升结肠中段区，可见盲肠明显积气扩张及对比剂呈"鸟嘴"征

■ 推荐阅读

Delabrousse E, Sarliève P, Sailley N, et al. Cecal volvulus: CT findings and correlation with pathophysiology. Emerg Radiol, 2007, 14(6):411–415.

Feldman D. The coffee bean sign. Radiology, 2000, 216(1):178–179.

Halabi WJ, Jafari MD, Kang CY, et al. Colonic volvulus in the United States: trends, outcomes, and predictors of mortality. Ann Surg, 2014, 259(2):293–301.

■ 临床表现

63 岁，男性，剧烈腹痛（图 117.1）。

■ 主要影像学表现

扩张、积气的盲肠位于左上腹部。

■ 讨　论

盲肠扭转比乙状结肠扭转少见，但发病率高，约占所有结肠扭转的 1/3。盲肠扭转好发于年轻女性，围绕右半结肠轴旋转，通常是由于固定狭窄的右半结肠肠系膜过长，且与后腹壁不全融合有关。

盲肠扭转平片显示：左上腹部盲肠明显积气、扩张，表现为"芸豆"或"咖啡豆"征，其内可见一孤立的气 - 液平面，而乙状结肠扭转常见两个气 - 液平面。钡剂灌肠示升结肠中段内对比剂呈"鸟嘴"征。CT 显示扩张的盲肠末端逐渐变细，伴相邻肠系膜血管"漩涡征"。

盲肠扭转的典型临床表现为急腹症，其鉴别诊断包括乙状结肠扭转、急性盲肠梗阻、Ogilvie 综合征（急性假性结肠梗阻）、中毒性巨结肠。扩张肠管的解剖分布及病史有助于诊断。

根据患者的具体情况经结肠镜或手术进行复位，多数情况下需行手术治疗。据报道，孤立性盲肠扭转的死亡率为 6.6%。延时诊断和治疗可致肠坏死、败血症、肠穿孔，严重者会死亡，其预后取决于扭转相关并发症的严重程度。

■ 诊　断

盲肠扭转。

■ 关键点

• 盲肠扭转形如"咖啡豆"，扩张的盲肠位于左上腹部。

• 钡剂灌肠可见升结肠中段内对比剂呈"鸟嘴"征。

• CT 显示扩张的盲肠末端逐渐变细，伴相邻肠系膜血管"漩涡征"。

病例 118

William T. O'Brien, Sr.

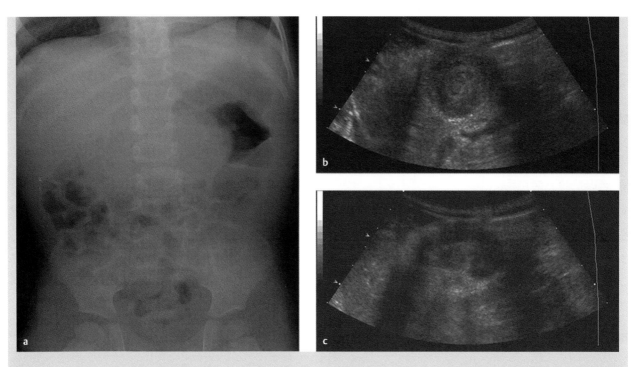

图 118.1 腹部平片（a）显示左上腹部半月形软组织突出至横结肠远端肠腔内。通过该平面的超声横切面图像（b）肠壁呈同心环征，回声增强或减弱；纵切面图（c）示肠壁呈环形低回声，中心区域回声增强，远端肠壁遮蔽，称为"假肾"征

■ **推荐阅读**

Applegate KE. Clinically suspected intussusception in children: evidence-based review and self-assessment module. AJR Am J Roentgenol, 2005, 185 (3, Suppl):S175–S183.

Bouali O, Mouttalib S, Vial J, et al. Intussusception in infancy and childhood: radiological and surgical management Arch Pediatr, 2015, 22(12):1312–1317.

Donnelly LF. Fundamentals of Pediatric Radiology. Philadelphia, PA: WB Saunders, 2001.

■ 临床表现

　　3 岁，男性，间歇性腹部疼痛和腹泻（图 118.1）。

■ 主要影像学表现

　　胃壁积气（气肿）。

■ 讨　论

　　肠套叠是儿童肠梗阻的常见和主要原因，原发性肠套叠好发于 3 岁内的儿童，发病高峰为 5~9 月龄。90% 以上的肠套叠为原发性，有病毒感染的病史。3 岁以上的儿童发生肠套叠，应考虑淋巴瘤、梅克尔（Meckel）憩室、肠道出血［过敏性紫癜（Henoch-Schönlein purpura）］等病理性疾病。

　　根据解剖部位，90% 的肠套叠为回肠结肠型套叠，其余为回肠型或结肠型套叠。临床表现为腹痛、呕吐、便鲜血、腹部肿块、发热及果酱样血便。鉴别诊断包括阑尾炎和梅克尔憩室。

　　肠套叠腹部平片显示新月形软组织伸入远端肠腔，根据位置进行分类，多数累及盲肠或升结肠。超声横切面图示典型靶征，肠壁回声增强或减弱交替呈同心环；纵切面图示肠壁外周为低回声，中央区域回声增强，称为"假肾"征。

　　影像学检查高度怀疑肠套叠时，可行空气灌肠进行诊断和治疗。透视下直肠注入空气，保持压力小于 120 mmHg，一旦减少，空气会通过回盲瓣回流到小肠。随访复查腹部平片示肠管内积气，不伴腹腔内游离气体。同样，也可在透视或超声引导下行注水灌肠。如复位过程中发生肠穿孔并发症（发生率 < 0.5%），应立即手术。复位禁忌证包括体格检查时腹膜体征或影像学检查发现腹腔内游离气体。

■ 诊　断

　　肠套叠。

■ 关键点

　　• 3 岁前发生肠套叠，90% 以上为原发性。

　　• 3 岁以上发生肠套叠，应考虑病理性疾病所致。

　　• 影像学表现：平片见新月形软组织影，超声呈靶征和"假肾"征。

　　• 空气灌肠时，压力不应超过 120 mmHg。

病例 119

Cam Chau, Rebecca Stein-Wexler

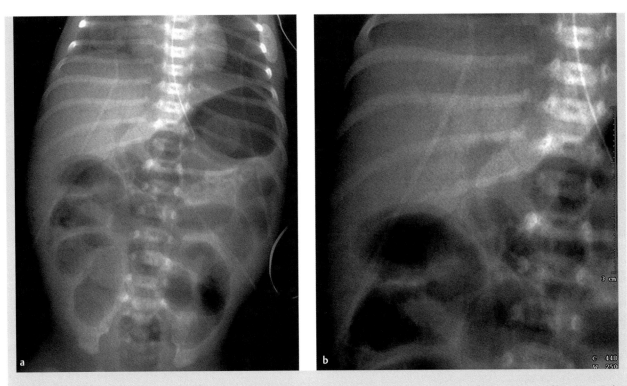

图 119.1 仰卧位腹部前后位 X 线片（a）示肠管广泛扩张，沿肠壁可见线性和圆形透亮影，肝脏投影区也可见分支状透亮影。右上腹部锥形束图（b）能更好地显示扩张积气肠袢内气体，以及肝脏投影区门静脉积气

■ 推荐阅读

Donnelly LF. Diagnostic Imaging Pediatrics. Salt Lake City, UT: Amirsys, 2005//Epelman M, Daneman A, Navarro OM, et al. Necrotizing enterocolitis: review of state-of-the-art imaging findings with pathologic correlation. Radiographics, 2007, 27(2):285–305.

Moss RL, Dimmitt RA, Barnhart DC, et al. Laparotomy versus peritoneal drainage for necrotizing enterocolitis and perforation. N Engl J Med, 2006, 354(21):2225–2234.

■ **临床表现**

7 日龄，早产儿，呼吸窘迫、腹胀和血性腹泻（图 119.1）。

■ **主要影像学表现**

早产儿肠道和门静脉积气。

■ **讨 论**

坏死性小肠结肠炎是早产儿最常见的胃肠道急腹症，常发生于新生儿重症监护室中体重小于 1000 g 的新生儿，但约有 10% 的患儿为足月新生儿（患心脏病或母亲使用可卡因）。坏死性小肠结肠炎可发生于早产儿后期，但发病率高峰在出生后 1~2 周。其病因复杂多样，与早产、细菌定植引起的肠道缺血或黏膜损伤、炎症因子及早期喂养有关，是肠壁凝固性、出血性坏死和炎症所致。

坏死性小肠结肠炎可发生在胃肠道的任何部位，常见于右半肠和回肠末端。临床症状为喂养不耐受、呕吐、腹泻、血便和腹胀。呼吸窘迫、酸中毒、败血症、休克及体温不稳定是相关的并发症。

临床怀疑为坏死性小肠结肠炎的婴儿应摄腹部仰卧位或左侧卧位 X 线片。早期表现为肠扩张。肠壁积气发生率为 50%~70%，是坏死性小肠结肠炎的影像学诊断标准，表现为肠壁黏膜或浆膜下气泡状或曲线状透亮影。门静脉积气表现为肝区分支状透亮影，延伸至肝脏边缘。腹腔内游离气体常发生于回肠远端或结肠近端穿孔，是目前公认的外科手术治疗指征，其影像学表现为肝区透亮度增加，镰状韧带周围气体。仰卧位 X 线片示肠壁内外侧在周围气体的衬托下同时显示（Rigler 征），左侧卧位片可见与腹部脏器无关的三角形透亮影及肠道外大量气体聚集。

当临床高度怀疑或影像学诊断为坏死性小肠结肠炎时，需连续追踪腹部 X 线检查监测患儿，其治疗包括禁食，必要时胃肠减压，抗感染（广谱抗生素），肠外营养支持，氧气和静脉输液。较远期并发症包括肠狭窄、营养吸收不良、瘘管形成及短肠综合征。坏死性小肠结肠炎的病死率为 20%~30%。

■ **诊 断**

坏死性小肠结肠炎。

■ **关键点**

• 坏死性小肠结肠炎常见于出生时体重不足 1000 g 的早产儿。

• 积气常发生在右下腹部。

• 门静脉积气表现为延伸至肝脏边缘的分支状透亮影。

• 腹腔内游离气体需外科手术治疗。

病例 120

Eleanor L. Ormsby

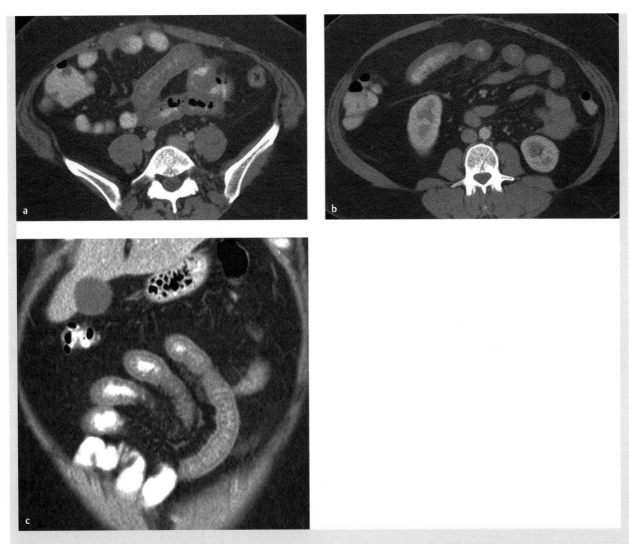

图 120.1 横断面（a，b）和冠状位重建（c）增强（经口服和静脉注射对比剂）CT 图像示肠壁明显增厚的部分小肠膜，浆膜强化，肠壁中央呈相对低密度

■ 推荐阅读

Ishigami K, Averill SL, Pollard JH, et al. Radiologic manifestations of angioedema. Insights Imaging, 2014, 5(3):365–374.

Macari M, Balthazar EJ. CT of bowel wall thickening: significance and pitfalls of interpretation. AJR Am J Roentgenol, 2001, 176(5):1105–1116.

■ 临床表现

腹痛（图 120.1）。

■ 主要影像学表现

小肠壁增厚。

■ Top3 鉴别诊断

• **克罗恩（Crohn）病**：克罗恩病好发于回肠末端，表现为黏膜皱襞不规则增厚，并伴有黏膜溃疡（早期）和狭窄（晚期）。"线样"征用来描述肠祥明显节段性变窄。与溃疡性结肠炎相比，克罗恩病灶散在分布于病变小肠（"跳跃性病变"），正常肠曲与病变肠段之间。常见的 CT 表现是肠壁增厚和肠系膜脂肪异常。病变肠管周围肠系膜脂肪组织增生形成"爬行脂肪"。

• **淋巴瘤**：小肠淋巴瘤可伴或不伴易感因素，如免疫缺陷综合征、乳糜泻或克罗恩病。影像学表现包括结节状肠壁增厚、肠壁浸润伴黏膜皱襞变平消失或腔内息肉样肿块，肠壁弥漫性浸润可伴肠管狭窄或特征性"动脉瘤样扩张"。

• **肠壁水肿**：肠壁水肿可由缺血、血管病变、低蛋白血症和血管性水肿等引起。缺血是由于动脉血流减少，静脉充血，或与放射性肠炎所致的炎症相关。肝脏或肾脏疾病可引起低蛋白血症。血管性水肿可能是遗传性、获得性或药物治疗介导，如血管紧张素转换酶（angiotensin-converting enzyme，ACE）抑制剂或非甾体抗炎药（nonsteroidal anti-inflammatory drug，NSAID），影像学表现为小肠肠壁和黏膜皱襞增厚，增强扫描后可见肠壁分层，即黏膜和浆膜明显强化，而肠壁水肿不强化。

■ 其他鉴别诊断

• **小肠出血**：小肠是肠壁内出血最常见的部位，由创伤、肠系膜缺血、血管炎、凝血功能障碍、抗凝药物或过敏性紫癜引起。小段均匀增厚的小肠皱襞呈"硬币堆"状是小肠出血的典型表现。临床病史有助于鉴别诊断。

• **转移瘤**：小肠转移表现为多发肿块伴结节状壁增厚，可致黏膜皱襞栓系或溃疡。转移途径包括腹膜种植转移、血行播散、淋巴结转移或邻近肿瘤直接侵犯。

• **惠普尔（Whipple）病**：惠普尔病是一种罕见的慢性全身性疾病，由细菌感染［过碘酸希夫染色（PAS）的革兰氏阳性杆菌］引起。临床表现为慢性腹泻、关节痛和营养吸收不良。近端小肠皱襞增厚伴小结节（1~2 mm）和肠系膜低密度肿大淋巴结是特征性影像学表现。

■ 诊　断

肠壁水肿(继发于 ACE 抑制剂的血管性水肿)。

■ 关键点

• 克罗恩病主要表现为黏膜溃疡、肠系膜脂肪组织增生和狭窄。

• 外伤引起的小肠肠壁增厚，与小肠出血有关。

• 肠壁水肿可见于缺血、血管病变、低蛋白血症或血管性水肿。

病例 121

Cam Chau, Rebecca Stein-Wexler

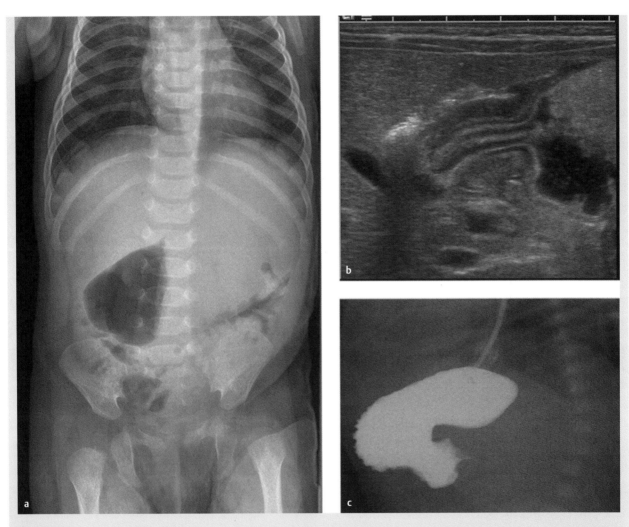

图 121.1 腹部左侧卧位 X 线片（a）示胃扩张，远端肠管内肠气极少。轴向斜切面超声图（b）示幽门管延长，低回声肌壁增厚。上消化道造影侧位片（c）示胃窦部"肩样"征，延长、变窄的幽门管部分可见，呈"线样"征（图片由加利福尼亚州奥克兰儿童医院和研究中心提供）

■ 推荐阅读

Donnelly LF. Diagnostic Imaging Pediatrics. Salt Lake City, UT: Amirsys, 2005//Hernanz-Schulman M. Infantile hypertrophic pyloric stenosis. Radiology, 2003, 227(2):319–331.

Hernanz-Schulman M, Lowe LH, Johnson J, et al. In vivo visualization of pyloric mucosal hypertrophy in infants with hypertrophic pyloric stenosis: is there an etiologic role? AJR Am J Roentgenol, 2001, 177(4):843–848.

van der Bilt JD, Kramer WL, van der Zee DC, et al. Laparoscopic pyloromyotomy for hypertrophic pyloric stenosis: impact of experience on the results in 182 cases. Surg Endosc, 2004, 18(6):907–909.

■ 临床表现

6 周龄，婴儿，喂养后非胆汁性呕吐 4 d（图 121.1）。

■ 主要影像学表现

胃出口梗阻伴幽门肥大。

■ 讨　论

肥厚性幽门狭窄（hypertrophic pyloric stenosis，HPS）：好发于 2~12 周的婴儿，新生儿中发病率约为 2‰~5‰，男女比例约为 4∶1~5∶1。HPS 在头胎白种人中最常见，此病不是真正由遗传引发，但确实有家族关联，其病因尚不明确。

临床症状包括非胆汁性呕吐，最初仅为回奶，大多数在喂养后可进展为喷射性呕吐。体格检查时可于上腹部触及橄榄样肿块，该体征的特异度为 97%。由于 HPS 确诊早，很少发生低氯、低钾代谢性碱中毒和体重减轻等并发症。

超声是 HPS 的首选检查方法。患者采取仰卧位或右侧卧位，可给予葡萄糖液以便于识别幽门和评估胃排空。增厚、延长的幽门环形肌缺乏蠕动波，胃内容物不能通过幽门管。幽门管横切面示幽门管壁厚度 > 3 mm、长度 > 14 mm，提示异常（这些标准在研究人员之间略有不同）。幽门痉挛需与 HPS 鉴别，如幽门形态改变，液体通过幽门管可做出诊断。偶可在上消化道检查中发现 HPS。胃过度蠕动致胃形态呈"毛毛虫"样。钡剂在延长、变窄的幽门管内形成"线样"征。肥厚幽门肌的占位效应导致胃窦"肩样"征和十二指肠"蘑菇"样。

HPS 非手术治疗包括服用阿托品和多次少量喂养。手术治疗首选幽门肌切开术，开腹或腹腔镜，将增厚的幽门肌纵向分开，横向缝合，缓解狭窄。

■ 诊　断

肥厚性幽门狭窄（HPS）。

■ 关键点

• HPS 在头胎白种人男性中最常见，发生在 2~12 周龄。

• 超声显示幽门管增厚、延长（管壁厚度 ≥ 3 mm，长度 ≥ 14 mm）。

• 上消化道造影显示幽门管"线样"征和胃窦"肩样"征。

病例 122

Robert A. Jesinger

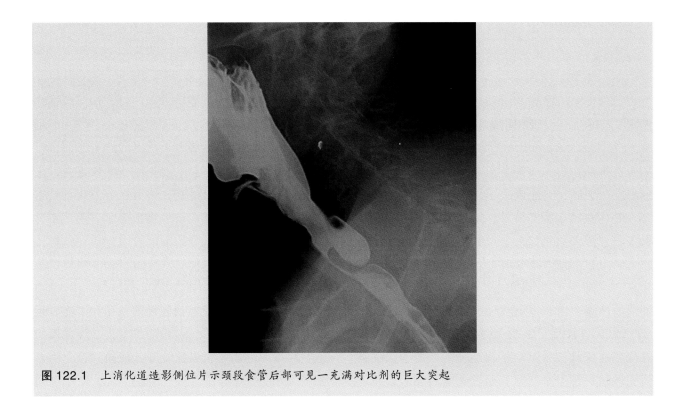

图 122.1 上消化道造影侧位片示颈段食管后部可见一充满对比剂的巨大突起

■ 推荐阅读

Duda M, Sery Z, Vojácek K, et al. Etiopathogenesis and classification of esophageal diverticula. Int Surg, 1985, 70(4):291–295.

Federle MP, Jeffrey RB, Woodward PJ, et al. Diagnostic Imaging: Abdomen. 2nd ed. Philadelphia, PA: Lippincott Williams & Wilkins, 2009.

Sydow BD, Levine MS, Rubesin SE, et al. Radiographic findings and complications after surgical or endoscopic repair of Zenker's diverticulum in 16 patients. AJR Am J Roentgenol, 2001, 177(5):1067–1071.

■ 临床表现

75 岁，女性，吞咽困难（图 122.1）。

■ 主要影像学表现

食管憩室。

■ Top3 鉴别诊断

• **食管近端内压性憩室**：食管膨出性（侧向外推出）憩室认为是由于食管腔内压力增高和食管壁局部薄弱区域而形成的。常见的咽下部憩室（Zenker 憩室）是发生在环咽肌（食管上括约肌）上方的颈段食管后部的中线缺损，部分食管壁经环咽肌和咽下缩肌交界处的基利安（Killian）缺陷区向外凸出。Killian-Jamison 憩室是一种发生在环咽肌水平的颈段食管的侧向缺损。以上两种疾病好发于老年人，临床表现为吞咽困难、口臭和吸入性间歇性咳嗽。另一个近端内压性憩室是发生在下咽头侧的下咽外侧憩室，常见于老年慢性阻塞性肺疾病（chronic obstructive pulmonary disease，COPD）患者，以及从事玻璃吹制和管乐器演奏等的年轻患者，与喉囊肿有关。

• **食管远端内压性憩室**：食管远端憩室（下部 6~10 cm），称为膈上憩室，常由食管运动障碍［贲门失弛缓症、弥漫性食管痉挛（DES）等］造成。大多数患者症状轻微，但症状严重者需要手术切除憩室。

• **食管中段牵引性憩室**：食管中段憩室常由邻近纵隔内的炎症（结核、组织胞浆菌病等）"牵引"而形成。食管中段憩室也可见于前肠重复/畸形或气管食管瘘修复术后。

■ 其他鉴别诊断

• **食管壁内假性憩室**：壁内假性憩室是一种罕见的疾病，由于食管黏膜下腺体的炎症性扩张，形成食管壁内大量 1~4 mm 的囊袋状突起。多数患者伴有食管运动障碍或食管狭窄。

■ 诊　断

食管近端内压性憩室（咽下部憩室）。

■ 关键点

• 咽下部憩室是发生在环咽肌水平以上的食管后中线缺损。

• Killian-Jamison 憩室是发生在环咽肌水平的侧向缺损。

• 纵隔炎症形成瘢痕可牵拉食管形成憩室。

第 4 部分
肠系膜和血管

病例 123

Rocky C. Saenz

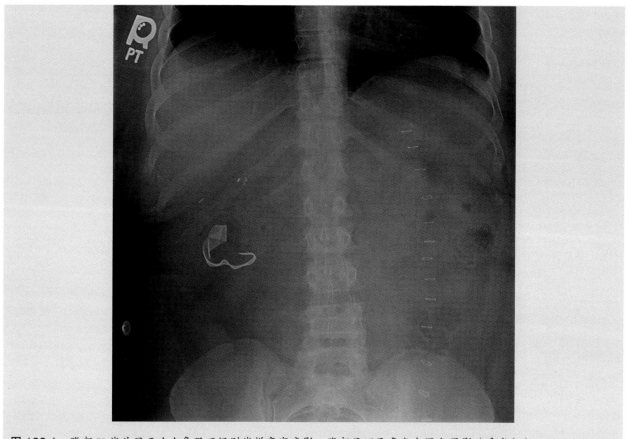

图 123.1 腹部 X 线片显示右上象限不规则线样高密度影，腹部另可见多发内固定器影（手术钉）

■ 推荐阅读

Guelfguat M, Kaplinskiy V, Reddy SH, et al. Clinical guidelines for imaging and reporting ingested foreign bodies. AJR Am J Roentgenol, 2014, 203(1):37–53.

Manzella A, Filho PB, Albuquerque E, et al. Imaging of gossypibomas: pictorial review. AJR Am J Roentgenol, 2009, 193(6, Suppl):S94–S101.

■ **临床表现**

52 岁，女性，术后 1 周全腹痛（图 123.1）。

■ **主要影像学表现**

曲线样高密度影。

■ **Top3 鉴别诊断**

• **纺织物瘤**：也称为纱布瘤，指手术遗留在体内的纺织物形成的棉质肿块，其真实发病率尚不清楚，估计每 1000~1500 例腹部手术发生 1 例。纱布瘤占遗留异物的医疗事故索赔的 50%。在 X 线片中可见肿块内高密度不透射线的手术海绵标记条，其余海绵部分不显示。这些不透射线的标记条呈"带状"。并发症由渗出性及无菌性纤维异物反应引起，导致脓肿、瘘管形成、肠梗阻、吸收不良及胃肠道出血。

• **摄入的药丸或异物**：诊断的关键是注意其不规则和非解剖学的形态。复查可发现吞下的药丸或异物移位。与骨骼和钙化物的密度相比，金属异物密度更高。

• **动脉粥样硬化**：动脉粥样硬化通常表现为动脉所在位置的平行钙化曲线。

■ **诊　断**

纺织瘤，手术海绵遗留。

■ **关键点**

• 通过不透射线的标记条识别遗留的手术海绵。

• 纱布瘤在身体任何部位均可见。
• 钙化血管不像金属或高密度异物那样致密。

病例 124

Daniel E. Knapp

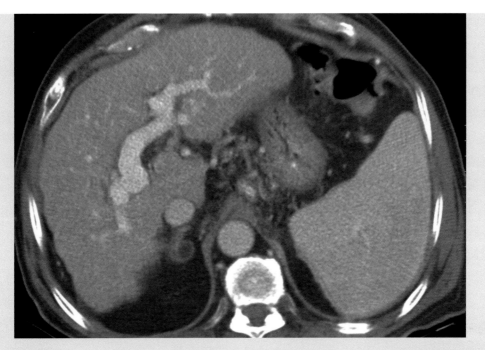

图 124.1 腹部轴位 CT 静脉成像图像显示门静脉扩张，肝脏轮廓呈结节状，脾大；同时发现右侧肾上腺腺瘤（图片由 Rocky C. Saenz 提供）

■ 推荐阅读

Gerstenmaier JF, Gibson RN. Ultrasound in chronic liver disease. Insights Imaging, 2014, 5(4):441–455.

Lee JY, Kim TY, Jeong WK, et al. Clinically severe portal hypertension: role of multi-detector row CT features in diagnosis. Dig Dis Sci, 2014, 59(9):2333–2343.

Liu CH, Hsu SJ, Liang CC, et al. Esophageal varices: noninvasive diagnosis with duplex Doppler US in patients with compensated cirrhosis. Radiology, 2008, 248(1):132–139.

■ 临床表现

57 岁，男性，腹胀（图 124.1）。

■ 主要影像学表现

门静脉扩张。

■ Top3 鉴别诊断

• **门静脉高压**：门静脉压力升高由门静脉血流阻力增加所致，最常见于肝硬化。定义为绝对门静脉压超过 10 mmHg 或门静脉和体静脉之间的压力梯度超过 5 mmHg。门静脉高压分为 3 类：来自门静脉或脾静脉血栓的窦前性，来自肝脏疾病（肝硬化最常见，肝细胞疾病或肝脏肿瘤）的窦性，以及来自右心衰竭或缩窄性心包炎的窦后性。CT 影像学特征包括门静脉扩张超过 13 mm（直接表现），腹水，脾大，静脉曲张，附脐静脉开放，肠系膜水肿和胆囊壁增厚。超声检查显示门静脉血流缓慢（< 15 cm/s）或反向（离肝）血流。门体压力梯度超过 12 mm Hg 的静脉曲张出血风险明显增加。

• **门静脉海绵样变性**：是慢性 / 持续性门静脉血栓的后遗症，正常门静脉被多支迂曲扩张的侧支静脉（胆总管旁静脉）替代。替代过程所需时间不同，从 1 周到 1 年不等。最终，海绵样变性导致窦前性门静脉高压。

• **上腔静脉**（superior vena cava，SVC）**梗阻**：SVC 梗阻的病因有很多，最常见的是肿瘤侵袭（淋巴瘤）和血栓形成（通常与留置导管相关）。SVC 阻塞可导致侧支循环"下行性"静脉曲张，从而将血液重新导向下腔静脉（inferior vena cava，IVC）和肝脏。

■ 诊　断

肝硬化所致窦前性门静脉高压。

■ 关键点

• 经颈静脉肝内门体分流术（transjugular intrahepatic portosystemic shunt，TIPS），用于降低顽固性腹水或静脉曲张出血患者的门静脉压力。

• 向肝血流流入肝内，离肝血流流出肝脏。

• 门静脉高压最常见的原因是肝硬化，肝硬化最常见的原因是酗酒。最严重的并发症为食管或胃底静脉曲张出血。

病例 125

Kristin Kamienecki

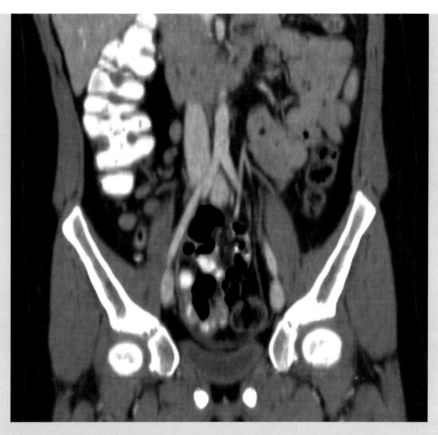

图 125.1 经静脉和口服对比剂 CT 冠状位图像显示右下腹多个肿大淋巴结，无周围脂肪条纹征（图片由 Rocky C. Saenz 提供）

■ 推荐阅读

Johnson CD, Schmit G. Mayo Clinic Gastrointestinal Imaging Review. Rochester, MN: Mayo Clinic Scientific Press, 2005.

Lucey BC, Stuhlfaut JW, Soto JA. Mesenteric lymph nodes seen at imaging: causes and significance. Radiographics, 2005, 25(2):351–365.

Macari M, Hines J, Balthazar E, et al. Mesenteric adenitis: CT diagnosis of primary versus secondary causes, incidence, and clinical significance in pediatric and adult patients. AJR Am J Roentgenol, 2002, 178(4):853–858.

■ 临床表现

22 岁，女性，急性右下腹部疼痛（图 125.1）。

■ 主要影像学表现

右下腹部淋巴结肿大。

■ Top3 鉴别诊断

• **肠系膜淋巴结炎**：典型表现是右下腹 3 个或 3 个以上的淋巴结簇（短轴径 ≥ 5 mm）。淋巴结密度均匀，典型者见于右侧腰大肌前方，也可位于肠系膜根部。原发性肠系膜淋巴结炎无明确的炎症原因。继发性肠系膜淋巴结炎的特征在于伴随腹腔内炎症过程。

• **淋巴瘤**：可导致全身任何部位的淋巴结病。在病程早期，淋巴结较小，离散分布。随着疾病进展，淋巴结可融合成软组织肿块。结节的密度趋近于软组织，并均匀强化。

• **炎症性肠病**：肠系膜淋巴结肿大常见于克罗恩（Crohn）病和溃疡性结肠炎，克罗恩病更为常见。小肠或大肠通常存在炎症改变，但并非均发生。肠系膜根部、肠系膜边缘和右下腹可见淋巴结。淋巴结增大但非巨大。CT 显示淋巴结通常为软组织密度并均匀强化。

■ 其他鉴别诊断

• **炎症**：炎症性肠系膜淋巴结肿大的常见原因是阑尾炎、憩室炎和胰腺炎。阑尾炎的诊断依据是右下腹淋巴结肿大和阑尾异常。阑尾癌罕见，但与阑尾炎相似（尤其是阑尾炎穿孔时引起的相关淋巴结肿大）。与憩室炎相关的淋巴结病通常局限于炎症的结肠区域。淋巴结往往较小，且是反应性的。结肠癌穿孔也可与憩室炎相似，淋巴结肿大有助于鉴别。胰腺炎常常伴有腹膜后和胰周淋巴结肿大。但胰腺炎的炎症范围较广泛时，可引起腹部或盆腔任何部位的淋巴结肿大。

■ 诊 断

肠系膜淋巴结炎。

■ 关键点

• 淋巴结数目、大小和分布都是诊断病因的重要指标。

• 淋巴瘤患者的肠系膜淋巴结肿大并不能提示疾病处于活动期。

• 原发性肠系膜淋巴结炎的发病率较低。

病例 126

Gregory D. Puthoff

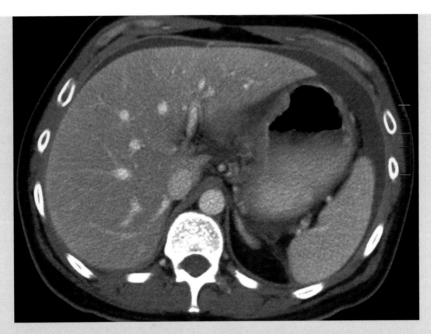

图 126.1　经静脉和口服对比剂腹部增强 CT 图像显示，腹膜前部细线状强化并伴有腹水（图片由 Rocky C. Saenz 提供）

■ 推荐阅读

Federle MP, Jeffrey RB, Woodward PJ, et al. Diagnostic Imaging: Abdomen. 2nd ed. Philadelphia, PA: Lippincott Williams & Wilkins, 2009.

Filippone A, Cianci R, Delli Pizzi A, et al. CT findings in acute peritonitis: a pattern-based approach. Diagn Interv Radiol, 2015, 21(6):435–440.

Levy AD, Shaw JC, Sobin LH. Secondary tumors and tumor-like lesions of the peritoneal cavity: imaging features with pathologic correlation. Radiographics, 2009, 29(2):347–373.

■ 临床表现

56 岁，男性，糖尿病伴全腹痛（图 126.1）。

■ 主要影像学表现

腹膜线状强化。

■ Top3 鉴别诊断

• **腹膜炎**：腹腔内的任何炎症过程都可能导致腹膜异常强化，包括腹腔脏器穿孔、阑尾炎或炎症性肠病。其他需要考虑的感染或炎症情况包括自发性细菌性腹膜炎和盆腔炎。邻近炎症过程或感染引起的腹膜异常强化通常会引起无结节的光滑强化。

• **腹膜癌**：腹膜不规则强化伴结节是腹膜癌的典型表现，多与胃肠道和卵巢恶性肿瘤相关，但也可见于许多其他类型的肿瘤，包括阑尾癌、乳腺癌或胆囊癌。腹膜癌时腹水多见，若在已知恶性肿瘤患者中新发腹水，应仔细评估腹膜情况。

• **腹膜假性黏液瘤**：也称为"果冻腹"，腹膜假性黏液瘤发生在腹膜腔被覆有增厚的黏液状物质时，通常与黏液癌（分泌黏液）相关。引起腹膜假性黏液瘤的最常见肿瘤是阑尾黏液腺癌。腹膜假性黏液瘤可导致腹腔器官移位，并可见曲线状钙化，其影像学表现与大量腹水相重叠。

■ 其他鉴别诊断

• **硬化性包裹性腹膜炎**：是一种炎症性疾病，见于腹膜透析患者，也可发生在腹膜特发性纤维化中。影像学表现为薄而异常强化的腹膜，并伴有包裹性积液。

■ 诊　断

自发性细菌性腹膜炎。

■ 关键点

• 任何腹腔炎症或感染过程都可引起腹膜异常强化。

• 恶性肿瘤或转移累及腹膜时表现为结节性强化。

• 腹膜假性黏液瘤通常与阑尾黏液腺癌相关。

• 新发腹水，特别是已知恶性肿瘤的患者，应仔细评估腹膜情况以明确有无腹膜癌。

病例 127

Elias Antypas

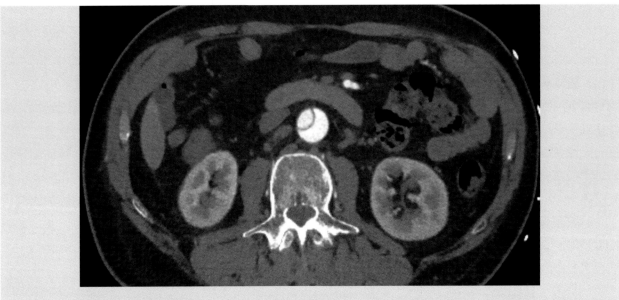

图 127.1 经静脉和口服对比剂轴位 CT 图像显示腹主动脉内膜片（图片由 Rocky C. Saenz 提供）

■ 推荐阅读

Bailkousis NG, Apostolakis EE. Penetrating atherosclerotic ulcer of the thoracic aorta: diagnosis and treatment. Hellenic J Cardiol, 2010, 51(2):153–157.

Macura KJ, Corl FM, Fishman EK, et al. Pathogenesis in acute aortic syndromes: aortic dissection, intramural hematoma, and penetrating atherosclerotic aortic ulcer. AJR Am J Roentgenol, 2003, 181(2):309–316.

Sebastià C, Pallisa E, Quiroga S, et al. Aortic dissection: diagnosis and follow-up with helical CT. Radiographics, 1999, 19(1):45–60, quiz 149–150.

■ 临床表现

54 岁，男性，腹痛并背部放射痛（图 127.1）。

■ 主要影像学表现

腹主动脉内膜片。

■ Top3 鉴别诊断

• **主动脉夹层**：当血液通过内膜缺损进入主动脉壁的中层时，则发生主动脉夹层。CT 是最佳影像方法，可以显示内膜片撕裂导致的真腔和假腔。真腔与主动脉的正常部分相延续，而假腔可能形成血栓或显示血流延迟。X 线片可显示钙化的内膜移位。A 型夹层仅累及胸升主动脉，需要手术治疗。如治疗不及时，48 h 内死亡率为 50%。B 型夹层累及胸降主动脉和（或）弓，可药物治疗。明确真腔与腹主动脉分支起源之间的关系非常重要。

• **壁内血肿**：是由于滋养管动脉出血进入中膜层，导致血管壁内血肿沉积所致。没有明显的内膜片或假腔。

• **穿透性溃疡**（penetrating aortic ulcer，PAU）：当动脉粥样硬化斑块溃疡破坏内部弹性层并延伸至主动脉中层时，发生 PAU。CT 表现为对比剂填充的突起进入壁内，与主动脉等密度。没有明显的内膜片或假腔，好发于胸主动脉。

■ 其他鉴别诊断

• **假性夹层**：主动脉搏动可导致线状伪影类似内膜片，通常出现于升主动脉左前壁和右后壁。

■ 诊　断

主动脉夹层。

■ 关键点

• 主动脉夹层表现为内膜片撕裂及真假腔形成。

• 由于主动脉根部和可能累及冠状动脉，A 型夹层需急诊外科手术。

• 马方综合征、埃勒斯 – 当洛（Ehlers-Danlos）综合征和其他结缔组织疾病，通常与主动脉夹层相关。

• PAU 为局灶性且密度等于主动脉腔的突起。

病例 128

Kristin Kamienecki

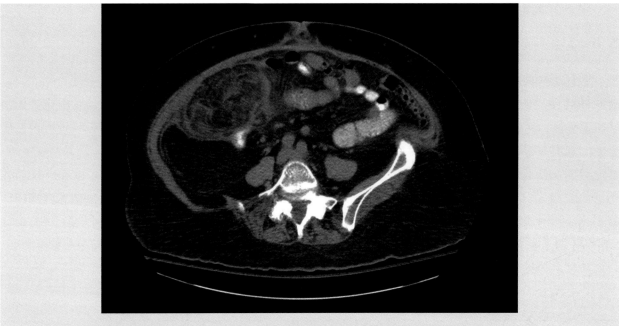

图 128.1 经口服对比剂轴位 CT 图像显示右下腹有一较大的椭圆形脂肪灶，周围有脂肪条纹征（图片由 Rocky C. Saenz 提供）

■ 推荐阅读

Johnson CD, Schmit G. Mayo Clinic Gastrointestinal Imaging Review. Rochester, MN: Mayo Clinic Scientific Press, 2005.

Kamaya A, Federle MP, Desser TS. Imaging manifestations of abdominal fat necrosis and its mimics. Radiographics,

2011, 31(7):2021–2034.

Singh AK, Gervais DA, Hahn PF, et al. Acute epiploic appendagitis and its mimics. Radiographics, 2005, 25(6):1521–1534.

■ 临床表现

67 岁，女性，急性右下腹部疼痛（图 128.1）。

■ 主要影像学表现

局灶性肠系膜脂肪条纹征。

■ Top3 鉴别诊断

• **网膜梗死**：典型表现为右半结肠周围脂肪样肿块伴条纹征。范围较大时脂肪内可见气 – 液平或脂 – 液平，相邻的结肠一般无异常，本病属良性自限性疾病，可采取镇痛剂保守治疗。患者通常表现为右下腹部疼痛和发热，临床表现无特异性。本病诊断需排除手术治疗的病因（阑尾炎、胆囊炎）或需要抗生素治疗的病因（单纯性憩室炎）。CT 异常表现通常在 1~2 个月内消退。

• **憩室炎**：肠系膜脂肪条纹征分布在结肠周围。结肠憩室伴节段性肠壁增厚。乙状结肠是最好发的部位，表现为少量腔外液体和小灶气体。急性并发症包括脓肿形成和穿孔，慢性并发症为瘘管形成。

• **肠脂垂炎**：肠脂垂是结肠表面的脂肪突起。肠脂垂扭转与继发性缺血可引起本病。典型的影像学表现是脂肪条纹征，外周边缘远离结肠，不伴肠壁增厚或仅有轻微增厚。最常见于乙状结肠，炎症通常位于结肠前部，可见中心点状高密度，为血栓形成的血管蒂。

■ 其他鉴别诊断

• **肠系膜脂膜炎**：病因不明，肠系膜根部可见云雾状脂肪密度增高。病变位置有利于与其他病因鉴别。可伴淋巴结肿大，其他影像学特征还包括肿瘤假包膜和脂肪晕征。

■ 诊　断

网膜梗死。

■ 关键点

• 既往手术或创伤引起的网膜梗死部位可能不典型。

• 结肠癌与憩室炎表现类似时，需 CT 随访观察。

• 右下腹脂肪病变随炎症变化时，应考虑网膜梗死。

病例 129

Daniel E. Knapp

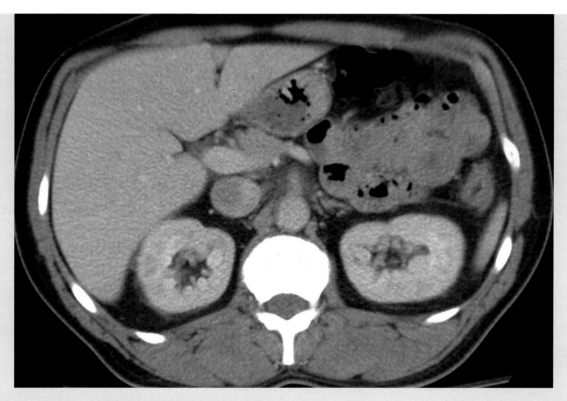

图 129.1 经静脉对比剂腹部轴位增强 CT 图像显示肠系膜上动脉（superior mesenteric artery，SMA）周围脂肪模糊，SMA 壁轻度增厚（图片由 Rocky C. Saenz 提供）

■ **推荐阅读**

Beaulieu RJ, Arnaoutakis KD, Abularrage CJ, et al. Comparison of open and endovascular treatment of acute mesenteric ischemia. J Vasc Surg, 2014, 59(1):159–164.

Heo SH, Kim YW, Woo SY, et al. Treatment strategy based on the natural course for patients with spontaneous isolated superior mesenteric artery dissection. J Vasc Surg, 2017, 65(4):1142–1151.

Wilkins LR, Stone JR. Chronic mesenteric ischemia. Tech Vasc Interv Radiol, 2015, 18(1):31–37.

■ 临床表现

39 岁，女性，全腹痛（图 129.1）。

■ 主要影像学表现

肠系膜上动脉（SMA）周围脂肪条纹征。

■ Top3 鉴别诊断

• **SMA 血管炎**：以血管炎症和坏死为特征。在 CT 成像中表现为血管周围脂肪条纹征，血管壁增厚和管腔变窄。根据累及血管的大小进行分类。大中型血管炎（如 SMA）包括大动脉炎、巨细胞动脉炎、过敏性紫癜和结节性多动脉炎。

• **粥样硬化**：由脂质、胆固醇和其他物质沉积形成的斑块导致动脉壁增厚、硬化、钙化和变窄。最常见于降主动脉，好发于血管分叉处。危险因素包括高血压、糖尿病、吸烟和高脂血症。

• **肠系膜动脉血栓栓塞**：血栓栓塞导致的血管闭塞病因通常为心脏来源，包括急性心肌梗死、心房颤动、心律失常、心室壁瘤或瓣膜疾病。由于 SMA 血液流速高以及其从主动脉发出的角度，很容易受到影响。

■ 其他鉴别诊断

• **主动脉夹层（累及 SMA）**：腹主动脉夹层，内膜片延伸到 SMA。

■ 诊 断

SMA 血管炎，大动脉炎。

■ 关键点

• 急性肠系膜缺血是一种危及生命的急症，总死亡率为 60%~80%。

• 临床表现具有典型的餐后痛，可为慢性（肠绞痛），在进食不久后开始，持续 1~2 h。

• 明确诊断需进行血管造影。

• 急性病例需仔细评估肠缺血。

病例 130

Rocky C. Saenz

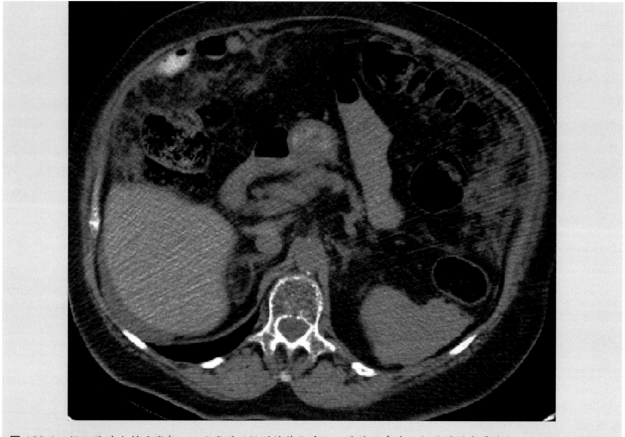

图 130.1 经口服对比剂后腹部 CT 示腹膜不规则结节状病灶，伴结肠旁沟及肝脏周围少量腹水

■ 推荐阅读

Federle MP, Jeffrey RB, Woodward PJ, et al. Diagnostic Imaging: Abdomen. 2nd ed. Philadelphia, PA: Lippincott Williams & Wilkins, 2009.

Filippone A, Cianci R, Delli Pizzi A, et al. CT findings in acute peritonitis: a pattern-based approach. Diagn Interv Radiol, 2015, 21(6):435–440.

Levy AD, Shaw JC, Sobin LH. Secondary tumors and tumorlike lesions of the peritoneal cavity: imaging features with pathologic correlation. Radiographics, 2009, 29(2):347–373.

■ 临床表现

56 岁，男性，糖尿病，全腹痛（图 130.1）。

■ 主要影像学表现

腹膜结节状强化。

■ Top3 鉴别诊断

• **腹膜种植转移**：是一种累及腹膜的肿瘤性疾病。在横断面图像上，腹膜不规则结节状强化是其典型表现。腹膜种植转移常见于胃肠道和卵巢恶性肿瘤，但在很多其他晚期肿瘤中亦可见，包括阑尾癌、乳腺癌和胆囊癌。

• **腹膜炎**：是一种累及腹部的感染性或炎症性病变。在横断面图像上，腹膜炎表现为细线样腹膜强化，通常累及腹部外周。其病因很多，包括腹部脏器穿孔、阑尾炎、炎症性肠病、原发性细菌性腹膜炎及盆腔炎。当存在腹水时，可能需要行腹膜穿刺术以排除原发性细菌性腹膜炎。治疗方法根据腹膜炎的病因而定。

• **腹膜假性黏液瘤**：是指继发于黏液性腺癌，播散到腹腔内的胶样腹水。引起腹膜假性黏液瘤的典型黏液性肿瘤为阑尾和卵巢的黏液性腺癌。横断面成像中，肝脏和脾呈低密度扇形轮廓，提示胶样腹水植入。

■ 诊　断

继发于结肠癌的腹膜种植转移。

■ 关键点

• 除非有其他证据，否则一般腹膜结节状强化应被认为是癌。

• 腹膜线样强化是一种典型的感染性或炎症性病变。

• 腹膜假性黏液瘤通常与黏液腺癌相关。

病例 131

Kristin Kamienecki

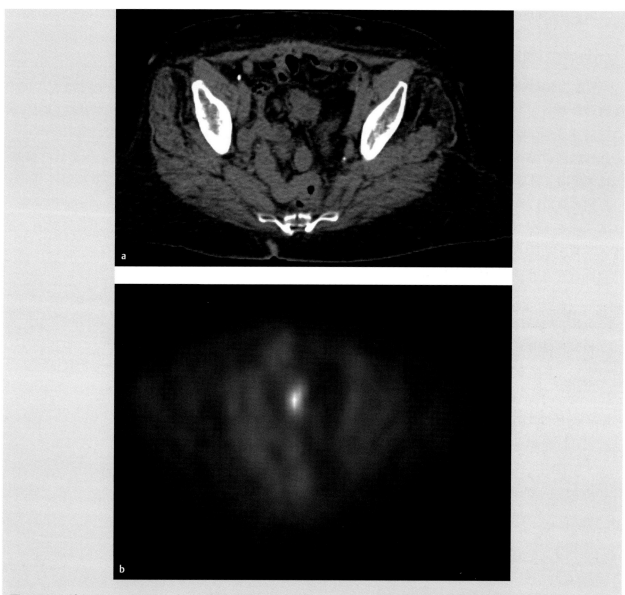

图 131.1 横断面 CT 平扫图（a）示下部肠系膜淋巴结肿大。与图 a 同层面正电子发射体层成像（PET）横断面图（b）示淋巴结对氟代脱氧葡萄糖（FDG）呈高摄取（图片由 Rocky C. Saenz 提供）

■ 推荐阅读

Johnson CD, Schmit G. Mayo Clinic Gastrointestinal Imaging Review. Rochester, MN: Mayo Clinic Scientific Press, 2005.

Macari M, Hines J, Balthazar E, et al. Mesenteric adenitis: CT diagnosis of primary versus secondary causes, incidence, and clinical significance in pediatric and adult patients. AJR Am J Roentgenol, 2002, 178(4):853–858.

Sheth S, Horton KM, Garland MR, et al. Mesenteric neoplasms: CT appearances of primary and secondary tumors and differential diagnosis. Radiographics, 2003, 23(2):457–473, quiz 535–536.

■ 临床表现

71 岁，女性，结肠癌（图 131.1）。

■ 主要影像学表现

肠系膜淋巴结。

■ Top3 鉴别诊断

• **淋巴瘤**：肠系膜淋巴瘤的典型表现是肿大淋巴结呈分叶状相互融合，并包绕肠系膜上血管，形成典型"三明治"或"汉堡"征。通常伴有腹膜后、腹股沟淋巴结肿大，脾大。在疾病早期，淋巴结小而分散，呈软组织样均匀强化。

• **转移瘤**：恶性腹膜肿块的最常见原因是转移瘤。疾病播散可以通过直接侵犯（胰腺、肝脏、胆囊和胃），腹水循环（卵巢、胃肠道），血行播散或淋巴播散。多发转移较单发转移更常见。

弥漫网膜受累可导致广泛的肿瘤镶嵌（大网膜成块状）。

• **肠系膜淋巴结炎**：典型表现为右下腹淋巴结呈簇状分布。淋巴结密度均匀，通常位于右侧腰大肌前方，亦可位于肠系膜根部。原发性肠系膜淋巴结炎被定义为无明确感染病因。可伴有回肠或回盲部肠壁增厚。继发性肠系膜淋巴结炎的特征是伴随腹腔内炎性病变。

■ 其他鉴别诊断

• **髓外造血**：异位造血发生在骨髓外，与骨髓纤维化、先天性溶血性贫血及地中海贫血等有关。髓外造血可发生于纵隔、腹膜后及盆腔内，易误诊为肿大淋巴结或转移性疾病。

• **鸟属分枝杆菌病**：免疫功能低下的患者，伴有广泛中央低密度的肠系膜和腹膜后肿大淋巴结，可考虑此病。

■ 诊 断

转移性疾病。

■ 关键点

• 转移性疾病是造成腹膜肿块最常见的原因。

• 淋巴瘤治疗后常表现为低密度肿大淋巴结。

• 约 50% 的非霍奇金淋巴瘤可累及肠系膜。

病例 132

Kristin Kamienecki

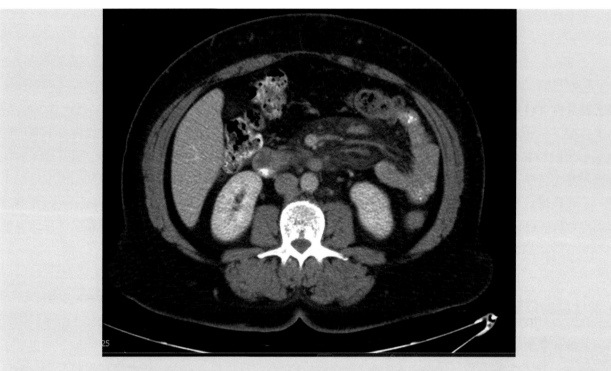

图 132.1 经静脉注入及口服对比剂后横断面 CT 显示肠系膜根部类圆形密度增高影，边界模糊，形成"肠系膜云雾征"（图片由 Rocky C. Saenz 提供）

■ 推荐阅读

Boland G. Gastrointestinal Imaging: The Requisites. 4th ed. Philadelphia, PA: Elsevier/Saunders, 2014.

Haaga J. CT and MRI of the Whole Body. 5th ed. Philadelphia, PA: Elsevier, 2009.

McLaughlin PD, Filippone A, Maher MM. The "misty mesentery": mesenteric panniculitis and its mimics. AJR Am J Roentgenol, 2013, 200(2):W116–123.

■ **临床表现**

54 岁，男性，偶发左上腹部疼痛（图 132.1）。

■ **主要影像学表现**

肠系膜云雾征。

■ **Top3 鉴别诊断**

• **新生物**：这可能是最有挑战性的鉴别诊断。淋巴瘤是肠系膜最常见的肿瘤。肠系膜云雾征通常发生在早期淋巴瘤［最常见的是非霍奇金淋巴瘤（non-Hodgkin's lymphoma，NHL）］。晚期淋巴瘤更需要与转移性、肿块样肿大淋巴结相鉴别。当发现肠系膜云雾征时，须仔细寻找是否存在任何肿大淋巴结。治疗后的淋巴瘤即使在肿大淋巴结消退后，仍可能存在持续的肠系膜高密度改变。

• **肠系膜脂膜炎**：典型的 CT 表现为中线左旁肠系膜根部的密度增高影，伴有邻近小的淋巴结。此密度增高病灶可表现为肿块样，并使肠祥移位。病灶可见肿瘤性假包膜，周围的软组织带将正常肠系膜与炎性病变分隔开，或表现为邻近血管和淋巴结周围脂肪组织的不受累，呈"脂肪环"或"脂肪晕"征。在 MRI 上，表现为 T1 中等、T2 稍高信号的肠系膜肿块。

• **水肿**：如果存在腹水或皮下水肿，应考虑肠系膜充血。患者有低白蛋白血症或肝脏、心脏、肾脏衰竭的病史，这可能是一个有用的线索。血管疾病也是病因，包括门静脉高压，肝静脉、门静脉、肠系膜静脉血栓形成等。如果水肿位置不典型，伴有多灶性或邻近肠壁节段性增厚，可考虑肠系膜水肿。以上所有表现均提示可能存在静脉血栓。

■ **诊　断**

继发于 NHL 治疗后的肠系膜云雾征。

■ **关键点**

• 对肠系膜血管形成占位效应需考虑原发性肿瘤。

• CT 显示肠系膜云雾征不应等同于肠系膜脂膜炎。

• 1/3 以上的肝硬化患者出现肠系膜云雾征。

• 影像随访对寻找病因或排除恶性肿瘤是有必要的。

病例 133

Elias Antypas

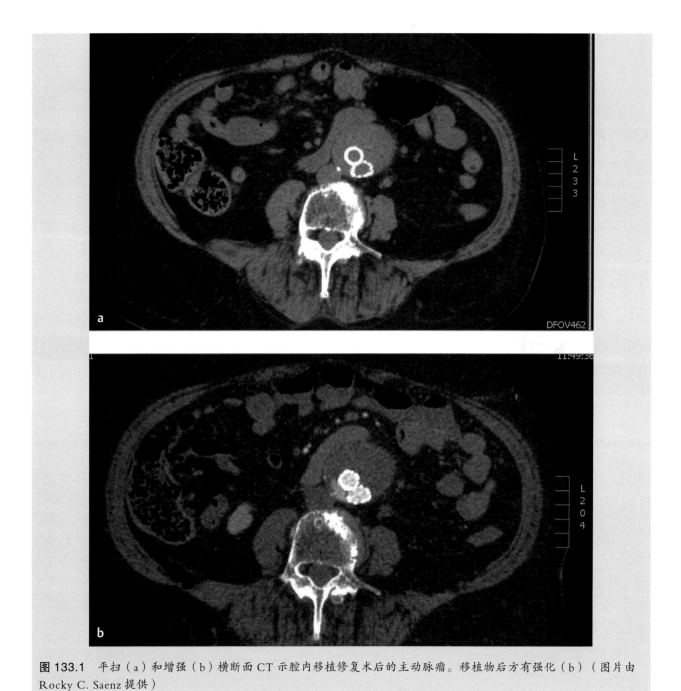

图 133.1 平扫（a）和增强（b）横断面 CT 示腔内移植修复术后的主动脉瘤。移植物后方有强化（b）（图片由 Rocky C. Saenz 提供）

■ 推荐阅读

Rosen RJ, Green RM. Endoleak management following endovascular aneurysm repair. J Vasc Interv Radiol, 2008, 19(6 Suppl):S37–S43.

Yu H, Desai H, Isaacson AJ, et al. Comparison of type II endoleak embolizations: embolization of endoleak nidus only versus embolization of endoleak nidus and branch vessels. J Vasc Interv Radiol, 2017, 28(2):176–184.

■ 临床表现

79 岁，男性，近期接受了主动脉瘤修复术（图 133.1）。

■ 主要影像学表现

主动脉瘤腔内移植修复术后伴后方强化。

■ 诊　断

Ⅱ 型内漏。

■ 讨　论

主动脉修复术后内漏：主动脉瘤腔内修复术后，血液持续在动脉瘤腔内的移植物外流动。动脉瘤腔内不存在血流时，瘤腔通常会形成血栓和缩小。内漏一般无症状，但如果不及时治疗，内漏可扩大并有破裂风险。内漏分 5 种类型：

Ⅰ 型：这是由内植物两端的流动造成的，可细分为 Ⅰ A（近端附着部位）和 Ⅱ A（远端附着部位）。此型内漏需要紧急治疗。使用大直径球囊或在内漏的移植物端使用覆膜支架来进一步扩张内移植物，可有助于改善移植物的密闭性。

Ⅱ 型：是最常见的内漏类型，约占 80%。这是由于未闭合的主动脉侧支血管逆行的血流进入动脉瘤球囊而造成的。最常见的侧支血管是腰动脉或肠系膜下动脉。Ⅱ 型内漏采用栓塞治疗。

Ⅲ 型：罕见。Ⅲ 型内漏是由于内植物撕裂或其组件分离造成的。这一型需要干预治疗，因为内植物缺损分离将导致原动脉瘤囊内体循环血液再灌注，从而增加破裂的风险。

Ⅳ 型：因使用了有孔的内植物材料，通过内植物孔形成内漏。

Ⅴ 型：动脉瘤囊腔持续扩大时，由于内植物张力存在而无明显内漏。通常情况下，如果动脉瘤囊腔持续扩大，即使缺乏内漏影像学表现，仍需干预。

■ 关键点

• CT 是最好的影像学方法，分 3 期进行：平扫、动脉期和延迟期。平扫在区分钙化和出血方面很有帮助。

• Ⅱ 型是最常见的类型，可自行好转。连续的 CT 扫描可评估其稳定性。

• Ⅱ 型内漏有效的治疗方法是通过导管直接植入病灶内进行栓塞。单纯供血血管的栓塞可能导致更多的血液流入动脉瘤囊腔。

病例 134

Kristin Kamienecki

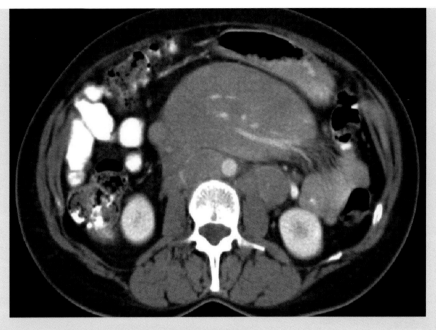

图 134.1 经静脉注入及口服对比剂后横断面 CT 可见一个椭圆形的分叶状肿块，包绕肠系膜血管并延伸至腹膜后（图片由 Rocky C. Saenz 提供）

■ 推荐阅读

Johnson CD, Schmit G. Mayo clinic gastrointestinal imaging review. Rochester, MN: Mayo Clinic Scientific Press, 2005.

Levy AD, Rimola J, Mehrotra AK, et al. From the archives of the AFIP: benign fibrous tumors and tumorlike lesions of the mesentery: radiologic-pathologic correlation. Radiographics, 2006, 26(1):245–264.

Sheth S, Horton KM, Garland MR, et al. Mesenteric neoplasms: CT appearance of primary and secondary tumors and differential diagnosis. Radiographics, 2003, 23:457–473.

■ 临床表现

　　51 岁，女性，腹胀（图 134.1）。

■ 主要影像学表现

　　实性肠系膜肿块。

■ Top3 鉴别诊断

　　• **转移瘤**：迄今为止，转移瘤是恶性腹膜肠系膜肿块最常见的原因。腹膜转移可通过直接侵犯而形成（常见于胰腺、肝脏、胆囊和胃）。另外，腹膜转移可通过腹水流动在腹腔内种植转移（最常见的位置是盆腔陷凹、结肠旁沟和乙状结肠系膜）。最常见的腹膜种植转移是卵巢和胃肠道肿瘤，可单发也可弥漫分布。大网膜弥漫性受累可表现为微小结节状镶嵌或形成明显的"网膜饼"。

　　• **类癌**：是最常见的小肠原发肿瘤。肿瘤一般较小（＜ 1.5 cm）。肿瘤生长侵入肠系膜造成严重的纤维化反应，CT 上表现为"日晒"征。约 3/4 的病例可见钙化。钙化的肠系膜肿块、放射状纤维束、邻近小肠壁增厚或肿块形成的三联征，高度提示类癌。

　　• **淋巴瘤**：最常见于非霍奇金淋巴瘤（non-Hodgkin's lymphoma，NHL），约占 50%。典型表现为分叶状融合的软组织肿块包绕肠系膜上血管，形成"三明治"征或"汉堡"征。肠系膜淋巴瘤常伴发腹膜后淋巴结肿大、腹股沟淋巴结肿大及脾大。

■ 其他鉴别诊断

　　• **硬纤维瘤**：常为 CT 偶然发现。典型表现为肠系膜内单发或偶尔多发圆形软组织肿块，多发常伴有加纳德（Gardner）综合征。肿块也可位于腹膜后或腹壁。肿块可导致肠袢移位或收缩。即使病理证实为良性肿瘤，仍可局部侵入邻近肠管。

　　• **腹膜间皮瘤**：腹膜间皮瘤起源于腹腔浆膜面，与石棉暴露史有关。典型 CT 表现包括腹水和浆膜软组织肿块，类似于腹膜种植转移。尽管在没有胸膜病变的情况下也可发生腹膜间皮瘤，但伴有胸膜增厚、钙化等相关胸部影像学表现对诊断很有帮助。

■ 诊　　断

　　淋巴瘤。

■ 关键点

　　• 腹膜转移瘤是最常见的腹膜实性肿瘤。

　　• 相对于霍奇金淋巴瘤，NHL 更常与腹膜疾病有关。

　　• 如果肠系膜肿块较小并伴有钙化，多考虑类癌。若肿块较大，首先考虑硬化性肠系膜炎。

病例 135

Elias Antypas

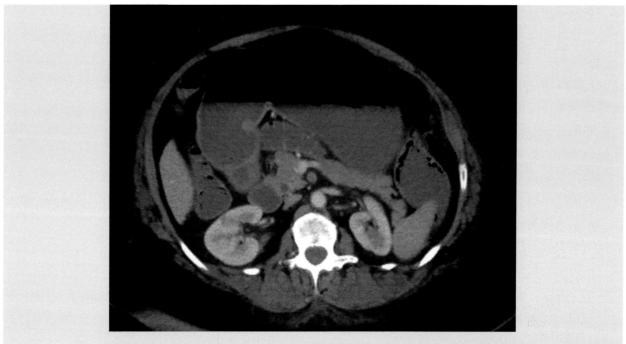

图 135.1 横断面增强 CT 示肠系膜上动脉（superior mesenteric artery，SMA）不显影（图片由 Rocky C. Saenz 提供）

■ **推荐阅读**

Ha HK, Lee SH, Rha SE, et al. Radiologic features of vasculitis involving the gastrointestinal tract. Radiographics, 2000, 20(3):779–794.

Hohenwalter EJ. Chronic mesenteric ischemia: diagnosis and treatment. Semin Intervent Radiol, 2009, 26(4):345–351.

Lee R, Tung HK, Tung PH, et al. CT in acute mesenteric ischaemia. Clin Radiol, 2003, 58(4):279–287.

■ 临床表现

63 岁，女性，全身疼痛。

■ 主要影像学表现

肠系膜上动脉（SMA）不显影。

■ Top3 鉴别诊断

• **SMA 狭窄（动脉粥样硬化）**：动脉粥样硬化性疾病（atherosclerotic disease，ASD）是慢性肠系膜缺血最常见的原因。动脉粥样硬化斑块导致的肠系膜血管开口和（或）管腔狭窄通常是环周的，狭窄后扩张也很常见。ASD 常见于伴有糖尿病、高血压和高血脂等高危因素的老年人。

• **血栓栓塞**：血栓形成与急性肠系膜缺血有关。CT示SMA内充盈缺损，而其余动脉表现正常。血栓形成常伴有肠梗死，可导致脓毒血症，死亡率高达 70%。

• **血管炎**：血管的炎症或坏死，可累及所有血管。腹部症状可能难以与肠系膜缺血相鉴别，通常发生于年轻患者。SMA 是狼疮性血管炎最常累及的血管。

■ 其他鉴别诊断

• **放射性血管病**：当SMA 位于放射野内时，可发生放射性血管病，可表现为肠系膜血管的狭窄和（或）假性动脉瘤。

■ 诊　断

肠系膜上动脉（SMA）血栓形成。

■ 关键点

• 继发于动脉粥样硬化的SMA 狭窄常为伴有高危因素的老年人。

• 区分血栓栓塞和SMA 狭窄的是充盈缺损，而不是环周狭窄。

• 当年轻患者的 CT 表现类似于肠系膜狭窄时，应考虑血管炎。

病例 136

Chelsea M. Jeranko

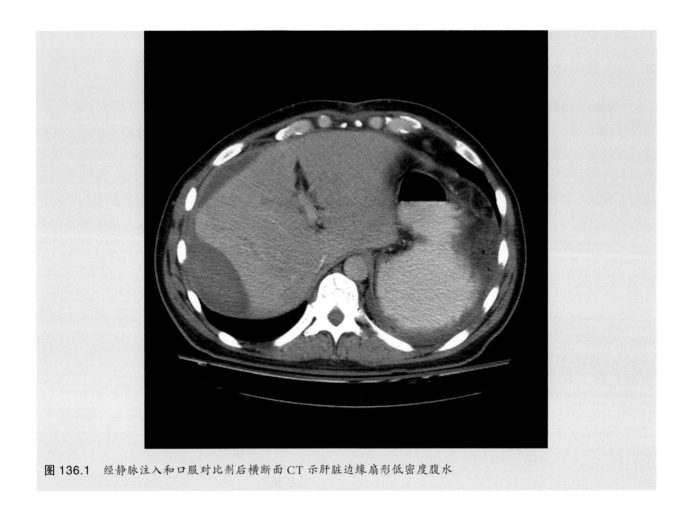

图 136.1　经静脉注入和口服对比剂后横断面 CT 示肝脏边缘扇形低密度腹水

■ 推荐阅读

Diop AD, Fontarensky M, Montoriol PF, et al. CT imaging of peritoneal carcinomatosis and its mimics. Diagn Interv Imaging, 2014, 95(9):861–872.

Levy AD, Shaw JC, Sobin LH. Secondary tumors and tumorlike lesions of the peritoneal cavity: imaging features with pathologic correlation. Radiographics,

2009, 29(2):347–373.

Pickhardt PJ, Levy AD, Rohrmann CA, Jr, et al. Primary neoplasms of the appendix: radiologic spectrum of disease with pathologic correlation. Radiographics, 2003, 23(3):645–662.

■ 临床表现

57 岁，男性，腹胀（图 136.1）。

■ 主要影像学表现

肝脏边缘扇形腹水。

■ Top3 鉴别诊断

• **腹水**：漏出性腹水最常发生于肝脏疾病、心力衰竭或肾衰竭。超声显示为无回声自由流动的液体，CT 值为 0~15 HU。渗出性腹水蛋白质含量高于漏出性腹水，因此在超声上表现较为复杂，CT 值为 15~30 HU。根据液体形成的病因，可能会出现分隔、囊腔和腹膜增厚。

• **腹膜假性黏液瘤**：腹膜假性黏液瘤是全腹腔黏液植入的一种描述性术语。腹膜假性黏液瘤的分类存在争议，因为一些学者也使用这个术语来描述阑尾外黏液性肿瘤的腹腔黏液播散（如结肠、卵巢等）。然而，严格的定义只包括原发性阑尾肿瘤的黏液性播散。最重要的诊断要点是腹腔内脏器表面不同于单纯腹水的扇形结构。对于初诊病例，应仔细检查阑尾区域。

• **腹膜种植转移**：腹膜表面的转移性疾病最多见于原发性卵巢或胃肠道肿瘤。CT 和 MRI 在诊断小于 1 cm 的腹膜转移瘤时灵敏度较低。腹膜索条 / 硬化是受累的早期征象，可进展为散在分布的结节，并可进一步融合成网膜肿块。并发症包括肠梗阻和输尿管梗阻。腹膜种植转移伴有阑尾外黏液性肿瘤分泌的黏液性腹水时，与腹膜假性黏液瘤难以鉴别，正常阑尾可作为 CT 诊断的线索。

■ 其他鉴别诊断

• **腹膜炎**：由于腹膜播散受累，感染性或肉芽肿性炎可表现为包裹性腹水。腹水是典型的渗出液。细菌性腹膜炎也可表现为腹膜均匀性增厚和明显强化。结核性腹膜炎表现为复杂各异的包裹性腹水和网膜增厚，其很难与腹膜种植转移相鉴别。腹部结核的其他征象可能存在，如低密度的肠系膜肿大淋巴结或回盲部肠壁增厚。

■ 诊　断

阑尾腺癌引起的腹膜假性黏液瘤。

■ 关键点

• 渗出性腹水影像表现复杂多样，可伴有分隔、包裹性积液及腹膜增厚。

• 腹膜假性黏液瘤来源于阑尾黏液性肿瘤的破裂。

• 腹膜假性黏液瘤的典型表现是肝、脾表面的扇形结构。

病例 137

Kristin Kamienecki

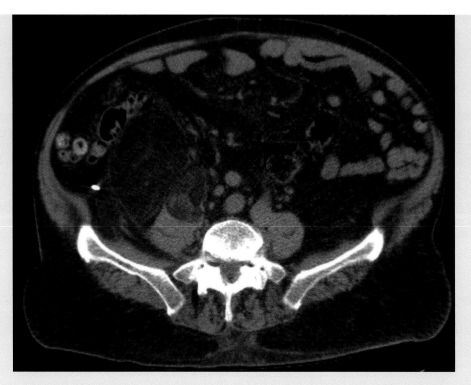

图 137.1 骨盆上部轴位 CT 平扫图示右下腹部可见类圆形脂肪密度病变，邻近肠管及腰大肌受压（图片由 Rocky C. Saenz 提供）

■ 推荐阅读

Boland G. Gastrointestinal Imaging: The Requisites. 4th ed. Philadelphia, PA: Elsevier/Saunders, 2014.

Craig WD, Fanburg-Smith JC, Henry LR, et al. Fat-containing lesions of the retroperitoneum: radiologic-pathologic correlation. Radiographics, 2009, 29(1):261–290.

Pereira JM, Sirlin CB, Pinto PS, et al. CT and MR imaging of extrahepatic fatty masses of the abdomen and pelvis: techniques, diagnosis, differential diagnosis, and pitfalls. Radiographics, 2005, 25(1):69–85.

■ 临床表现

66 岁，男性，腹胀（图 137.1）。

■ 主要影像学表现

肠系膜脂肪密度肿块。

■ Top3 鉴别诊断

• **脂肪肉瘤**：脂肪肉瘤是成人腹膜后最常见的恶性软组织肿瘤，常见于腹膜后而不是肠系膜。肿瘤通常体积较大，具有占位效应。大多表现为多发分叶状，以脂肪成分为主的软组织肿块。通常情况下，高分化型脂肪肉瘤 CT 和 MRI 均可见脂肪成分，并具有明显强化的增厚或结节样分隔。

• **脂肪瘤**：脂肪瘤可发生在身体的任何部位。

典型影像学表现为肉眼可见的脂肪组织。MRI 脂肪抑制序列上信号降低可明确诊断。脂肪瘤可有薄而均匀的纤维分隔。

• **网膜梗死**：典型表现为右下腹网膜区伴有周围炎性病变的脂肪肿块。大面积的网膜梗死灶内可见气体或脂–液平面。相邻结肠通常正常。

■ 其他鉴别诊断

• **平滑肌脂肪瘤**：这些肿瘤发生于子宫，由平滑肌瘤的平滑肌退变而来。CT 表现为边界清楚、脂肪密度为主的子宫肿块，其内常伴有软组织密度成分。MRI 图像可反映具有化学位移伪影的 T1 高信号脂肪成分，其在脂肪抑制序列信号降低。

• **肠脂垂炎**：肠脂垂发生扭转导致的缺血及炎性病变。典型影像学表现为结肠旁伴有外周纤维环的局灶性脂肪病变，邻近肠壁无增厚或轻度增厚。病变中央可见点状高密度影，代表血栓形成的血管蒂。

■ 诊 断

腹腔内脂肪瘤。

■ 关键点

• 当含有脂肪的肿瘤出现结节样强化时，需要排除脂肪肉瘤。

• 脂肪瘤没有结节样强化的表现。

• 右下腹部伴有炎性改变的含脂肪病变，首先考虑网膜梗死。

病例 138

Elias Antypas

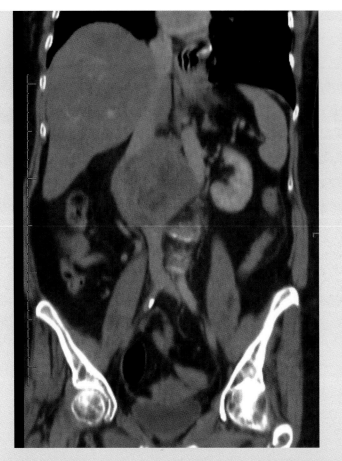

图 138.1 冠状位增强 CT 图像示下腔静脉（inferier vena cava，IVC）局限性扩张伴巨大充盈缺损（图片由 Rocky C. Saenz 提供）

■ **推荐阅读**

Kaufman LB, Yeh BM, Breiman RS, et al. Inferior vena cava filling defects on CT and MRI. AJR Am J Roentgenol, 2005, 185(3):717–726.

Sheth S, Fishman EK. Imaging of the inferior vena cava with MDCT. AJR Am J Roentgenol, 2007, 189(5):1243–1251.

Smillie RP, Shetty M, Boyer AC, et al. Imaging evaluation of the inferior vena cava. Radiographics, 2015, 35(2):578–592.

■ 临床表现

65 岁，女性，腹痛（图 138.1）。

■ 主要影像学表现

下腔静脉（IVC）充盈缺损。

■ Top3 鉴别诊断

• **肿瘤侵犯 IVC**：最常见的病因是肿瘤侵犯扩散，最常见于肾细胞癌（renal cell carcinoma，RCC），其他包括肝细胞肝癌（hepatocellular carcinom，HCC）、肾上腺皮质癌和腹膜后肉瘤。这些肿瘤在 CT 上表现为不均匀强化，血管腔扩张。最重要的征象是 IVC 肿块与原发肿瘤相连。

• **静脉血栓形成**：血栓是 IVC 充盈缺损最常见的原因。它常与口服避孕药、血管炎或高凝状态有关。影像学检查很难鉴别癌栓和血栓。血栓不强化，且管腔通常不扩张。

• **IVC 原发肿瘤**：下腔静脉原发性肿瘤非常罕见。平滑肌肉瘤是大静脉最常见的肿瘤。肿瘤起源于平滑肌细胞，好发于 40~60 岁女性。与肿瘤侵犯 IVC 类似，影像学表现为肿瘤强化伴 IVC 扩张。

■ 其他鉴别诊断

• **假性血栓**：含有造影剂的肾静脉血液与无造影剂的下腔静脉血液混合，导致血流相关伪影；延迟期图像可以解决充盈缺损现象。

■ 诊　断

IVC 平滑肌肉瘤。

■ 关键点

• 恶性肿瘤累及 IVC 最常见的原因是肿瘤浸润性生长（如 RCC），表现为明显强化和血管扩张。

• 高凝状态的患者需要考虑血栓形成，注意无强化和血管扩张。

• 延迟 90~120 s 增强扫描可以使强化更加均匀，从而鉴别病变和造影剂混合不均（假性血栓）。

病例 139

Sharon Kreuer

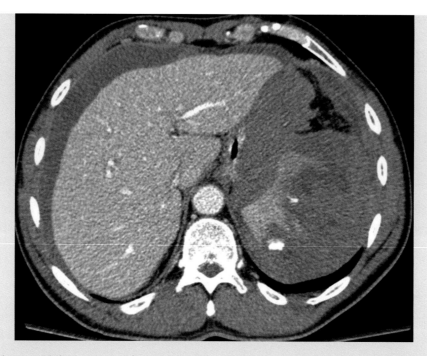

图 139.1 轴位增强 CT 图像显示左上腹脾区两个快速强化的球样病变；左上腹腔可见不同密度、自由流动的腹水（图片由 Rocky C. Saenz 提供）

■ 推荐阅读

González, SB, Vilanova Busquets JC, Figueiras RG, et al. Imaging arteriovenous fistulas. AJR Am J Roentgenol, 2009, 193:1425–1433.

Jesinger RA, Thoreson AA, Lamba R. Abdominal and pelvic aneurysms and pseudoaneurysms: imaging review with clinical, radiologic, and treatment correlation. Radiographics, 2013, 33(3):E71–96.

Lubner M, Menias C, Rucker C, et al. Blood in the belly: CT findings of hemoperitoneum. Radiographics, 2007, 27(1):109–125.

■ 临床表现

45 岁，男性，车祸后疼痛（图 139.1）。

■ 主要影像学表现

脾旁球样强化病变。

■ Top3 鉴别诊断

• **前哨血凝块**：在创伤性或非创伤性腹腔积血的情况下可见前哨血凝块。急性出血在出血点附近形成止血凝块，有助于发现受伤部位。CT 上前哨血凝块密度高于非凝固血液，CT 值为 45~70 HU。未凝固的血液常聚集在腹部和盆腔陷窝，包括肝肾隐窝、结肠旁沟及盆腔陷窝，其 CT 值为 30~45 HU。可通过静脉注入造影剂后，评估动脉期和静脉期图像发现活动性出血。活动性出血可能需要紧急栓塞。

• **假性动脉瘤 / 细菌性动脉瘤**：假性动脉瘤是动脉壁外膜或血管周围软组织所包裹的动脉瘤样扩张，病因包括医源性、非医源性创伤和感染。感染性病变引起的假性动脉瘤称为细菌性动脉瘤，通常由细菌性心内膜炎引起。超声成像显示典型的阴 – 阳流动模式。假性动脉瘤破裂造成腹腔积血的风险很高，常通过血管内栓塞或放置支架来治疗。

• **真性动脉瘤**：动脉血管呈梭形或囊状扩张，累及管壁三层结构。病因很多，包括动脉粥样硬化、高血压、外伤和结缔组织疾病。真性动脉瘤比假性动脉瘤更不易破裂，但两者的治疗方法相似。

■ 其他鉴别诊断

• **动静脉瘘**（arterial venous fistula，AVF）：AVF 是静脉和动脉之间的异常交通。常见的病因包括腹部外伤，经皮介入治疗，以及与肿瘤或炎症相关的血管侵蚀。可累及腹部任何器官。CT 和 MRI 显示动脉早期强化的静脉血管。血管造影可用于经导管或手术的栓塞治疗。

■ 诊　断

脾破裂继发前哨血凝块。

■ 关键点

• 前哨血凝块比淤血的密度更高。

• 血凝块形成是生理性止血反应，有助于发现出血点。

• 真性动脉瘤和假性动脉瘤的治疗方法相似，但假性动脉瘤更易破裂。

病例 140

Robert A. Jesinger

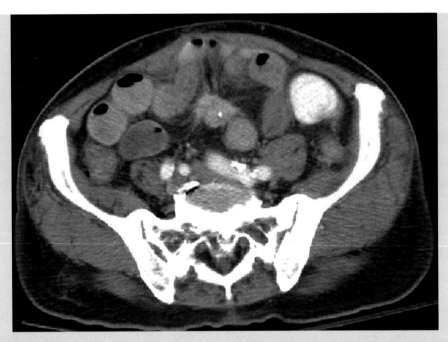

图 140.1 下腹部轴位增强 CT 图像显示小肠肠系膜强化的实性软组织肿块影，肠系膜血管向肿块收缩聚集提示存在纤维组织增生反应，肿块中心见点状钙化灶（图片由 Rocky C. Saenz 提供）

■ 推荐阅读

Lattin GE, Jr, O'Brien WT, Duncan MD, et al. Sclerosing mesenteritis. Appl Radiol, 2007, 36(5):40–41.

Levy AD, Rimola J, Mehrotra AK, et al. From the archives of the AFIP: benign fibrous tumors and tumorlike lesions of the mesentery: radiologic-pathologic correlation. Radiographics, 2006, 26(1):245–264.

Sheth S, Horton KM, Garland MR, et al. Mesenteric neoplasms: CT appearances of primary and secondary tumors and differential diagnosis. Radiographics, 2003, 23(2):457–473, quiz 535–536.

■ 临床表现

38 岁，男性，慢性腹痛（图 140.1）。

■ 主要影像学表现

肠系膜肿块伴钙化。

■ Top3 鉴别诊断

• **类癌**：胃肠道类癌起源于肠壁神经内分泌细胞，是一种生长缓慢的富血供病变。肠系膜受累可引起纤维组织增生，形成伴有明显反应性条索的针刺状肠系膜肿块。70% 的病例可见钙化。肠系膜受累通常是继发性的，原发性肿瘤最常位于阑尾或回肠。虽然原发病灶常难以发现，但 CT 或 MR 小肠造影、生长抑素受体显像是定位原发肿瘤的最佳方法。

• **硬化性肠系膜炎**：最常见的 CT 表现为小肠肠系膜根部单发、边界不清、伴有明显钙化的软组织肿块。邻近肠祥牵拉和血管包裹也很常见。硬化性肠系膜炎与肠系膜类癌转移难以鉴别。

• **转移瘤**：肠系膜转移瘤可通过直接侵犯（胰腺癌和结肠癌）、血行播散（乳腺癌和肺癌）、淋巴转移（淋巴瘤）或腹膜种植（胃癌和卵巢癌）引发。增强 CT 是评估病变数量、形态（圆形与不规则）、内部成分（软组织、液体、钙化等）、增强特征，以及确定原发肿瘤起源的首选方式。

■ 其他鉴别诊断

• **反应性淋巴结肿大**：反应性淋巴结肿大表现为肠系膜肿块，通常由腹腔感染引起。尽管几乎任何腹部感染都可导致肿块型肿大淋巴结，但分枝杆菌（结核分枝杆菌和鸟 – 胞内分枝杆菌）和惠普尔（Whipplei）滋养体（惠普尔病）最易发生淋巴结肿大。尤其是，这些感染性病因可导致中央低密度的特征性肿大淋巴结。

• **硬纤维瘤 / 纤维性肠系膜炎**：肠系膜硬纤维瘤是一种局灶性、肿块样、纤维化病变，常与家族性腺瘤性息肉病和颅骨瘤［加纳德（Gardner）综合征］相关。CT 表现为局限性或星芒状肠系膜软组织肿块。较大病变可发生中央坏死，治疗后可见钙化。一种被称为纤维性肠系膜炎的病变在影像学和病理上与纤维瘤相似，但它不伴有家族性腺瘤性息肉病，并且是排除性诊断。

■ 诊　断

类癌。

■ 关键点

• 反应性淋巴结肿大常见于胃肠炎。

• 类癌可引起反应性纤维组织增生，常伴钙化。

• 肠系膜肿大淋巴结中央低密度改变与结核病、鸟 – 胞内分枝杆菌及惠普尔病有关。

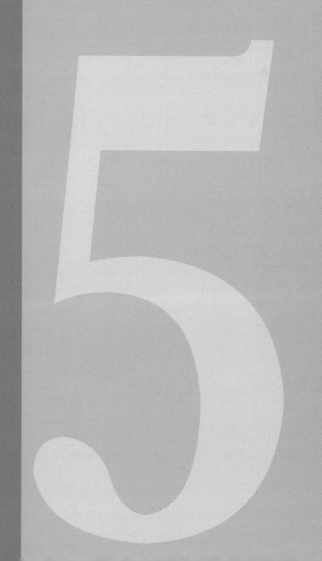

第 5 部分
腹壁和软组织

病例 141

Rocky C. Saenz

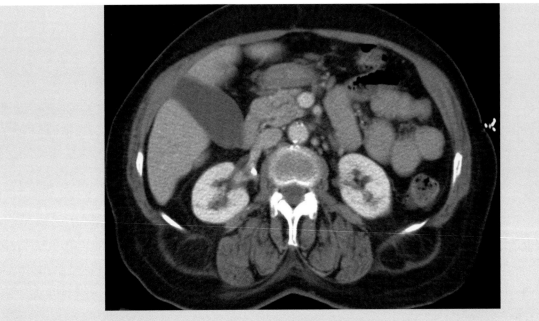

图 141.1 经静脉注射及口服对比剂后，下腹部轴位 CT 显示腹膜后脂肪疝入双侧后腹壁

■ **推荐阅读**

Aguirre DA, Santosa AC, Casola G, et al. Abdominal wall hernias: imaging features, complications, and diagnostic pitfalls at multi-detector row CT. Radiographics, 2005, 25(6):1501–1520.

Federle MP, Jeffrey RB, Woodward PJ, et al. Diagnostic imaging: Abdomen. 2nd ed. Philadelphia, PA: Lippincott Williams & Wilkins, 2009.

Killeen KL, Girard S, DeMeo JH, et al. Using CT to diagnose traumatic lumbar hernia. AJR Am J Roentgenol, 2000, 174(5):1413–1415.

■ 临床表现

50 岁，男性，后背疼痛（图 141.1）。

■ 主要影像学表现

腹膜后脂肪疝入后腹壁。

■ Top3 鉴别诊断

• **腰疝**：腰疝是通过腰三角区的疝。腰疝可包含任一腹膜后器官，分为上腰三角疝和下腰三角疝。上腰三角疝也称为 Grynfeltt-Lesshaft 疝，下腰三角疝也称为 Petit 疝。上腰三角疝更常见，发生在腰方肌，第 12 肋和内斜肌之间。下腰三角疝边界由髂嵴、腹外斜肌、背阔肌边缘组成。急性腹部创伤更易导致 Petit 疝。上、下腰三角疝都可能与近期手术切口有关。大的继发性腰疝很少合并肠管嵌顿和绞窄。

• **先天性膈疝**：先天性膈疝包括胸腹膜裂孔疝（Bochdalek 疝），是最常见的先天性膈疝；累及膈肌的后外侧部，常见于婴儿。另一种先天性膈疝是先天性胸骨后膈疝（Morgagni 疝），累及膈肌的前部，常见于老年人。创伤性膈疝通常发生在外伤后，胸腔内负压导致腹腔内及腹膜后结构疝入胸腔。腹腔脏器损伤和创伤性膈肌破裂密切相关。

• **腹壁脂肪瘤**：脂肪瘤是良性脂肪性肿瘤，可发生在身体任何地方。肿瘤在所有层面都显示为脂肪。通常是偶然发现。MRI 脂肪抑制序列有助于明确诊断。脂肪瘤内部出现结节状软组织和强化的影像学表现提示脂肪肉瘤。

■ 诊　断

上腰三角疝（Grynfeltt-Lesshaft 疝）。

■ 关键点

• Grynfeltt-Lesshaft 疝很少引起肠绞窄。

• Petit 疝发生在髂嵴正上方。

• 脂肪瘤结节样强化提示脂肪肉瘤的可能。

病例 142

Elias Antypas

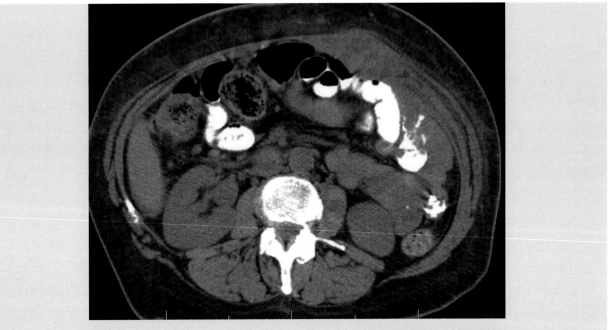

图 142.1 经口服造影剂后轴位 CT 显示左侧腹直肌增大（图片由 Rocky C. Saenz 提供）

■ **推荐阅读**

Gidwaney R, Badler RL, Yam BL, et al. Endometriosis of abdominal and pelvic wall scars: multimodality imaging findings, pathologic correlation, and radiologic mimics. Radiographics, 2012, 32(7):2031–2043.

Stein L, Elsayes KM, Wagner-Bartak N. Subcutaneous abdominal wall masses: radiological reasoning. AJR Am J Roentgenol, 2012, 198(2):W146–151.

■ 临床表现

74 岁，女性，正在服用一种治疗腹痛的新药物（图 142.1）。

■ 主要影像学表现

腹直肌增大。

■ Top3 鉴别诊断

- **血肿**：外伤或使用抗凝药物的患者，血肿是最常见的病因。CT 平扫上，血肿与肌肉密度相等；但在急性出血时，其密度增高。CT 增强上无明确强化，血肿内高密度灶提示活动性出血。影像学随访会发现病灶消退。MR 表现多种多样，是因为血肿成分随着时间的推移而不断变化。

- **脓肿**：增强 CT 表现为中央低密度液性区和周围环形强化。MR 信号随内部成分不同而变化。通常表现为 T2WI 高信号，随着内部坏死及碎屑和气体的增加，T2WI 信号变得明显不均匀。

- **肿瘤**：与平扫图像对比，肿瘤常出现强化。腹直肌的肿瘤包括但不限于脂肪瘤、硬纤维瘤、纤维性肿瘤、转移瘤及淋巴瘤。

■ 其他鉴别诊断

- **子宫内膜异位症**：子宫内膜异位症是出血性囊肿，由子宫外功能正常的子宫内膜引起。腹壁是盆腔外最常见的受累部位。典型表现为周期性疼痛患者在剖宫产瘢痕处出现腹壁肿块。子宫内膜异位在 MRI 上表现为 T1WI 高信号、T2WI 低信号，即"T2 暗影征"。

- **腹壁疝**：这些疝发生在腹中线，并穿越腹壁白线。体检时腹壁疝可能与软组织肿块相混淆。影像上发现"肿块"与肠管相连，可明确诊断。CT 有助于评估肠梗阻、嵌顿、绞窄及坏死。

■ 诊　断

腹直肌血肿。

■ 关键点

- 血肿是腹直肌肿块最常见的病因，它与创伤或使用抗凝剂密切相关。

- 女性患者伴有随月经而增大的腹壁肿块时，需要考虑子宫内膜异位症。

- 腹壁脓肿可能有瘘管与肠道相通（口服造影剂有助于诊断）。

病例 143

Gregory D. Puthoff

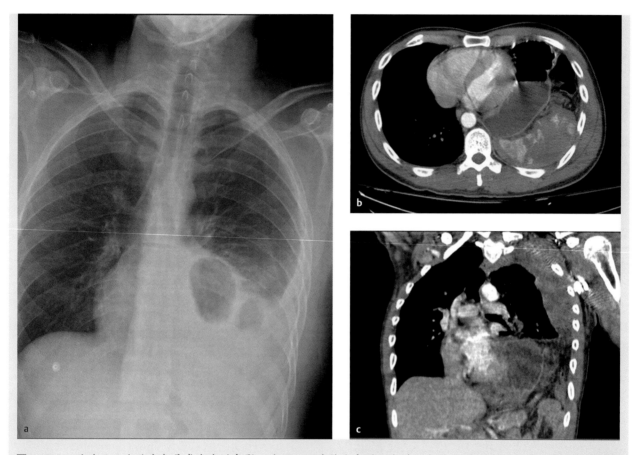

图 143.1 胸片显示左肺底部异常密度增高影，伴膈肌不连续和卵圆形气泡。轴位和冠状位 CT 显示胸腔内胃腔和脾。脾 V 级撕裂，伴脾周血肿。此外，左胸外侧壁可见异常软组织密度影（图片由 Rocky C.Saenz 提供）

■ **推荐阅读**

Biyyam DR, Chapman T, Ferguson MR, et al. Congenital lung abnormalities: embryologic features, prenatal diagnosis, and postnatal radiologic-pathologic correlation. Radiographics, 2010, 30(6):1721–1738

Iochum S, Lu, dig T, Walter F, et al. Imaging of diaphragmatic injury: a diagnostic challenge? Radiographics, 2002, 22(Spec No):S103–S116, discussion S116–S118.

Pineda V, Andreu J, Cáceres J, et al. Lesions of the cardiophrenic space: findings at cross-sectional imaging. Radiographics, 2007, 27(1):19–32.

■ 临床表现

31 岁，男性，车祸后左上腹部疼痛（图 143.1）。

■ 主要影像学表现

膈肌不连续。

■ Top3 鉴别诊断

• **先天性膈疝**：先天性膈疝包括胸腹膜裂孔疝，是最常见的先天性膈疝；累及膈肌的后外侧部，常见于婴儿。另一种先天性膈疝是先天性胸骨后膈疝；累及膈肌的前部，常见于老年人。创伤性膈疝通常发生在外伤后，胸腔内负压导致腹腔内及腹膜后结构疝入胸腔。腹腔脏器损伤和创伤性膈肌破裂密切相关。

• **创伤性膈疝**：创伤性膈疝或膈肌破裂通常发生在严重腹部外伤后。胸腔内负压导致腹腔内及腹膜后结构疝入胸腔。腹腔脏器损伤与创伤性膈肌破裂密切相关，常发生于左侧。

• **食管裂孔疝**：是一种后天形成的疝，腹部结构疝入食管裂孔时发生，胃最常见。与其他类型膈疝的区别在于病变位于中心位置并累及食管裂孔。分为 2 种类型，即滑动型和食管旁型。滑动型是最常见的食管裂孔疝类型，发生在食管裂孔上方的胃食管交界处；食管旁型是食管胃交界处保持在正常位置，而部分胃组织疝入食管裂孔而发生。

■ 其他鉴别诊断

• **先天性肺气道畸形**（congenital pulmonary airway malformation，CPAM）：是一种先天性肺部疾病，由于其多囊的特点，在胸片上类似于膈疝。尽管可维持到成年期，但 CPAM 常在产前确诊，表现为呼吸窘迫和肺发育不全。横断面图像显示完整的膈肌，这对诊断至关重要。

• **心包囊肿**：心包囊肿大多发生在右侧心膈角。心包囊肿起源于心包，胸片上可与膈疝相似，但在横断面图像上易于鉴别，表现为心包起源的、边界清楚的、均匀低密度的囊肿。

■ 诊　断

外伤性膈疝或膈肌破裂。

■ 关键点

• 腹腔脏器损伤和创伤性膈肌破裂密切相关。

• 膈肌损伤或破裂多见于左侧。

• 心包囊肿可与膈疝表现类似，常见于右侧。

病例 144

Chelsea M. Jeranko

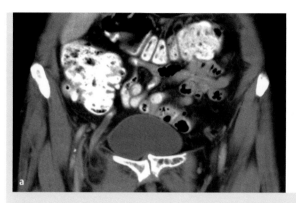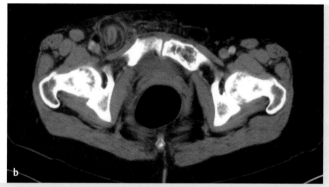

图 144.1 经口服对比剂后冠状位和轴位 CT 增强图像。a. 近端伴有粪石的阑尾进入腹股沟疝缺损区。b. 阑尾壁充血、水肿,周围脂肪间隙见渗出(图片由 Rocky C.Saenz 提供)

■ 推荐阅读

Aguirre DA, Santosa AC, Casola G, et al. Abdominal wall hernias: imaging features, complications, and diagnostic pitfalls at multi-detector row CT. Radiographics, 2005, 25(6):1501–1520.

Bhosale PR, Patnana M, Viswanathan C, et al. The inguinal canal: anatomy and imaging features of common and uncommon masses. Radiographics, 2008, 28(3):819–835, quiz 913.

Burkhardt JH, Arshanskiy Y, Munson JL, et al. Diagnosis of inguinal region hernias with axial CT: the lateral crescent sign and other key findings. Radiographics, 2011, 31(2):E1–E12.

■ 临床表现

30 岁，男性，右下腹部疼痛（图 144.1）。

■ 主要影像学表现

阑尾炎伴腹股沟疝。

■ Top3 鉴别诊断

• Amyand 疝：下腹部的所有器官都可进入腹股沟疝囊。当阑尾位于腹股沟疝囊内时，被称为 Amyand 疝。Amyand 疝可并发阑尾的炎症、嵌顿或绞窄。当疝囊不能手动复位时，临床诊断为嵌顿。缺血可引起绞窄，影像表现为肠壁增厚，肠系膜血管充血，周围脂肪间隙渗出及游离液体，这类绞窄性疝需紧急手术治疗。

• 憩室疝（Littre 疝）：肠道梅克尔（Meckel）憩室疝入腹股沟疝囊内时被称为 Littre 疝，又称小肠憩室疝，是疝的一种罕见类型，易出现并发症，尤其是嵌顿和绞窄。

• 肠壁疝（Richter 疝）：又称肠壁疝，指仅部分肠壁进入疝囊，而系膜侧肠壁及系膜并未随之疝入。此型容易发生肠绞窄，无肠梗阻症状的情况下也可能发生，最常发生于股疝。

■ 其他鉴别诊断

• 腹股沟疝：是最常见的腹壁疝，分为直疝和斜疝，后者更常见。影像学上根据疝囊与腹壁下血管的关系进行区分，腹股沟斜疝的疝囊颈位于腹壁下血管的上方和外侧，而直疝的疝囊位于腹壁下血管的前方和内侧。与 CT 相比，超声对腹股沟疝的敏感性较低，可作为非紧急状态下的一线检查手段。CT 有助于识别疝囊内容物及与疝相关的并发症，特别是急症患者。

■ 诊　断

Amyand 疝并发阑尾炎。

■ 关键点

• 阑尾疝入腹股沟疝囊内，被称为 Amyand 疝。
• 肠壁疝和憩室疝罕见，容易发生嵌顿和坏死。

• 腹股沟斜疝是最常见的腹股沟疝，直疝发生并发症的风险低于斜疝。

病例 145

Rocky C. Saenz

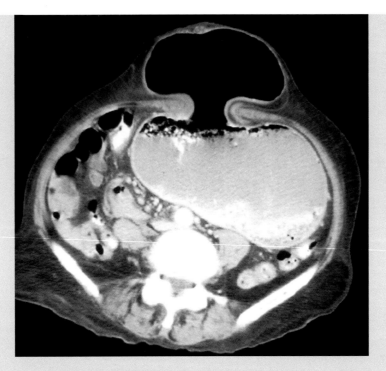

图 145.1　经口服对比剂后盆腔增强轴位 CT 图像显示胃通过腹壁中心向外突出，疝囊包含胃的一部分（图片由 Rocky C.Saenz 提供）

■ 推荐阅读

Elsayes KM, Staveteig PT, Narra VR, et al. MRI of the peritoneum: spectrum of abnormalities. AJR Am J Roentgenol, 2006, 186(5):1368–1379.

Federle MP, Jeffrey RB, Woodward PJ, et al. Diagnostic Imaging: Abdomen. 2nd ed. Philadelphia, PA: Lippincott Williams & Wilkins, 2009.

■ 临床表现

72 岁，男性，盆部疼痛并腹壁隆起（图 145.1）。

■ 主要影像学表现

沿腹壁中线发生的肠疝。

■ Top3 鉴别诊断

• **脐疝**：当腹部内容物突出脐环时，会发生脐疝，通常位于中线，常见于肝硬化慢性腹水的患者。婴儿期出现为先天性，后期发育形成则为获得性。当肠管嵌顿入疝囊并发生缺血即为绞窄，评估是否存在绞窄尤为重要。

• **半月线疝（Spigelian 疝）**：见于腹外侧壁，是半月线（Spigelian 腱膜）与腹直肌外侧缘之间的部分。半月线由腹外斜肌、腹内斜肌、腹横肌腱膜组成。

• **腹壁疝**：见于腹白线，通常位于中线。CT 有助于评估梗阻、嵌顿、绞窄和坏死。危险因素包括肥胖、糖尿病、肺部疾病和类固醇药物的使用。其中约 20% 的患者可伴多发疝。

■ 诊　断

腹壁疝。

■ 关键点

• 半月线疝发生在腹外侧壁。

• 当疝囊增大或有症状时，需手术复位。

• 注意评估肠管疝是否存在缺血和梗阻。

病例 146

Rocky C. Saenz

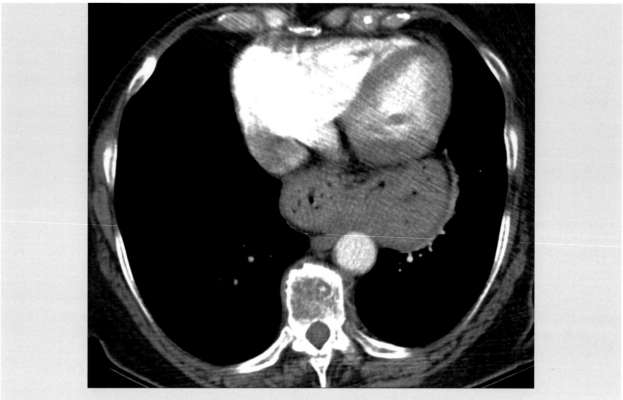

图 146.1　胸部轴位增强 CT 图像可见心脏后方的局灶性软组织密度

■ 推荐阅读

Biyyam DR, Chapman T, Ferguson MR, et al. Congenital lung abnormalities: embryologic features, prenatal diagnosis, and postnatal radiologic-pathologic correlation. Radiographics, 2010, 30(6):1721–1738.

Federle MP, Jeffrey RB, Woodward PJ, et al. Diagnostic

Imaging: Abdomen. 2nd ed. Philadelphia, PA: Lippincott Williams & Wilkins, 2009.

Huang SY, Levine MS, Rubesin SE, et al. Large hiatal hernia with floppy fundus: clinical and radiographic findings. AJR Am J Roentgenol, 2007, 188(4):960–964.

■ 临床表现

49 岁，男性，偶有发热。

■ 主要影像学表现

心脏后方软组织密度。

■ Top3 鉴别诊断

• **滑动性食管裂孔疝**：食管裂孔疝是一种获得性疝，表现为腹部结构（通常为胃）疝入食管裂孔，分为滑动裂孔疝和食管旁裂孔疝两种类型，其中前者占 90%，为胃食管交界部分疝入食管裂孔上方。典型临床症状包括胸骨后疼痛，吞咽困难和反流。当食管 B 环（胃环）和胃黏膜皱襞位于膈上 2 cm 时，胸部 X 线片可见心包后伴气 – 液平的高密度影，立位时其可自行部分还纳，这种改变通常与胃食管反流有关。约有 5% 的患者在内镜检查时可发现位于疝囊胃壁内的 Cameron 溃疡。治疗方法为药物控制胃食管反流病（gastroesophageal reflux disease，GERD）。

• **食管旁裂孔疝**：是胃底疝入食管裂孔，而胃食管连接处仍保持在正常位置的裂孔疝。通常无症状，部分可伴胸痛、胃食管反流、呕吐及贫血。由于此型会增加胃扭转的风险，常需手术治疗。

• **先天性膈疝:** 包括胸腹膜裂孔疝(Bochdalek hernias)，属最常见的先天性膈疝，常累及膈肌的后外侧，婴儿期好发。另一种先天性膈疝是先天性胸骨后膈疝，累及膈前部，较胸腹膜裂孔疝发病年龄晚。创伤性膈疝见于创伤后腹部或腹膜后结构因胸内负压而疝入胸腔所致。腹腔内器官损伤情况与创伤性膈肌破裂密切相关。

■ 其他鉴别诊断

• **膈壶腹**：位于食管 A 环和 B 环之间，是食管远端的正常解剖结构，其较正常食管稍膨胀，完全膨胀时可呈球状，类似滑动性食管裂孔疝，无临床意义。

■ 诊　断

滑动性食管裂孔疝。

■ 关键点

• 滑动性食管裂孔疝是最常见的疝类型。
• Bochdalek 疝（胸腹膜裂孔疝）是先天性膈疝中最常见的一种类型。

• 食管旁疝有发生胃扭转的风险，需手术干预。

病例 147

Daniel E. Knapp

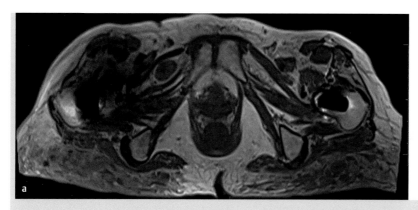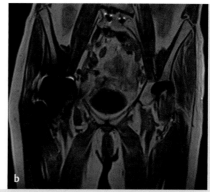

图 147.1 盆腔 MRI T1 加权轴位和冠状位平扫图像。轴位图像（a）显示小肠袢经右侧闭孔疝出。冠状位图像（b）显示征象同轴位（图像由 Rocky C. Saenz 提供）

■ **推荐阅读**

Aguirre DA, Santosa AC, Casola G, et al. Abdominal wall hernias: imaging features, complications, and diagnostic pitfalls at multi-detector row CT. Radiographics, 2005, 25(6):1501–1520.

Bhosale PR, Patnana M, Viswanathan C, et al. The inguinal canal: anatomy and imaging features of common and uncommon masses. Radiographics, 2008, 28(3):819–835, quiz 913.

Pandey R, Maqbool A, Jayachandran N. Obturator hernia: a diagnostic challenge. Hernia, 2009, 13(1):97–99.

■ **临床表现**

30 岁，男性，右下腹疼痛（图 147.1）。

■ **主要影像学表现**

腹部或盆腔内容物经闭孔疝出。

■ **Top3 鉴别诊断**

• **闭孔疝**：当肠道或肠系膜脂肪疝入闭孔时，即为闭孔疝，罕见，发病率不足 1%，多见于老年女性。闭孔由一层穿过闭孔神经、动脉和静脉的保护膜覆盖，闭孔疝时腹腔内组织可穿过这层膜，并可因慢性阻塞性肺疾病（chronic obstructive pulmonary disease，COPD）、便秘和妊娠等引起的腹压升高而加剧。临床表现为肠梗阻。

• **腹股沟疝**：是最常见的腹疝类型（75%~80%），分为直疝和斜疝。直疝是内容物通过由腹股沟韧带、腹直肌外侧缘和腹壁下动脉共同围成的三角区域［海氏（Hesselbach）三角］形成，疝囊位于腹壁下动脉的前内侧。斜疝内容物通过腹股沟管膨出，穿过腹股沟内深环，疝囊位于腹壁下动脉的上外侧，可沿精索进入阴囊。几乎所有的腹部结构都可疝出，包括小肠壁（Richter 疝）、阑尾（Amyand 疝）或梅克尔憩室（Littre 疝）。临床工作中尤其需要注重评估是否发生肠绞窄（小肠被嵌顿到疝内并缺血）。

• **股疝**：股疝是指腹腔结构通过股环疝入股静脉内侧和腹壁下静脉下的股管（位于腹股沟韧带以下），常见于女性，右侧多见，发病率低于腹股沟疝。股疝内伴有肠嵌顿发生时，应仔细评估是否继发股静脉闭塞。

■ **其他鉴别诊断**

• **坐骨疝**：疝内容物通过坐骨大孔或小孔疝出，是一种极为罕见的盆底疝。

■ **诊　断**

闭孔疝。

■ **关键点**

• 与其他疝相同，应仔细评估肠缺血和梗阻的征象。

• 闭孔疝可出现 Howship-Romberg 征，表现为当膝盖外展、外延和（或）内旋时刺激闭孔神经，引起腿或髋部内侧疼痛，屈曲膝关节可减轻患者 25%~50% 的疼痛。

• 腹股沟疝最常见。

病例 148

Gregory D. Puthoff

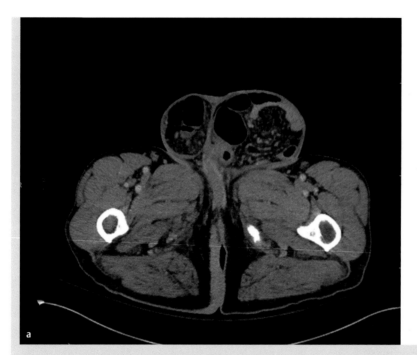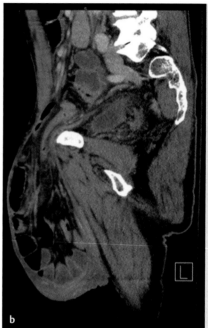

图 148.1　盆腔下部轴位增强 CT 图像显示双侧盆腔腹股沟疝，疝囊均含有无明显肿胀的肠袢。

■ 推荐阅读

Bhosale PR, Patnana M, Viswanathan C, et al. The inguinal canal: anatomy and imaging features of common and uncommon masses. Radiographics, 2008, 28(3):819–835, quiz 913.

Burkhardt JH, Arshanskiy Y, Munson JL, et al. Diagnosis of inguinal region hernias with axial CT: the lateral crescent sign and other key findings. Radiographics, 2011, 31(2):E1–E12.

■ 临床表现

52 岁，男性，下腹部疼痛和膨隆（图 148.1）。

■ 主要影像学表现

双侧盆腔疝。

■ Top3 鉴别诊断

• **腹股沟疝**：根据腹腔结构的疝出位置（经腹股沟内环或腹壁薄弱区）分为斜疝和直疝，影像学检查用于评估是否存在腹股沟疝。几乎所有的腹腔结构都可发生疝，包括小肠壁（Richter 疝）、阑尾（Amyand 疝）或梅克尔憩室（Littre 疝）。肠嵌顿在疝内并缺血时，应仔细评估是否存在小肠绞窄。疝入的肠管发生阻塞时可致肠梗阻，表现为梗阻近端肠管扩张，伴气 – 液平面。

• **股疝**：较腹股沟疝发病率低，女性多见，多位于右侧，是发生于腹股沟韧带以下的股管疝。如发生肠嵌顿，应仔细评估是否继发股静脉闭塞。

• **腹股沟精索脂肪瘤**：精索脂肪瘤为精索的良性肿瘤，多为偶发。如精索内见脂肪密度，即可诊断。该病不与腹膜后脂肪相邻，有助于与腹部正常脂肪组织鉴别。

■ 其他鉴别诊断

• **鞘膜积液 / 精索静脉曲张**：是一种阴囊病变，尤其是阴囊积液和精索静脉曲张时，可向上延伸至腹股沟管，与腹股沟疝相似，且两者可共存，应仔细评估腹股沟疝和阴囊区。

• **腹股沟肿块**：邻近腹股沟的淋巴结或软组织包块在腹股沟区表现为肿块样改变，与腹腔不相通。

■ 诊 断

双侧腹股沟斜疝。

■ 关键点

• 腹股沟斜疝是最常见的腹疝类型。
• 股疝在女性中更常见，可压迫股静脉。

• 需仔细评估肠疝是否存在肠缺血和梗阻。

病例 149

Alex R. Martin

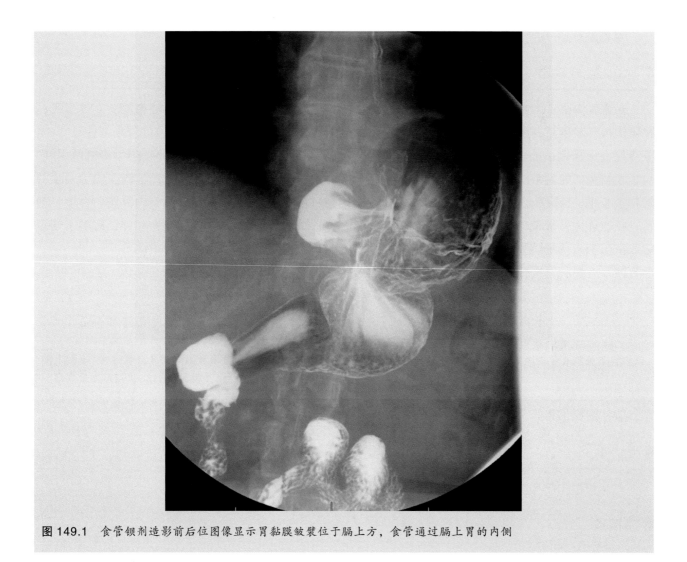

图 149.1 食管钡剂造影前后位图像显示胃黏膜皱襞位于膈上方，食管通过膈上胃的内侧

■ 推荐阅读

Canon CL, Morgan DE, Einstein DM, et al. Surgical approach to gastroesophageal reflux disease: what the radiologist needs to know. Radiographics, 2005, 25(6):1485–1499.

Chen YM, Ott DJ, Gelfand DW, et al. Multiphasic examination of the esophagogastric region for strictures, rings, and hiatal hernia: evaluation of the individual techniques. Gastrointest Radiol, 1985, 10(4):311–316.

Fasano NC, Levine MS, Rubesin SE, et al. Epiphrenic diverticulum: clinical and radiographic findings in 27 patients. Dysphagia, 2003, 18(1):9–15.

■ 临床表现

73 岁，女性，消化不良（图 149.1）。

■ 主要影像学表现

膈上胃疝。

■ Top3 鉴别诊断

• **滑动裂孔疝**：胃食管交界处和贲门通过食管裂孔向上方移位。当食管 B 环（胃环）和胃黏膜皱襞位于膈上 2 cm 时，胸部 X 线片可见心包后伴气 – 液平的高密度影，立位时其可自行部分还纳，这种改变通常与胃食管反流有关。

• **食管旁裂孔疝**：是胃底疝入食管裂孔，常位于食管前部和侧面，大多数患者伴滑动性裂孔疝。由于此型会增加胃扭转的风险，常需手术治疗。

• **膈上憩室**：食管远端腔内压力增加可引起搏动性憩室，与食管运动障碍相关，属于假性憩室，好发于食管的右后外侧，临床表现为吞咽困难、食物反流和食管远端受压。

■ 其他鉴别诊断

• **膈壶腹**：位于食管 A 环和 B 环之间，是食管远端的正常解剖结构，其较正常食管稍膨胀，完全膨胀时可呈球状，类似滑动性食管裂孔疝，无临床意义。

■ 诊　断

食管旁裂孔疝。

■ 关键点

• 滑动性食管裂孔疝常见，与胃食管反流病（gastroesophageal reflux disease，GERD）和 Barrett 食管的风险增加相关。

• 食管旁疝可增加胃扭转的风险。

• 膈上憩室表现可类似滑动裂孔疝，但其内无胃黏膜显示。

病例 150

Stacy J. Ries

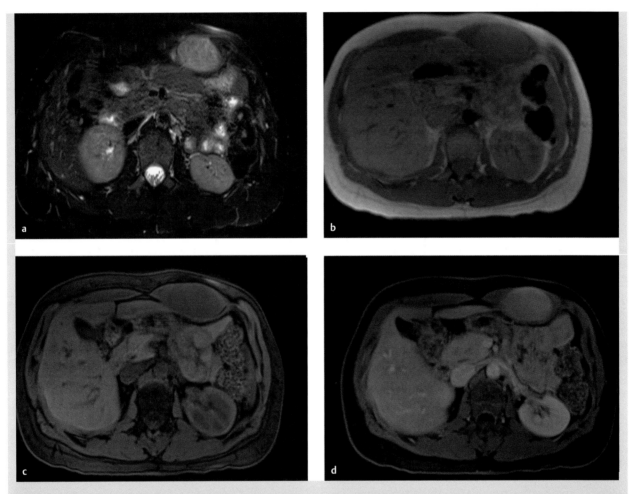

图 150.1　MRI T2 加权图像（a）可见左侧腹直肌内卵圆形 T2 高信号肿块，边界清晰。T1 加权图像（b）显示肿块呈等信号。脂肪抑制 T1 加权图像（c）可见肿块信号低于骨骼肌。脂肪抑制 T1 加权增强扫描（d）肿块呈均匀强化

■ **推荐阅读**

Dinauer PA, Brixey CJ, Moncur JT, et al. Pathologic and MR imaging features of benign fibrous soft-tissue tumors in adults. Radiographics, 2007, 27(1):173–187.

Federle MP, Jeffrey RB, Woodward PJ, et al. Diagnostic Imaging: Abdomen. 2nd ed. Philadelphia, PA: Lippincott Williams & Wilkins, 2009.

Stein L, Elsayes KM, Wagner-Bartak N. Subcutaneous abdominal wall masses: radiological reasoning. AJR Am J Roentgenol, 2012, 198(2):W146–151.

■ 临床表现

28 岁，女性，左中腹部疼痛（图 150.1）。

■ 主要影像学表现

腹直肌肌内肿块。

■ Top3 鉴别诊断

• **硬纤维瘤**：是一种良性肿瘤，因局部具有侵袭性，也称为侵袭性纤维瘤病。可发生于既往创伤所在部位，也可因高雌激素水平而发病，但最常见于既往外科手术部位（如剖宫产疤痕位置），根据发生部位分为腹腔内、腹壁或腹腔外。影像学上，此类肿瘤通常密度均匀，在 CT 上与骨骼肌密度类似。发病早期 MRI 表现为 T1 低信号，T2 高信号；随着病程延长，由于胶原沉积增多使 T2 信号不均匀；后期随着纤维组织的增加，T1、T2 均呈低信号，增强扫描呈均匀强化。部分病例与家族腺瘤性息肉病或加德纳（Gardner）综合征相关。治疗方法主要为局部广泛切除，但术后易复发，无转移。

• **腹直肌鞘血肿**：可由创伤导致，或继发于医源性，服用抗凝剂或凝血功能障碍者可自发出现。典型表现为急性腹痛，CT 和 MRI 增强扫描无强化，超声检查内部无血流信号。随着血肿的演变，其在 CT 或 MRI 上可表现为不均匀密度或信号。

• **直肠鞘脓肿**：临床表现为发热，实验室检查显示白细胞增多，影像学检查可见病变边缘强化。MRI 为液体信号，CT 显示液性密度，少数病灶内可见气体。当脓肿大于 3 cm 时，治疗可选择经皮穿刺引流。

■ 其他鉴别诊断

• **子宫内膜异位症**：子宫内膜组织在手术时异位至剖宫产疤痕等区域，典型的周期性疼痛病史有助于确诊。植入腹壁的子宫内膜与盆腔内膜影像学特征不同，CT 上病变常为低密度，MRI 上呈 T1 等或稍高信号、T2 等信号，增强扫描可见轻度强化，边界不清。

• **淋巴瘤**：结外淋巴瘤可发生在任何部位，表现为与周围组织一致的软组织肿块。其与子宫内膜异位不同，在 CT 上边界清楚，均匀强化。MRI 上 T1、T2 均为等信号。

■ 诊　断

硬纤维瘤。

■ 关键点

• 硬纤维瘤质地均匀，范围局限，常位于瘢痕组织部位。

• 血肿在超声检查时其内无血流，MRI 信号混杂。

• 如病变内有气体，应首先考虑脓肿。

• 既往剖宫产和周期性腹痛史，有助于诊断腹壁子宫内膜异位症。

鉴别诊断索引

主要影像学表现索引

注：索引按病例号排序

62- 实性富血供胰腺肿块。

63- 脾囊性病变。

64- 孤立性胰腺单房囊肿。

65- 胰腺实质线样缺损。

66- 脾多发囊性病变。

67- 胰腺囊肿伴液-液平面。

68- 脾多发肿块。

69- 脾多发低信号灶。

第 3 部分　胃肠道

70- 远端食管黏膜不规则伴管腔狭窄。

71- 左上腹脂肪间隙模糊。

72- 弥漫性胃壁增厚伴胃腔狭窄（皮革胃）。

73- 右下腹脂肪间隙模糊。

74- 对称性盲肠管壁增厚

75- 小肠气-液平面。

76- 直肠周围囊肿。

77- 膈肌上方食管远端突起影。

78- 胃实性肿块。

79- 弥漫性小肠皱襞增厚。

80- 右下腹囊性肿块伴周围钙化。

81- 明显的直肠扩张伴有粪便嵌塞和肠壁增厚。

82- 食管远端壁偏心性增厚。

83- 胃后部病变。

84- 小肠祥扩张。

85- 盲肠壁不对称增厚。

86- 无插管情况下膀胱内气体。

87- 食管横行皱襞或线。

88- 结肠周围脂肪模糊。

89- 胃溃疡。

90- 结肠短节段管腔狭窄。

91- 直肠壁对称性增厚。

92- 长节段小肠肠壁增厚。

93- 胃腔扩张伴食物残渣。

94- 结肠狭窄。

95- 食管扩张。

96- 胃壁明显增厚。

97- 阑尾壁增厚。

98- 局部肠壁增厚。

99- 结肠周围脂肪间隙内局限包裹的脂肪密度影。

100- 胃多发病变。

101- 直肠壁非对称性增厚。

102- 非对称性乙状结肠肠壁增厚。

103- 食管黏膜下皱襞增厚。

104- 富脂肪性肠腔内肿块。

105- 直肠造影时阴道内可见对比剂。

106- 小肠实性肿块。

107- 肠壁积气。

108- 小肠狭窄。

109- 结肠壁长节段增厚。

110- 食管假性憩室。

111- 肠管内对比剂进入皮下脂肪间隙。

112- 胃壁积气（气肿）。

113- 食管溃疡。

114- 结肠扩张。

115- 食管狭窄。

116- 回肠末端管壁增厚。

117- 扩张、积气的盲肠位于左上腹部。

118- 胃壁积气（气肿）。

119- 早产儿肠道和门静脉积气。

120- 小肠壁增厚。

121- 胃出口梗阻伴幽门肥大。

122- 食管憩室。

第 4 部分　肠系膜和血管

123- 曲线样高密度影。

124- 门静脉扩张。

125- 右下腹淋巴结肿大。

126- 腹膜线状强化。

127- 腹主动脉内膜片。

128- 局灶性肠系膜脂肪条纹征。

129- 肠系膜上动脉周围脂肪条纹征。

130- 腹膜结节状强化。

131- 肠系膜淋巴结。

132- 肠系膜云雾征。

133- 主动脉瘤腔内移植修复术后伴有后方强化。

134- 实性肠系膜肿块。

135- 肠系膜上动脉不显影。